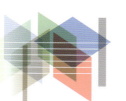

第7版 保存修復学

Operative Dentistry

編集

千田　彰

宮崎真至

林　美加子

向井義晴

斎藤隆史

執筆（執筆順）

愛知学院大学名誉教授
千田　彰

明海大学歯学部教授
横瀬敏志

明海大学歯学部講師
門倉弘志

新潟大学大学院医歯学総合研究科教授
野杁由一郎

前新潟大学大学院医歯学総合研究科教授
吉羽邦彦

日本大学歯学部教授
宮崎真至

日本大学松戸歯学部特任教授
平山総司

朝日大学教授
堀田正人

朝日大学歯学部准教授
日下部修介

岩手医科大学歯学部教授
野田　守

神奈川歯科大学歯学部教授
向井義晴

北海道医療大学歯学部教授
斎藤隆史

大阪大学大学院歯学研究科教授
林　美加子

東京科学大学名誉教授
田上順次

北海道大学名誉教授
佐野英彦

前日本歯科大学新潟生命歯学部教授
新海航一

日本歯科大学新潟生命歯学部准教授
鈴木雅也

奥羽大学歯学部教授
木村裕一

奥羽大学歯学部教授
山田嘉重

大阪歯科大学教授
山本一世

大阪歯科大学講師
谷本啓彰

九州歯科大学教授
北村知昭

愛知学院大学歯学部教授
諸冨孝彦

東京科学大学大学院
医歯学総合研究科教授
興地隆史

東京歯科大学教授
村松　敬

日本歯科大学名誉教授
奈良陽一郎

日本歯科大学生命歯学部准教授
柵木寿男

福岡歯科大学教授
米田雅裕

福岡歯科大学准教授
山田和彦

九州歯科大学名誉教授
寺下正道

神奈川歯科大学大学院歯学研究科教授
半田慶介

東北大学大学院歯学研究科教授
齋藤正寛

松本歯科大学歯学部特任教授
山本昭夫

岡山大学名誉教授
吉山昌宏

鶴見大学歯学部教授
山本雄嗣

昭和大学歯学部特任教授
真鍋厚史

昭和大学歯学部准教授
小林幹宏

愛知学院大学歯学部非常勤講師（教授級）
冨士谷盛興

医歯薬出版株式会社

第7版の序

　本書「保存修復学」は，1980年の初版刊行以来，世紀を超え，また昭和から平成を経て令和となって第7版の刊行に至るまで版を重ねてきた．初版から第6版までの序文に改めて目を通してみると，各々の編集で，保存修復学領域における最新の進歩や発展を取り入れながら作業が進められたことがよくわかる．各版の序文にあげられた主なキーワードには，モデルコアカリキュラム，教授要綱，教育ガイドライン，再生医療，カリオロジー，MI, tooth wear，根面齲蝕などの歯学教育，歯科医学に直接かかわるもの，インフォームド・コンセント，少子高齢化，QOL，健康長寿など医療や社会の変遷にも関連するものがあり，約40年にわたって刊行され続けた教科書の歴史がここに反映されている．

　令和元年発行という歴史的にも区切りとなる第7版の発刊であるが，この数年続いた歯科医師過剰に端を発した歯科医師国家試験合格率の低下傾向，歯科大学・歯学部受験志願者数の減少などは，少なからず歯学教育の現場や歯科医療にも影響を及ぼしており，本版編集過程においてもこれらの社会的な事象を意識せざるを得なかった．しかしながら，科学の発展と認証に基づき実施され，学習される歯科医学であるかぎりは，可能なかぎり科学的な根拠に基づいた内容で，また正しい歯科保存臨床に結びつく知識と技術を中心として記載されるよう編集に取り組んできた．

　前版序文でも述べられているが，新たな保存修復学では歯科修復治療学にとどまらず，歯の硬組織疾患の予防と口腔と全身の健康の維持増進にも結びつく内容について研究，研鑽そして学修することが求められるようになってきている．したがって，本書の編集にあたっても，修復学としての新材料，新技法の解説のほか，これらに対応する検査，診断，管理について十分なページを割くよう編集委員の間で心がけた．読者となる歯科学生諸氏，若い歯科医師諸氏におかれては保存修復学の大きな流れを賢察しつつ，本書を学修に活用いただきたい．

　最後となるが，公務・校務多用ななか，編集委員会からの要請を受けて執筆いただいた著者の皆様に心からお礼申し上げ，また保存修復学教育の変遷と将来につき深い理解をいただいたうえ，5年ぶりとなる改訂を企画し，進められた医歯薬出版株式会社に感謝申し上げる．

　令和元年7月

編　者　一　同

第6版の序

　本書『保存修復学』は，1980年に第1版が刊行されて以来，今日まで改訂を重ねて刊行されている．これまでの各版における序文では，そのすべてで歯科医学・医療の進歩と変遷，科学技術や器材の発展に併せた改訂の必要性が述べられている．今回も前版刊行から約6年を経て，第6版出版に向けて編集を進めてきたが，その作業を行うなかで，これまで以上に歯科医学の進歩と医療の変遷が著しいことを編集者一同が実感し，その内容に併せた改訂の必要性をあらためて覚えた．

　本書編集作業の終盤には，京都大学大学院教授の山中伸弥博士がiPS細胞に関する業績でノーベル賞を受賞された．このことによって医学界，歯学界における再生医学研究・医療の流れが今後とも一層進められる感じがする．歯の硬組織治療のなかでも基礎研究レベルとはいえ，歯そのもの，歯の各組織の再生の可能性も探られていて，これらはいつの日かは治療の現場にも応用されるものと期待される．

　医療は生命医療と健康医療に分けることができ，歯科医療は，歯や歯列の治療という観点では，前者，すなわち直接"命を救う医療"ではなく，どちらかといえば後者，すなわち人々の"健康で幸せな長寿，生活を支える医療"であり，間接的ではあるが，人々のより質の高い健康な生活に多大に貢献する医療であるといえる．"8020"の考え方の底流もそこにあるが，いよいよ"8020"がまったくの夢ではない時代となり，高齢社会のなかで如何に"8020"に歯科界が向き合って行くかを考える時代となった．すなわち高齢，長寿社会のなかでは，独特の歯の加齢現象や病態に対応することが必要であり，ある意味私たちが経験してこなかった根面齲蝕，Tooth Wear，破折への対応，全世代に共通した歯および歯列の審美性の回復と維持という社会的な要望に応えていくことが求められている．

　一方，歯科医学を志す上では，医療技術の習得，習熟も欠かすべきではなく，上述した最新の再生医療などに関する知識と理論の学習に加え，とくに学生諸君，若い歯科医師は，基本となる歯の硬組織の修復治療に関する技法，器材の取り扱い技術に習熟することも求められる．歯科医療の現場では，歯および歯列の欠損の修復はきわめて重要な基盤であり，技法，器材の進歩が正しく日進月歩であるため，歯科医師は生涯にわたり技術の習熟に努めねばならない所以でもある．保存修復学の領域で学習する技術，技法は他の分野の基本ともなるものも多く，本領域での学習はいつの時代であっても必須である．

　本書『保存修復学 第6版』は，これまでの改訂版同様，科学，技術の発展と社会の要望の変遷に併せた改訂を心がけたが，上述した最近の事情と大きな潮流の変化が重なったこともあり，「修復学」という限られた範疇に留まらず，歯すなわち歯の硬組織の保存や機能回復に向けた患者・疾患管理のもとでの予防・治療・管理までを包含する「歯の硬組織治療学」の学習書となるように編纂したつもりである．本書が学生諸君，若い歯科医師の諸氏のこれからの学習に役立てば幸いである．

平成24年12月

編　者　一　同

第5版の序

　20世紀最後の年に『保存修復学　第4版』が発行され，21世紀の最初の改訂版として第5版を発行する運びとなりました．この間，歯科医療は疾病の治療から患者の健康維持，QOLの増進を図るべく医療システムの変革が求められてきました．また，医療機器の目覚ましい進歩に伴い歯科医療技術も日々向上してきています．

　しかしながら，厚生労働省が発表した「平成17年歯科疾患実態調査」によると，5歳以上の永久歯齲蝕罹患率は85.0%，そのうち治療完了者は49.2%，処置歯・未処置歯を併有する者が32.9%，未処置の者が2.9%となっています．また，歯の保存が図られるにつれて高齢者の根面齲蝕は今後増加すると思われ，齲蝕の罹患率はまだまだ高率であると言わざるを得ません．

　一方，近年の齲蝕学（カリオロジー）の発展，特に齲蝕病巣の再石灰化に対する理解が深まるとともに多くの臨床データの蓄積と解析がなされ，従来行われてきた治療法に対する見直しが行われてきています．これらを具現化したのは歯質接着性修復材の発展であり，ミニマルインターベンション（MI）の実践に大きく貢献しています．また他方では，治療はインフォームド・コンセントに基づいて，常に患者の最善の利益に照らして行われるべきであるという考え方が広く浸透し，従来の医師・歯科医師の権威（パターナリズム）による治療が変わってきています．

　このような保存修復学の新しい流れは，歯の治療に求められるものも大きく変えてきました．つまり，現在の歯の硬組織疾患の治療は，単に痛みを取り除き，歯を保存することだけが目的ではなく，これらの治療が安全でかつ快適に行われ，その結果として歯の形態だけでなく，機能を回復し，審美的にも満足のいくものであることが求められているといえます．さらに，このような修復治療だけでなく，疾患原因や個人の発症リスクを把握した患者管理のもとでの，疾患の発症や進行の抑制を原則とした疾患予防的な治療が求められ，患者中心の，QOLを考慮した歯の咬合回復が必要となっていると考えます．すなわち，歯の硬組織疾患の治療を通していかに患者の満足のいくアウトカムを達成させるかが目標となり，その基盤として保存修復学の知識と技術が必要とされています．

　本書は，常に時代の要請に合わせて改訂を重ねてきましたが，新規にモデルコアカリキュラムが導入され，また「平成18年版　歯科医師国家試験出題基準」が改訂発行されたのを機に，これらの内容に準じて全項目の見直しおよび新しい項目の追加を行い，より完成度の高い保存修復学の教科書として発行する運びとなりました．

　歯科臨床の実際は，歯科補綴学，口腔外科学，歯科麻酔学，歯科放射線学，小児歯科学，歯科矯正学など各専門分野の知識と技術の集約が必須条件であることはいうまでもありません．その基本となる保存修復学を学ぶうえで本書は信頼に応えられる良書であり，歯科医師国家試験や学年末の試験に際しても知識の整理に役立つものと思います．学生諸君の座右の書として活用されることを願っております．

平成19年3月

編　者　一　同

第4版補訂にあたって

　昭和50年に本書「保存修復学」の第1版が刊行されてから，教育内容の改編，専門知識の進歩，普及にあわせてほぼ5，6年の間隔をもって改訂が行われている．この第4版は，平成12年に現行の教育ガイドラインに沿った標準的な教科書を意図して全国の歯科大学，歯学部の保存修復学教育にあたっている先生方のご協力の下に上梓された．しかし，ここ数年の進歩した科学，技術の歯科医学，とくに保存修復学領域への波及には著しいものがある．その範疇に収めている齲蝕の処置概念の変化は大きく，しかもそれを具体化する新器材も広く臨床に普及しつつある．

　ここで，この学術的進歩を本書に取り入れるのが遅延すれば，本書を基盤として学んでいる全国の歯科学生にとって最新の知識，手技の導入に不利となることは言を俟たない．

　そこで，次期の改訂期を待たず，第4版の補訂版として，とくに進歩の著しい領域を中心として補訂することにした次第である．

　年度末のお忙しいなか，執筆をお引き受け頂いた先生方ならびに編集に尽力された医歯薬出版株式会社の担当者に深謝いたします．

平成15年2月

編　者　一　同

第4版の序

　20世紀後半から21世紀にかけては，科学技術の進歩が著しい時代とされています．その間，保存修復学の領域でも関連する全身ならびに口腔諸器官の形態，機能の解明，齲蝕をはじめとする硬組織疾患の病因，病態，その予防法，治療法の整理とともに，新しい材料の開発とそれに伴う新技法の考案など，保存修復学の概念の修正を要するような変革が続いています．

　一方，社会環境も少子化，高齢化，核家族化など，従来の保存修復学が育ってきた土壌が大きく変動しています．すなわち，近代歯科医学のベースとしてその中心的役割を担ってきた保存修復学も，齲蝕治療学としての狭い分担範囲から精神医学，行動科学を含めた大きな医学・医療の一翼を担う学問として生まれ変わることを要求されています．また，歯科医学教育の面からも『歯科医学教授要綱』の5年ぶりの改訂，『歯科医師国家試験出題基準』の3回目の改訂，および『歯科医学教授要綱—臨床実習編—』の発刊など，社会の要請を受けた指針が示されています．

　本書は，保存修復学の標準的な教科書として，昭和55年に初版が発行されました．その後，昭和60年に第2版，平成5年に第3版と改訂が行われ，そのつど，保存修復学の基準を示す教科書として迎えられてきました．

　今般，保存修復学を取り巻くこのような学問背景のもとに，医歯薬出版株式会社から，これらの教育指針に準拠し，学問の進歩に即した改訂が提案されました．そこでこの機会に全国の歯科大学，歯学部の教育現場におられる多くの先生方に分担執筆をお願いいたしましたところご快諾いただき，本書の出版に至りました．

　本書は，歯科学生の標準的教科書という基本方針のもとに執筆されてきた従来の『保存修復学』の精神を受け継ぎ，その間に生まれた新しい材料，技法や医療人として必要な人間科学的側面についてもできうる限り収録し，新しい保存修復学についての理解を深められるような企画，編集作業を行ったものであります．今後，読者各位のご意見，ご批判を頂戴できれば幸いです．

　最後に，お忙しいなか分担執筆をお引き受けくださった先生方ならびに編集に尽力された医歯薬出版株式会社の担当者に感謝の意を表します．

平成12年3月

編　者　一　同

第3版の序

1980年5月に本書の第1版が出版され，1985年11月に新教授要綱にのっとり，第2版が出版された．その間，修復技術が急速に進歩し，保存修復の内容もさらに充実をはからなければならない時機に到達した．

出版以来13年を経過し，著者の交替も多く，各歯科大学，歯学部で教育の現場に携わっておられる可能な限り多くの教授に分担執筆をお願いした次第である．

本書では，保存修復の基本原則を踏まえながら，新しい修復技術について詳述し，保存修復学の将来を見据えながら編集作業を行った．用語についても合議を重ね，かなり統一をはかったつもりである．

現在，保存修復分野の進歩発展は目ざましく，今後読者各位の御叱正を賜り，さらに改善をはかりたいと念じている．

おわりに，分担執筆に御協力いただいた各位ならびに本書の編集にあたり，終始絶大な努力をはらわれた医歯薬出版株式会社に感謝の意を表する．

平成5年2月

勝　山　　　茂
石　川　達　也
小野瀬　英　雄

第2版の序

　昭和55年5月に，第1版が出版されて6カ年が過ぎた．この間 "保存修復学" とくに各論の項目については，著しい発展がみられるようになった．すなわち，いくつかの新製品の登場をはじめとする歯科材料と技術の改善，進歩がそれである．加えて，旧版のままではかなり不都合な点も散見される．

　そこで，このたびの改訂にあたっては，主として以下のような不備な事項を補うこととした．

　まず，用語については，昭和60年3月に発行された新教授要綱にのっとり統一をはかった．

　次に，現在ではさほど重要ではないと思われる事項については，簡略化ないし一部を削除した．

　さらに，新製品，新技術などについては追加，詳述した．

　その他付図，グラフなども一部修正・整理した．

　歯学は，今後ますます急速に発展することは明らかである．したがって，本書もそれに沿った内容の充実を期し，今後も各位のお役に立つことを切に願っている次第である．

　昭和60年10月

渡　邊　冨士夫
井　上　時　雄

序

　この"保存修復学"は，歯科学生の教科書として，かつ一般臨床家をも対象として企画されたものである．

　保存修復学の歯科臨床における重要性については，いまさら述べるまでもないことであろう．そして保存修復学に関する学問と技術の進歩は，きわめて急速であり，広範囲となり，しかも複雑化しつつある．それにともない，多くの研究業績が相ついで発表されているが，それらが評価され，あるいは定説となるためには，長い年月と数多くの臨床的な実証が必要である．教科書としてとり入れる限度についてのむずかしさがここにある．

　そこで，本書は，日本の歯科大学や歯学部において，新しい情報を吸収消化し，独自の教育をされている保存修復学担当の教授により分担執筆されたものである．

　内容は可及的重複を避け，系統的に，しかも最大公約数的に平易に記載し，理解を深めるようにつとめたつもりである．

　本書が多くの学生諸君や臨床家に少しでも役立つことができれば幸いであり，そのためにも今後さらに内容の充実を期する次第である．

　最後に，分担執筆に協力いただいた各位ならびに本書の編集にあたり，終始絶大な努力を惜しまなかった医歯薬出版株式会社に感謝の意を表する．

昭和 55 年 4 月

渡　邊　冨士夫

井　上　時　雄

保存修復学
第7版

目　次

第1章　保存修復学概説 ……………………………………………………… 1

- Ⅰ　保存修復学の概念と目的 ………………………………………千田　彰● 1
  - 1　保存修復学とは …………………………………………………………… 1
  - 2　保存修復学の目的 ………………………………………………………… 2
- Ⅱ　保存修復学の歴史（修復材料，修復法の変遷）………………千田　彰● 2
  - 1　直接金修復とアマルガム修復 …………………………………………… 2
  - 2　メタルインレー修復 ……………………………………………………… 4
  - 3　セメント修復，レジン修復 ……………………………………………… 4
- Ⅲ　歯の機能と加齢に伴う変化 …………………………………………………… 6
  - 1　歯の構造と機能 …………………………………横瀬敏志・門倉弘志● 6
  - 2　硬組織の加齢による変化 ………………………野杁由一郎・吉羽邦彦● 11
- Ⅳ　硬組織疾患，歯の発育異常および関連疾患 ………………………………… 14
  - 1　齲蝕 ………………………………………………………………宮崎真至● 14
  - 2　非齲蝕性硬組織疾患 ……………………………………………平山聡司● 27
  - 3　変色歯 ……………………………………………………………………… 35
  - 4　象牙質知覚過敏症 ………………………………………………………… 36

第2章　診療設備とその使用方法 ……………………………………………… 39

- Ⅰ　診療環境 …………………………………………………堀田正人・日下部修介● 39
- Ⅱ　診療姿勢 …………………………………………………堀田正人・日下部修介● 40
  - 1　術者・患者の姿勢 ………………………………………………………… 40
  - 2　視野の確保 ………………………………………………………………… 41
  - 3　ハンドピースの把持 ……………………………………………………… 43
  - 4　手指の固定 ………………………………………………………………… 44
- Ⅲ　感染予防対策 …………………………………………………………野田　守● 45
  - 1　スタンダードプレコーション …………………………………………… 45
  - 2　滅菌・消毒・洗浄 ………………………………………………………… 47

第3章　診断と治療計画 ………………………………………………………… 49

- Ⅰ　医療面接 …………………………………………………………向井義晴● 49
  - 1　医療面接とは ……………………………………………………………… 49
  - 2　医療面接の目的 …………………………………………………………… 49
  - 3　医療面接の効果 …………………………………………………………… 49
  - 4　医療面接の手法 …………………………………………………………… 50

xi

	5 病歴の取り方	51
Ⅱ	**治療計画と評価** 向井義晴	**54**
	1 問題点の抽出と整理	54
	2 治療計画	54
	3 インフォームド・コンセント	55
Ⅲ	**検査法** 斎藤隆史	**56**
	1 検査に必要な基礎知識	56
	2 検査	58

第 4 章　硬組織疾患の処置 65

Ⅰ	**硬組織疾患の概念** 林　美加子	**65**
	1 ライフステージでのとらえ方	65
	2 硬組織疾患の包括的なマネジメント	67
	3 MI から MID へ	68
	4 歯質の再石灰化	68
	5 象牙質・歯髄複合体の再生	70
	6 予防および再発抑制プログラム	70
Ⅱ	**齲蝕の処置** 田上順次	**71**
	1 エナメル質齲蝕の処置	71
	2 象牙質齲蝕の処置	73
	3 根面齲蝕の処置	77
Ⅲ	**非齲蝕性硬組織疾患の処置**	**79**
	1 tooth wear（歯の損耗）の処置 宮崎真至	79
	2 象牙質知覚過敏の処置 佐野英彦	84
	3 変色歯の処置 千田　彰	85
	4 破折歯の処置 林　美加子	90
	5 形態異常歯と歯列不正の処置 新海航一・鈴木雅也	95
Ⅳ	**硬組織の切削**	**98**
	1 手用切削器具 千田　彰	98
	2 回転切削器械	100
	3 レーザー 木村裕一・山田嘉重	106
	4 エアブレーシブ	108
	5 音波・超音波切削	108
	6 化学的溶解（薬液溶解）	109
Ⅴ	**窩洞** 山本一世・谷本啓彰	**110**
	1 窩洞の分類	110
	2 窩洞の構成と各部分の名称	112
	3 接着性・非接着性修復の窩洞	114
Ⅵ	**窩洞に具備すべき諸条件** 北村知昭・諸冨孝彦	**114**
	1 窩洞外形	114
	2 保持形態	117

3	抵抗形態	120
4	便宜形態	120
5	窩縁形態	121
6	窩洞の清掃	122

Ⅶ 象牙質・歯髄複合体の保護 　　　　　　　　　　　　　　　　興地隆史 ● 122
  1 象牙質・歯髄複合体の保護の目的 ……… 122
  2 歯髄傷害の原因 ……… 122
  3 象牙質・歯髄複合体の保護法 ……… 124
Ⅷ 修復治療の前準備・補助法 　　　　　　　　　　　　　　　　　　村松　敬 ● 129
Ⅸ 修復物の具備すべき形状と面の性質 　　　　　　　　　　　村松　敬 ● 138

第 5 章　直接修復 　　141

Ⅰ 直接修復の接着 　　　　　　　　　　　　　　　　　　　　　　宮崎真至 ● 141
  1 レジン接着システム ……… 141
  2 グラスアイオノマーセメントの接着 ……… 145
Ⅱ コンポジットレジン修復 　　　　　　　　　　　　　奈良陽一郎・柵木寿男 ● 147
  1 コンポジットレジン修復の特徴 ……… 147
  2 コンポジットレジンの組成 ……… 147
  3 コンポジットレジンの種類 ……… 151
  4 光重合型コンポジットレジン修復の特徴 ……… 154
  5 光照射器 ……… 159
  6 コンポジットレジン修復の適応 ……… 160
  7 コンポジットレジン修復の手順 ……… 162
Ⅲ グラスアイオノマーセメント修復 　　　　　　　　　米田雅裕・山田和彦 ● 170
  1 グラスアイオノマーセメントの組成と特徴 ……… 170
  2 グラスアイオノマーセメント修復の手順 ……… 175
Ⅳ アマルガム修復と水銀の取り扱い 　　　　　　　　　　　　　千田　彰 ● 177
  1 アマルガム修復の変遷 ……… 177
  2 アマルガム修復と水銀 ……… 177
  3 アマルガム修復物の撤去・除去について ……… 177
　　コラム　直接金修復 　　　　　　　　　　　　　　　　　　　　寺下正道 ● 179

第 6 章　間接修復 　　181

Ⅰ 間接修復の合着と接着 　　　　　　　　　　　　　　　　　　向井義晴 ● 181
  1 合着と接着 ……… 181
  2 被着面の前処理 ……… 181
Ⅱ 間接修復の合着材，接着材 　　　　　　　　　　　　　　　　向井義晴 ● 184
  1 合着材と接着材の所要性質 ……… 184
  2 リン酸亜鉛セメント ……… 185
  3 ポリカルボキシレートセメント ……… 186

xiii

4　グラスアイオノマーセメント ·· 187

　　5　レジン添加型グラスアイオノマーセメント
　　　（グラスアイオノマー系レジンセメント） ······························· 188

　　6　接着性レジンセメント ··· 189

Ⅲ　レジンコーティング法 ···向井義晴● 192

Ⅳ　メタルインレー修復 ·· 193

　　1　メタルインレー修復の特徴 ···················半田慶介・齋藤正寛● 193

　　2　歯科用鋳造金属の種類と組成 ·· 194

　　3　メタルインレー修復の手順 ·········半田慶介・齋藤正寛／山本昭夫● 196

Ⅴ　コンポジットレジンインレー修復 ·······························吉山昌宏● 207

　　1　コンポジットレジンインレー修復の特徴 ······························· 207

　　2　コンポジットレジンインレー修復用材料の組成 ···················· 208

　　3　コンポジットレジンインレー修復の適応症と窩洞の特徴 ········ 208

　　4　コンポジットレジンインレー修復の実際 ······························· 209

Ⅵ　セラミックインレー修復 ···山本雄嗣● 212

　　1　セラミックインレー修復の特徴 ··· 212

　　2　セラミックインレーの製作法と使用材料 ································· 213

　　3　セラミックインレー修復の実際 ··· 214

Ⅶ　歯科用 CAD/CAM による修復法 ·················真鍋厚史・小林幹宏● 216

　　1　CAD/CAM 修復の特徴 ·· 216

　　2　CAD/CAM 修復に使用する装置と材料 ·································· 218

　　3　CAD/CAM 修復の臨床的留意点 ··· 222

Ⅷ　ベニア修復（ラミネートベニア修復） ·························千田　彰● 224

　　1　ベニア修復の特徴 ··· 224

　　2　ベニア修復の適応症 ··· 225

　　3　ベニア修復の種類と特徴 ·· 226

　　4　ベニア修復の実際 ··· 227

　　5　術後の経過と管理 ··· 231

Ⅸ　支台築造 ···冨士谷盛興● 231

　　1　支台築造の種類と特徴 ·· 231

　　2　レジン支台築造と接着 ·· 234

第7章　高齢者の歯の保存修復治療 ·························斎藤隆史● 237

第8章　修復治療の術後管理 ·· 241

Ⅰ　補修 ··新海航一・鈴木雅也● 241

　　1　再研磨 ··· 241

　　2　補修修復 ··· 242

Ⅱ　メインテナンス ··斎藤隆史● 245

　　1　リコール ··· 245

2	患者指導	246
3	プロフェッショナルケア	248

文献 249
索引 255

第1章

保存修復学概説

I 保存修復学の概念と目的

1 保存修復学とは

　保存修復学 operative dentistry は，歯内治療学 endodontics と歯周病学 periodontics とともに歯科保存学 conservative dentistry に分類される臨床歯学の一分野である．この分野では歯の硬組織の疾患を予防し，疾患によって失われた形態と機能を回復させ，口腔の健康を維持，増進させることについて研究し，その成果にも基づき，領域の教育，臨床応用がなされる．歯の硬組織の疾患を対象とすること，また歯内治療学，歯周病学と同様に歯を保存させるための臨床歯学であることから，保存修復学は臨床歯学の基盤，根幹となる重要な領域の一つと考えられている．

　19世紀初頭に，近代歯学が臨床医学の一分野として初めて科学的に体系化され，歯の疾患の治療学としての operative dentistry が整備された．当時の教科書には，歯質の欠損の修復方法と材料について，さまざまな面から詳細な解説がなされているが，同時に歯の疾患の予防や修復治療後の管理の重要さについても触れられている．

　21世紀になり，FDI（国際歯科連盟）の総会において，ミニマルインターベンション minimal intervention（MI：最小限の侵襲）による歯科治療の基本的な方針が採択された．このステートメントでは，修復治療における過剰な歯質切削を避けることが提案されているが，冒頭では口腔内細菌叢などの疾患原因を考慮した疾患の予防や患者教育による管理医療の大切さが，operative dentistry が体系化されたときと同様に，改めて唱えられている．

　MI の提唱の根拠には，齲蝕学（カリオロジー cariology）の発展，すなわち齲蝕の発症・進行機序についての詳細な研究が進展したこと，歯質接着に関する理論，技術，材料が開発されたことがあげられる．そして，口腔内細菌叢などの疾患原因およびリスクの制御を個々の患者に応じて行い，疾患の発症，再発を未然に防ぐことの重要性が再認識されたことがある．その後，MI は MID（ミニマルインターベンションデンティストリー minimal intervention dentistry）に名称が改められた．

　このように保存修復学は，科学の発展，社会のニーズの変化に伴い変遷してきている．昨今の日本では，少子高齢化が進み，歯科医療も高齢者へのかかわりが強く求められ，健康寿命の延伸や高齢者の QOL（quality of life：生活の質）への貢献が求められている．8020 の達成率が 50％を超えた現在（2016年実施歯科疾患実態調査），保存修復学領域でもこれらへの対応が求められ，高齢者の tooth wear（歯の損耗）や根面齲蝕への対応が課題になっている．

2 保存修復学の目的

　本分野の目的は歯の硬組織疾患を予防し，疾患によって喪失，損耗した歯の硬組織の形態と機能を回復させ，歯の保存をはかって歯列・口腔の保健を維持・増進することである．そして，人々の健康で心豊かな生活に寄与することである．

Ⅱ 保存修復学の歴史（修復材料，修復法の変遷）

　近代歯学が科学として体系化される以前の歯の硬組織の治療については明らかな記載はなく，当時の歯の痛みなどへの対応は，祈祷や呪術，せいぜい薬草などの貼付，服用にとどまっていた．あるいは，抜歯などにより対応したものと推察される．8世紀頃には，現在の術式に近い方法で歯の欠損部の修復が行われたという記録があるが，決して科学的なものではなかった．

　近代歯学 modern dentistry は，19世紀末に operative dentistry として包括的に確立された．そして当時のレベルとはいえ，科学的な研究に基づいた理論をもとに歯学を科学として体系化したのは G. V. Black（1836〜1915）である．Black の業績は著書，"Operative Dentistry" Ⅰ，Ⅱにまとめられており，その概要は以下のとおりである．

①齲蝕病理と歯の組織をもとに窩洞の原則を示した
②修復後の二次的な齲蝕を防ぐ目的で，窩洞の外形線を予防的に拡大する必要性を唱えた（予防という言葉を用いた）
③臨床的観察から齲蝕好発部位を特定してそれらに形成される窩洞を分類し，各々の窩洞形成の術式を標準化した
④修復材料（歯科用アマルガム）についてその成分を規格化した

　著書には歯科医学の基礎と臨床手技が網羅されており，その基本的な考え方の一部は現代においても引き継がれている．また，齲蝕の原因菌が明らかにされていなかった時代であったが，ゼラチン様歯面付着物（プラーク）に着目しており，齲蝕の発症に関与していることを示唆するなど注目すべき記述がある．

1 直接金修復とアマルガム修復

　当時の修復治療で用いられた修復材料は，金（金粉，金箔など）やその代用物としてのアマルガム合金であった．直接金修復とアマルガム修復がその後の修復治療の基盤となり，さまざまな意味でその歴史を築いたといえる（表1-1，2）．

　しかし，金による直接修復は，費用がかさむことや，きわめて厳格な修復手技を要することから，修復にはアマルガム合金を用いるのが徐々に一般的となった．そして，アマルガム合金（粉）の組成や形状についての改良が，材料の歴史のなかで繰り返し行われてきた．合金粉末は，合金塊を微細に削って製作する削片状アマルガム合金と，合金塊を溶かして噴射し（熔湯噴射），一定のメッシュ（網目）を通して合金粒子を得る球状合金とに大別される．

　削片型合金と球状型合金の合金粉末の形状と粒子径は，修復物の機械的な強さのみではなく，修

表1-1 直接金修復の歴史

年	人名など	内　容
1690年	Fauchard	不溶性箔の使用
1833年	Parmly	金箔修復の推奨
1846年	Jackson	スポンジゴールドの開発
1853年	Watta	クリスタルゴールドの開発
1855年	Arthur	粘性箔の使用
1963年	Baum	ゴールデントの開発

表1-2 アマルガム修復の歴史

年	人名など	内　容
1818年	Regnart	ビスマス：鉛を10とし水銀を1とするアマルガムの使用
1826年	Tavean	銀貨を粉末として水銀とミックスしたアマルガムの使用
1895年	Black	アマルガム合金成分を規定
1935年	Gayler	アマルガメーションの化学反応式を提示
1959年	Eames	Eamesテクニックを提唱
1962年	NBS（米国国立標準局）	球状合金の開発（日本で製品化成功）
1963年	Innes	高銅型合金の開発

復の際の填塞操作などに大きな影響を及ぼすことから，各々改良が加えられてきた．また，合金の組成を変えることによって，練和（混汞：水銀と金属粉を練和すること）を容易にする，機械的な強さを増す，修復物の表層腐食や変色を防ぐなどの改良も加えられた．その結果，アマルガムは保存修復治療における代表的かつ基本的な修復方法となり，100年以上の間，多量に用いられてきた．

しかし，アマルガム修復の決定的な欠点として，
①診療室で水銀と練和して材料をつくる必要がある（水銀の使用，環境汚染の可能性）
②歯質への接着性がなく，窩洞の機械的保持が必要である（歯質削除量が多い）
③金属色である（審美的でない）
④腐食する

などがあげられる．硬化したアマルガム修復物中の水銀の問題については，数多くの報告があり，口腔内にあるアマルガム修復物は比較的安定していて水銀による健康障害はないという説が優位である．しかしながら，練和中あるいは練和後に余剰となったアマルガムや，口腔内から撤去されたアマルガム修復物の保管状態が悪いと，これらから蒸気化した水銀が発生して環境を汚染する可能性があり，人体にも深刻な影響を及ぼす危険性があることは否めない．日本では工業廃棄物の水銀が環境を汚染し，結果として有機水銀による深刻な健康被害をもたらした事実があり（水俣病），
①水銀を生産しない
②水銀を使用しない
③水銀を用いた諸製品，化合物を使用しない
④これらを海外から輸入しない

表1-3 メタルインレー修復の歴史

年	人名など	内　容
1887年	Alexander	金のマトリックスインレー
1907年	Taggart	鋳造法の導入

表1-4 セラミック修復の歴史

年	人名など	内　容
1857年	Boluck	陶材インレー
1932年	Felcher	キャストマトリックス法の開発
1987年	Mörmann	CAD/CAMシステムの開発

などの国際条約を批准した．したがって，日本では原則的に新たなアマルガム修復は存在しない．

2　メタルインレー修復

　直接金修復（金箔修復など）とアマルガム修復は，いずれも金属材料を窩洞に直接塡塞するものである（直接法修復）．一方，金属を熱で融かして型に流し込んで（鋳造して），窩洞の形状に一致する修復物を一塊に製作し，得られた修復物をセメントを介在させて窩洞に固着させる修復法をメタルインレー修復という．現在は，修復物をセラミックスやコンポジットレジンで製作することができ，また修復物を製作する際にはコンピュータで設計，制御して，工場で製造した母材（ブロック）を削り出して製作することもできる（CAD/CAMによる修復物製作）．

　これらは，窩洞と形状が一致する修復物を窩洞の外（口腔外）で製作することから，アマルガム修復などの直接法修復に対して，間接法修復と定義される．とくにメタルインレー修復では，最終的な修復物製作までにはいくつかの複雑な操作が必要であり，より精密に窩洞に適合するインレーを製作するための歯科精密鋳造法，窩洞印象採得法が適用される．

　メタルインレーの金属には，腐食が少なく，鋳造操作にも適した金合金が用いられるが，日本では健康保険による修復法として認められていることから，銀，パラジウムなどを含む合金が使用されている．歯科鋳造法の基本はW. Taggartによって提唱され，窩洞の印象採得，模型の製作，ワックスアップ（ろう型採得），合金融解などさまざまな操作法と各々に使用される材料への改良が加えられてきて現在に至っている（**表1-3，4**）．

3　セメント修復，レジン修復

　セメント材料は，歴史的には比較的古くから使用されてきた．近代歯学がまとめられた当初から，リン酸亜鉛セメントやケイ酸セメントが使用されていた．しかし当初のセメントは，修復材料としての耐久性や歯髄に対する傷害（とくにケイ酸セメント）について問題があり，普及することはなかった．

　1960年後半に，D. C. Smithが歯質，歯科用合金に接着性を示すとされたポリカルボキシレートセメントを，またA. D. WilsonとB. E. Kentがグラスアイオノマーセメント（開発当初はASPA：alumino-silicate glass/polyacrylic acidと称された）を開発し，前者は主として合着用，裏層用セ

II 保存修復学の歴史（修復材料，修復法の変遷）

表1-5 セメント修復の歴史

年	人名など	内容
1832年	Ostermann	リン酸亜鉛セメントの開発
1902年	Fletcher	ケイ酸セメントの開発
1968年	Smith	ポリカルボキシレートセメントの開発
1969年	WilsonとKent	グラスアイオノマーセメントの開発
1989年	Mitra	レジン添加型グラスアイオノマーセメントの開発

表1-6 レジン修復の歴史

年	人名など	内容
1941年	Kulzer（メーカー名）	即時重合MMAレジンの開発
1955年	Buonocore	85%リン酸によるエナメルエッチング
1962年	Bowen	Bis-GMAを開発
1963年	増原	象牙質接着レジン（TBB-O）の開発
1970年代前半	ICI（メーカー名）	可視光線重合型レジンの開発
1976年	山内	Phenyl-Pの開発
1978年	竹山	4-METAの開発
1981年	小村	MDPの開発

メントとして使用された．後者は修復用として紹介されたが，その後は合着用，裏層用セメントとして利用され，またレジン材料を添加したものも開発されて，臨床では欠くことができないセメントとして現在に至るまで利用されている（表1-5）．修復分野ではコンポジットレジン修復と並び重要な材料，修復法となっている．また，グラスアイオノマーセメントはフッ化物イオンを徐放し，かつリチャージするという性質をもつため，今後も修復材料としてのみでなく，さまざまな用途で使用される可能性をもつ材料である．

レジンは，1941年に室温重合型のMMAレジンがドイツで開発され，その後歯冠色をした修復材料として，前歯部の修復に広く使用されるようになった．日本国内でも1960年代後半から1970年代前半にかけて，筆積み法〔ブラシを用いて液（モノマー）に粉末（ポリマー）をなじませながら窩洞に運び填塞する〕を用いる修復法として臨床で広く用いられた．1960年代には，R. L. Bowenがエポキシ系レジンをベースとし，無機質のフィラー（フィラーをシラン処理しベースレジンと結合させた）を配合したコンポジットレジンを開発した．以降，歯質接着材料・方法の発展と相まってコンポジットレジンによる修復は，保存修復の中心的な修復材料，修復法となっている（表1-6）．

これからは，MIDの理念に基づき，より歯質保存的で生体低侵襲性，歯質接着性のレジン，セラミックス，セメントなどの歯冠色修復材料を用いた高い審美性をもつ修復法が着実に，飛躍的に発展することが予測される．またこれらの修復法は，患者管理型の歯科医療体制と相まって，人々の生涯にわたる健康とQOLの維持向上に貢献することが期待される．

（千田　彰）

Ⅲ 歯の機能と加齢に伴う変化

1 歯の構造と機能

　歯は硬組織であるエナメル質，象牙質，およびセメント質と軟組織である歯髄で構成されている．エナメル質は歯冠部の象牙質を覆い，セメント質は歯根部の象牙質の表層を覆っている．象牙質は細管構造をもち，その細管内には歯髄の最外層に存在する象牙芽細胞からの突起が走行しており，象牙質・歯髄複合体 dentin-pulp complex として成り立っている（図 1-1）．

1）エナメル質

　エナメル質は生体のなかで最も高度に石灰化した組織である．その約97％が無機質からなり，骨や象牙質に含まれるものと同じリン酸カルシウム塩のハイドロキシアパタイト hydroxyapatite〔$Ca_{10}(PO_4)_6(OH)_2$〕結晶を基本構造としている（図 1-2）．有機質はわずかに 1％含まれ，形成時にはアメロゲニン amelogenin，成熟時にはエナメリン enamelin が含まれる．エナメル質の基本構造はエナメル小柱 enamel rods とよばれ（図 1-3），円柱ないしは六角柱を呈しており，直径は約 3～6μm の柱状でエナメル象牙境から表層に向かって走行している．

　小柱と小柱の間は小柱間質と小柱鞘で構成されており，結晶配列が異なっている．小柱の走行はほぼ歯の長軸と直角をなすが，歯頸部ではやや歯根の方向に，切端や咬頭付近では咬合面の方向に傾斜する．エナメル質は小柱に沿って分離しやすい性質をもっており，象牙質の支持のないエナメル質（遊離エナメル質 free enamel）はきわめて脆く，咬合力によって破壊されてしまう．また，エナメル質内では，小柱に沿ってエナメルタンパク質を他の部位より多く含む低石灰化を示す板状

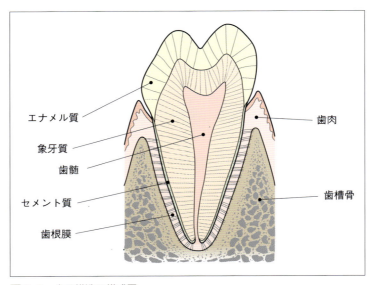

図 1-1　歯の構造の模式図

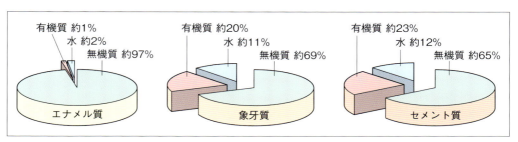

図 1-2　歯の重量組成

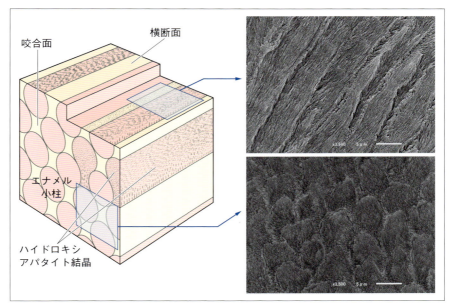

図 1-3　エナメル質の構造

構造物が存在する．エナメル象牙境からエナメル質全層を貫いて存在するものをエナメル葉 enamel lamellae といい，エナメル象牙境からエナメル質深層に向かって存在するものエナメル叢 enamel tufts という（図 1-4）．これらは齲蝕に対して抵抗性が弱いため齲蝕の進行に関連するといわれている．一般に，エナメル質の厚みは歯冠の部位によって異なる．前歯切端で約 2 mm，臼歯の咬頭部では約 2.5 mm で，歯頸に向かうに従って薄くなっていく．

2）象牙質

歯の大部分を占めるのが象牙質であり，弾力性に富む強靱な硬組織である．象牙質基質の約 69% が無機質であり，ハイドロキシアパタイトで占められる（図 1-2）．有機質は約 20% 含まれ，そのなかでもⅠ型コラーゲンが主体となり，Ⅲ型とⅤ型コラーゲンがわずかに含まれる．また，その他には非コラーゲン性タンパク質として象牙質基質特有のタンパク質であるホスホホリンや骨にもみられるオステオカルシンなどもわずかに含まれる．

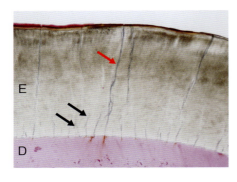

図 1-4 エナメル質の横断研磨標本
象牙質（D）とエナメル質（E）の境界（エナメル象牙境）からエナメル質全層にわたってみられるエナメル葉（赤矢印）とエナメル象牙境からエナメル質へ樹枝状に向かうエナメル叢（黒矢印）．

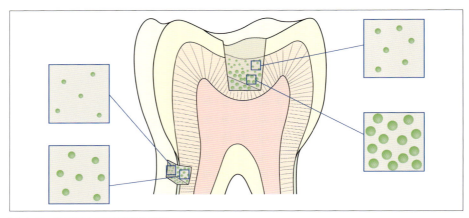

図 1-5 象牙質と象牙細管の構造

　象牙質の基本構造は象牙細管 dentinal tubules によって特徴づけられる（**図 1-5**）．細管内には象牙芽細胞の突起を含み，歯髄腔からエナメル質に向かって S 字状の彎曲をなし放射状に伸びている．象牙細管の直径は部位によって異なり，歯髄の近くでは約 2.5 μm，中央部では約 1.2 μm，エナメル象牙境では約 0.9 μm と，エナメル質に近くなるほど細くなる．また，細管の密度もエナメル質に近い部位は低密度で，歯髄に近い部位では高密度になる．

　象牙細管は，管周象牙質とよばれ比較的石灰化が亢進している環状の構造物からなる．細管と細管の間は管間象牙質とよばれるコラーゲンを多く含んだ象牙質基質で，管周象牙質に比較して石灰化度は低い．

　さらに基質の石灰化がきわめて低いか，または未石灰化な部位が象牙質基質には存在する．歯頸部表層の象牙質に多くにみられ，球間象牙質とよばれ，石灰化不全の小区が層状に配列している．

　象牙質は歯髄腔に存在する象牙芽細胞が形成するが，細胞が接している基質の約 15～20 μm の厚さの層は，石灰化がまだ起こっていない有機質に富んだ層で，象牙前質 predentin とよばれている．象牙前質にはプロテオグリカンや基質タンパク質が多く含まれており，やがて石灰化が起こり成熟した象牙質へと移行していく．

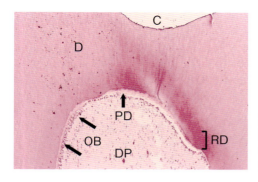

図1-6 修復象牙質
窩洞形成した部位に一致して，修復象牙質の形成が認められる．
C：窩洞，D：象牙質，DP：歯髄，OB：象牙芽細胞，PD：象牙前質，RD：修復象牙質．

3）象牙質・歯髄複合体

　象牙質はすでに述べたように歯髄組織に存在する象牙芽細胞によって形成される．この硬組織である象牙質と軟組織である歯髄は一体として考えなければならない．

(1) 象牙質・歯髄複合体の刺激に対する反応

　象牙芽細胞は一生象牙質を形成し続ける．一般に歯根が完成されるまでに形成された象牙質を原生象牙質 primary dentin とよび，その後，生理的な状態で形成される象牙質を第二象牙質 secondary dentin という．また，象牙細管内に存在する細胞突起によって齲蝕や修復処置のようなさまざまな刺激から歯髄組織を守るための生体防御反応として形成される象牙質を修復象牙質 reparative dentin（第三象牙質 tertiary dentin）という（**図1-6**）．これは齲蝕や窩洞形成の刺激を受けた象牙芽細胞あるいは新たに歯髄組織から新生された象牙芽細胞によって刺激や傷害に反応して特定の部位に形成され，その形成速度は原生象牙質や第二象牙質に比較して速くなる．

(2) 象牙質・歯髄複合体の知覚

　象牙質・歯髄複合体の特徴の一つとして知覚がある．外界からの刺激に対して歯髄の求心性神経は触覚的な刺激を認識することも証明されているが，最も強く認識される刺激は痛覚である．さらに興味あることに，ヒスタミンやブラジキニンのように組織に対して痛みを引き起こすものでも，象牙質では痛みを誘発しない．冷水や空気，歯科用バーなど機械的な刺激は象牙質において痛みを誘発する．

　象牙質の知覚のメカニズムはまだ詳しくは解明されていないが，現在3つのメカニズムが考えられている（**図1-7**）．

　神経線維に伝導するメカニズムのポイントは，象牙芽細胞が神経胚から移動してきた神経堤細胞由来だということである．また，神経堤細胞の一部は末梢神経に分化することから，象牙芽細胞にも刺激を電気信号に変換し，伝導する能力が備わっていること，そして象牙質全層にわたって，細管内に象牙芽細胞の突起が存在し，エナメル象牙境まで伸びていることもポイントである．しかし，象牙芽細胞と神経線維とのシナプス機構が存在する証拠は得られていない．

　神経終末を刺激するメカニズムについては，象牙細管の一部に神経線維がみられることが報告されているが数は少なく，これによって象牙質の知覚のメカニズムは説明できない．

　動水力学説は現在最も有力な説である．これは刺激によって細管内を移動する組織液の流れが，

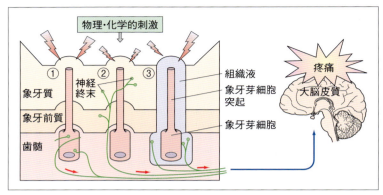

図1-7 象牙質知覚のメカニズム
①：象牙芽細胞そのものが受容器として働き，歯髄に存在する神経線維に伝導する．
②：象牙質内に神経終末が存在し，刺激に対して反応する．
③：象牙細管内の組織液が刺激によって動きを生じ，象牙質付近に存在する自由神経の終末を刺激する（動水力学説 hydrodynamic theory）．

歯髄へ到達し，そこに存在するラシュコフの神経叢 Raschkow's plexus（象牙芽細胞に近接した歯髄に存在する豊富な神経線維）の自由神経終末によって感知されるものである．窩洞形成時や形成後の乾燥，温度変化や探針操作によって引き起こされる痛みも説明できる．しかし，現在のところ歯の知覚の機構は，未解決な部分も多く，上記を複合した説もある．

(3) 象牙質・歯髄複合体の防御反応

歯髄組織は，齲蝕による細菌感染や咬耗，摩耗といった加齢変化にみられる周囲からの刺激に対して抵抗性を示す防御反応がみられる．炎症・免疫反応はその一つで，血管の拡張，円形細胞の浸潤やTリンパ球と樹状細胞による免疫応答が歯髄組織にはみられる．また，象牙芽細胞による修復象牙質の形成や象牙細管の石灰化によって閉塞された硬化象牙質の形成もまた，外来刺激から歯髄組織を守るための防御反応と考えられる．

4) セメント質

セメント質は歯根を覆う薄い組織で，歯根膜，歯槽骨，歯肉とともに歯周組織を構成する．セメント質の組成は約65％の無機質からなり，その成分はハイドロキシアパタイトである（図1-2）．有機質は約23％を占め，その多くがⅠ型コラーゲンであり，非コラーゲン性タンパク質もわずかに含まれる．歯根膜に存在する主線維はコラーゲンを主成分としており，両端はセメント質と歯槽骨に付着している．このようにセメント質と歯槽骨に埋入した線維をシャーピー線維といい，歯を歯槽骨に固定する役割を果たしている．完成した歯根表面のセメント質には，構造からみて2種類のセメント質が存在する．一つは無細胞セメント質といい，基質中に細胞を含まない．歯頸側2/3の歯根表面と複根歯の根分岐部に存在し，萌出後に形成は止まる．もう一つは基質中に細胞を含む細胞性セメント質で，歯根側1/3の歯根表面を覆っている．このセメント質は萌出後も形成が続き，加齢とともにその厚みは増していく．

5）歯質の物理・機械的性状

歯質の硬さは無機質を中心に構成されるエナメル質で極度に硬く，有機質を多く含む象牙質では低く，エナメル質の1/5程度である．ヌープKnoop硬さは，エナメル質では300〜451である．これに対して象牙質では20〜70である．エナメル質に類似する材料に陶材があるが，硬度はエナメル質よりも高く約590である．

圧縮強さはエナメル質では200〜442 MPa，象牙質では300〜470 MPaで，弾性係数はエナメル質では47〜84 GPa，象牙質では12〜19 GPaである．

エナメル質は象牙質に比較して硬く，弾性が低い性質をもち，強い咬合圧に対しては破折する傾向を示すが，内側に軟らかく弾性に富む象牙質が存在することにより歯質の破折を防いでいると考えられる．

歯質は熱を伝えにくい不良導体であるが，エナメル質に比べて象牙質のほうが有機成分を多く含むために熱膨張係数，熱伝導率は低い．

（横瀬敏志，門倉弘志）

2 硬組織の加齢による変化

歯は萌出後から一生涯にわたりさまざまな化学的，物理的および機械的刺激を受け続け，組織学的，構造的変化や化学的組成・性状の変化が起こる（**表1-7**）．その結果，増齢的に歯の外観が変化し，高齢者ではしばしば亀裂，変色，あるいは損耗などを伴う．

1）エナメル質の加齢変化

エナメル質は萌出直後からさまざまな口腔内環境にさらされ，また象牙質を介した組織液の浸透によって，その構造や組成，物理化学的性状が変化する．この変化は萌出後の成熟 post-eruptive

表 1-7　歯の硬組織の加齢変化

	エナメル質	象牙質・歯髄複合体
形態的・構造的変化	咬耗，摩耗 亀裂，破折 色調変化 結晶サイズ増大	第二象牙質の形成 歯髄腔の狭窄 象牙粒（歯髄結石）の形成 象牙細管の閉塞 硬化象牙質の形成
化学的変化	表層のフッ化物濃度上昇 表層のCO_2濃度低下	象牙質コラーゲン架橋構造の変化
性状の変化	透過性の低下 齲蝕抵抗性の変化	透過性の低下 齲蝕進行の抑制 知覚の低下 外来刺激に対する反応性の低下 硬度，弾性係数の上昇 曲げ強さ，靱性の低下

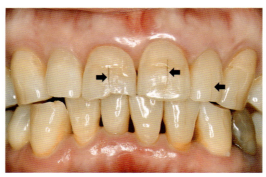

図 1-8　エナメル質亀裂
前歯部に着色を伴う亀裂線（矢印）が観察され，1|には切縁部の破折を伴う．

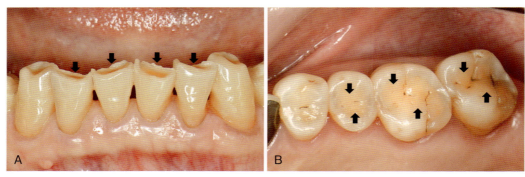

図 1-9　咬耗
下顎前歯部（A），上顎臼歯部（B）に観察される象牙質の露出を伴う咬耗（矢印）．

maturationとよばれ，エナメル質表層では石灰化度の上昇，フッ化物濃度の上昇，CO_2濃度の低下を伴い，微小硬さは増加する．この過程は唾液や飲食物など口腔内環境の影響を大きく受ける．また，幼若なエナメル質ではエナメル小柱や結晶間の間隙や小孔を介した物質透過性を有するが，石灰化度の上昇や結晶サイズの増大に伴い小孔が減少し，さらに唾液由来の有機質の浸透，沈着によって間隙や小孔が封鎖され，透過性は次第に低下する．このような成熟の増齢的進行や透過性の減少によって，齲蝕抵抗性が変化する．

　加齢に伴う主な形態的・構造的変化は，亀裂，破折および咬耗である．エナメル質亀裂は，10～20歳代の年齢層ですでに観察され，加齢とともに増加し，50歳代以降ではすべての歯に認められる（図1-8）．咬耗は切縁部や咬合面部にすり減りによって生じる実質欠損で，しばしば象牙質の露出を伴う（図1-9）．

　加齢に伴い色調も変化する．多くの場合，明度は低下し，彩度は上昇する傾向にあり，黄色～褐色味を帯びてくる．このような変化は歯質の石灰化度の亢進と第二象牙質の添加による象牙質の厚みの増大によるものであり，摩耗によるエナメル質の菲薄化や，エナメル質亀裂部への色素などの侵入の影響を受けると考えられている．

Ⅲ 歯の機能と加齢に伴う変化

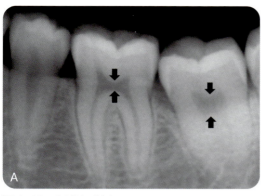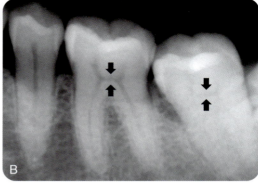

図 1-10 歯髄腔の狭窄
21歳（A）と70歳（B）の下顎臼歯部エックス線像．70歳の下顎大臼歯では天蓋と髄床底部における象牙質の添加が著明に観察される（矢印）．

2）象牙質・歯髄複合体の加齢変化

　最も特徴的な加齢変化は，持続的な象牙質形成（第二象牙質）と，これに伴う髄室および根管の容積の減少（狭窄）である（**図 1-10**）．根尖部では細胞性セメント質添加に伴い根尖孔が狭窄する．歯髄に入る血流の減少と歯髄腔における血管密度の低下によって歯髄への血液供給が減少し，その結果，さまざまな退行性変化が引き起こされると考えられている．

　歯髄の細胞密度は20歳頃から減少しはじめ，70歳で半減するとされており，また細胞活性も低下する．一方，コラーゲン線維はその分布を変化させ，その密度が相対的に増加するため，線維性変化として認められるようになり，また神経線維の減少，消失や変性が生じる．さらに，歯髄内には異栄養性石灰化（石灰変性）や象牙粒（歯髄結石）などの異所性石灰化の形成がしばしば観察される．

　もう一つの象牙質の特徴的な加齢変化は，硬化象牙質 sclerotic dentin の形成である．象牙細管内における管周象牙質の持続的な形成によって細管径が減少し，さらに細管内への無機塩の沈着によって完全に閉塞し，象牙質の透過性は減少する．無機塩の沈着は生理的には歯根象牙質に起こり，根面側から髄腔壁側に向かって，また根尖側から歯頸部側に向かって進行する．研磨切片で透明に観察されるため，透明象牙質 transparent dentin ともよばれる．このような変化は，齲蝕や咬耗，摩耗などによって象牙質が露出した際にも生じる．また，象牙芽細胞突起の完全萎縮，あるいは象牙芽細胞の死滅によって象牙細管が空洞になると，研磨標本では死帯 dead tracts として観察される．

　高齢者では歯の知覚が低下するが，これは歯髄における神経線維の減少，第二象牙質形成による厚みの増加，さらに象牙細管の狭窄・閉塞による透過性の減少による外来刺激に対する反応性の低下に起因すると考えられている．また，臨床的に高齢者の象牙質は硬く，脆くて破折しやすいとされており，実際，歯の破折が高齢者の抜歯の主要な原因の一つとなっている．加齢により象牙質は機械的強度（曲げ強さ，靱性）が低下し，脆性を示す．このような変化は象牙細管の閉塞に起因する石灰化度の上昇とともに，象牙質コラーゲンの架橋構造の変化に関連している．

（野杁由一郎，吉羽邦彦）

IV 硬組織疾患，歯の発育異常および関連疾患

1 齲蝕

1）発症機構

(1) 古典的化学細菌説

これまで，齲蝕 dental caries の発症と臨床的抑制法に関するカリオロジーという学問の飛躍的進歩によって，齲蝕治療の概念も大きく変革してきた．しかし，齲蝕発症の病因論あるいは発症機構として W. D. Miller によって提唱された化学細菌説（酸産生説）chemo-parastic theory は，古典的ではあるが齲蝕の病因論の基礎的理論として今日でもなお大きな影響を残している．すなわち，齲蝕は種々の細菌が糖質を醗酵することで産生される有機酸によって歯質が脱灰されて生じるものであり，脱灰の進行によって歯質が崩壊する（**図 1-11**）．さらに，細菌は崩壊したエナメル質から象牙質へと侵入し，象牙質を構成する有機質成分をも分解する，という考え方である．

(2) 齲蝕原性微生物の特定

K. Clarke は，1924 年に齲窩の深部から酸産生能が高い未知のレンサ球菌を発見し，これを *Streptococcus mutans* と命名した．しかし，化学細菌説では，口腔内細菌の酸産生能に重点がおかれたこともあり，齲蝕の主要な原因菌は乳酸桿菌であると考えられていた時代が続き，本菌が再び注目されるまで 30 年余りが経過した．その後，1950 年以降から無菌動物を齲蝕研究に使用する機運が高まったことで，齲蝕原性微生物に関する理解に転換がみられた．すなわち，齲蝕を誘発するのは乳酸桿菌ではなく，ミュータンスレンサ球菌という一群の細菌種であると特定するものである．特に，1955 年に F. J. Orland が無菌動物を用いて行った研究は，齲蝕の発症と原因菌特定に関して以下のような知見を与えた．

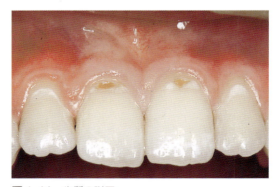

図 1-11 歯質の脱灰
上顎前歯部の歯頸部付近に，初期齲蝕（白斑）から齲窩の形成初期の状態を認める．

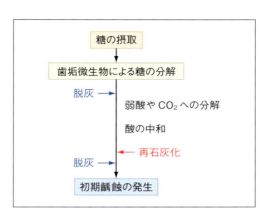

図 1-12 エナメル質齲蝕に至る過程
脱灰と石灰化を繰り返し，そのバランスが崩れて齲窩を形成する．

①齲蝕は細菌性疾患である．
②比較的単純な細菌叢で齲蝕が発生する．
③タンパク質分解能をもたない細菌によって齲蝕が発症する．
　齲蝕の発症に際して，これらミュータンスレンサ球菌が有する齲蝕原性因子としては，
①歯面への付着能を有するグルカンの産生
②高い酸産生能
③耐酸性
④飢餓環境下での酸産生能
があげられる．

（3）齲蝕発症のメカニズム

　現在の齲蝕の病因論あるいはその発症機構は，次のように考えられている．
　まず，主な齲蝕原性ミュータンスレンサ球菌である *S. mutans* および *S. sobrinus* が，周囲の家族，なかでも母親から子どもの口腔内に伝播して（母子感染・垂直感染）そこで定着する．そして，齲蝕原性微生物が食事中の糖質のうち特にスクロース sucrose を利用して，粘着性のある不溶性グルカン insoluble glucan を中心として，水溶性グルカンやフルクタンなどの菌体外多糖を産生し，歯垢（プラーク plaque）形成の初期の段階を完了する．
　プラーク中では細菌の生育にかかわる環境が変化し，これによって異なる細菌種の相互作用にも変化をきたしながら早期定着細菌叢とは異なった細菌構成に移行していく．プラークには多様な細菌が存在しており，膜状構造体（バイオフィルム biofilm）としてとらえることができる．バイオフィルムとしてのプラークは，その増殖過程で糖質をエネルギー源として利用し，代謝産物として乳酸などの有機酸を産生するが，糖が制限された条件下ではギ酸，酢酸あるいはエタノールなどが産生される．こうして生じた有機酸は，唾液に拡散しながら重炭酸塩によって中和され，結果としてpHは中性領域に再び移行する．しかし，プラーク内での有機酸の停滞時間が長くなると，局所におけるpH低下が長時間継続することになり，エナメル質の脱灰が生じる（**図 1-12**）．

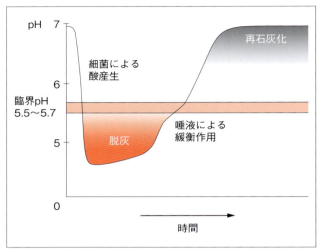

図 1-13　歯垢中の pH の変化を示す Stephan 曲線
食事直後から pH は低下し，一定時間後に唾液の緩衝能によって上昇に転じる．

(4) 齲蝕とバイオフィルム

　バイオフィルムは，菌と菌体外マトリックスで構成される特異的な構造体であり，自然界における微生物の強靭な生命維持の場としてとらえられる．歯面に形成されたバイオフィルムであるプラークは，その厚みを増して内部が嫌気性で貧栄養状態となる．さらに，代謝産物である有機酸が拡散しにくくなり，pH が著しく低下する．この環境下で，ミュータンスレンサ球菌が主要な細菌となり，強い耐酸性を示す乳酸桿菌も増殖する．

　成熟したバイオフィルム内では，摂食期には細菌の代謝に伴って乳酸が蓄積して pH が 4〜5 まで低下し，食間期には乳酸の拡散と唾液による緩衝作用によって pH6〜7 に上昇する．このように，バイオフィルムとしてのプラークの齲蝕原性は，その内部での有機酸産生能と唾液による拡散および酸緩衝能とのバランスによって決定される（図 1-13）．

(5) 脱灰と再石灰化

　唾液中のカルシウムと無機リンとのイオン積濃度は歯質に対して過飽和であるが，pH が低下することによって脱灰と再石灰化のバランスが崩れると，その結果として齲蝕が生じる．逆に，プラークコントロールあるいは唾液緩衝能などの環境条件が整えば，歯質の脱灰を抑制し，積極的な再石灰化を生じさせることも可能である．そこで，フッ化物の応用などによって，齲窩形成前の病変に対して，再石灰化反応が優勢になるように環境を整えて歯質の回復を目指す再石灰化療法 remineralization therapy が積極的に行われている．このフッ化物の作用としては，
①脱灰抑制
②再石灰化促進
③耐酸性付与

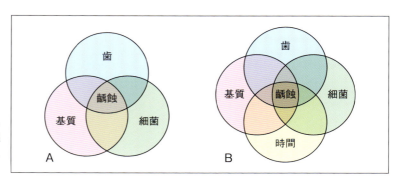

図 1-14 齲蝕の発症要因
A：「Keyes の輪」（Keyes PH, 1969）．B：A に時間の要因を追加した「4 つの輪」（Newbrun E, 1978）．

④抗酵素作用

があげられる．

2）発症要因

齲蝕は，多因子性疾患ともいわれている．P. H. Keyes（1969）は，その発症にかかわる因子を，個体要因，病原要因および環境要因の3つに整理し，「Keyes の3つの輪」（**図1-14A**）という概念を提示した．

すなわち，①主として齲蝕に罹患する側である歯や唾液などの個体要因，②齲蝕を発症させる病原要因および③齲蝕原性微生物の活動の基盤となる基質，食事成分などの環境要因である．これらの要因が重複した条件が成立すると，齲蝕発症の危険性が高くなり，逆に，これらのいずれの要因が欠けても齲蝕は発症しない．さらに，E. Newbrun（1978）は，Keyes の輪に時間という要因を加えることによって齲蝕の発生をとらえることを提案した（**図1-14B**）．このように，多因子性疾患として理解される齲蝕ではあるが，その発生には齲蝕原性微生物の存在が重要な役割を担っており，これを修飾する因子として環境的要因が深くかかわっていると理解できる．

3）疫学的特徴

齲蝕は，以下のような疫学的特徴を有している．
①多因子性疾患：宿主因子，微生物因子，食事因子，環境因子，生活習慣
②好発年齢：エナメル質齲蝕は6～20歳，根面齲蝕は50歳以降
③好発部位：三大好発部位（小窩裂溝，歯間隣接面，歯頸部），露出歯根面，修復物周囲
④加齢的蓄積性：経年的変化は少なく病状が蓄積
⑤社会経済的影響：受診状況の変化

永久歯における齲蝕の状況を調べた歯科疾患実態調査（平成28年）では，5歳以上10歳未満では処置歯または未処置の齲歯をもつ者の割合は10％を下回っているものの，25歳以上85歳未満では80％以上と高いこと，過去の調査と比較すると5歳以上35歳未満では減少傾向を示していたが，65歳以上では増加傾向にあることが示されている．

4）唾液

　口腔内から非侵襲的に採取が可能な唾液を解析し，全身の健康の指標とする試みが行われている．齲蝕に関しても，唾液の物理化学的作用は，プラーク形成や感染の成立あるいは脱灰と再石灰化のプロセスに密接に関与している．唾液の作用のうちで，特に口腔保健あるいは歯質の保全に果たす役割としては，

①潤滑・保護作用：水分，ムチン，唾液プロリンリッチタンパク質などによる
②再石灰化作用：カルシウムイオンとリン酸イオンの沈着，スタセリンの作用による
③消化作用：アミラーゼなどの消化酵素による
④洗浄作用：唾液の流れによる物理的作用
⑤溶解作用：固形物を溶解する．これによって味蕾で味覚を生じる
⑥抗菌作用：リゾチーム，ペルオキシダーゼ，ヒスタチン，シスタチン，分泌型 IgA などによる
⑦緩衝作用：重炭酸塩（HCO_3^-/H_2CO_3），リン酸塩（$HPO_4^{2-}/H_2PO_4^-$）による
⑧排泄作用：唾液による薬物などの排泄

などがあげられる．

5）齲蝕の予知

（1）齲蝕リスク caries risk

　齲蝕リスクとは，将来における一定期間あるいはある時点に歯質が脱灰される危険因子（リスクファクター）のことである．したがって，リスクファクターを正しく評価することによって，齲蝕の予防あるいは治療法を明確なものにするとともに，治療後の管理と指導（メインテナンス）に確実性をもたせることができる．

　臨床的に，齲蝕のリスクファクターとしては，

①齲蝕原性微生物
②糖質の摂取
③宿主の抵抗性（齲蝕経験，口腔清掃習慣など）

があげられる．そのいくつかの項目をプロットして，レーダーチャートを用いて図示することで齲蝕リスクの程度が把握できる（**図 1-15**）．

（2）齲蝕リスク評価 caries risk assessment

　これまで，齲蝕リスク評価に広く用いられた試験法には以下のものがある．

（a）唾液を検体とする方法

①唾液分泌量：一分間あたりの唾液分泌量を測定する．
②唾液緩衝能：専用試験法を用いてその発色程度で測定する．
③グルコースクリアランステスト：グルコース洗口後の残量を測定する．
④スナイダーテスト：培地中の酸濃度を pH 指示薬で評価する．
⑤乳酸桿菌数測定試験：培養によってその量を判定する．
⑥ミュータンスレンサ球菌数測定：培養法あるいは免疫クロマト法によって判定する．

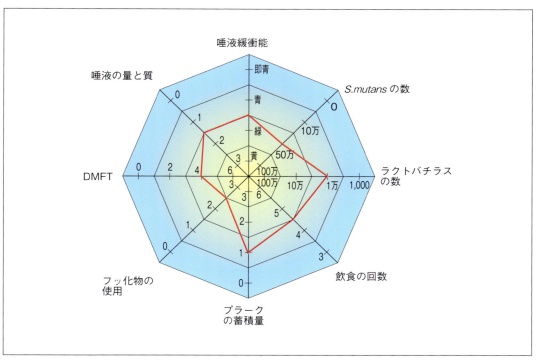

図 1-15 齲蝕のリスク因子
レーダーチャートなどを用いて視覚化される（熊谷　崇・他，1996[2]）．

⑦カルシウム溶解性試験（Fosdick test）：グルコースとエナメル質粉末を加えた培地で判定する．
⑧pH 測定試験：専用 pH 測定装置を用いて実測する．
　（b）プラークを検体とする方法
①カリオスタットテスト：上顎第一大臼歯頰側面のプラークを培養し，色調変化で判定する．
②pH 測定：微小電極を用いて直接 pH 変化を測定する．

6）プラークコントロール plaque control

（1）プラークコントロールとは

　齲蝕を発症させる微生物要因であるプラークの形成や付着を抑制し，除去するための手段の総称がプラークコントロールである．これによって，プラークを量的あるいは質的に制御することができ，その齲蝕原性を抑制する．口腔の健康を維持・増進させるためにはプラークコントロールを行うことが重要であり，臨床においても大きな比重がおかれている．

（2）プラークコントロールの準備と評価

　プラークの付着状況やプラークコントロールの効果を評価するために，プラークを染め出してスコアとして記載する必要がある（**図 1-16**）．これによって，患者の動機づけ（モチベーション）あるいは刷掃技術の向上に役立てることができる．染め出しに使用する染色剤は，フロキシン（赤色 104 号）あるいはエリスロシン（赤色 3 号）などを主成分として液状あるいはゼリー状で市販され

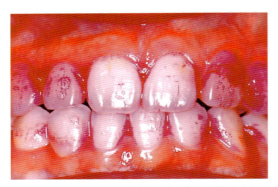
図 1-16 プラーク染色液を用いた口腔内の染め出し
口腔衛生指導には欠かせない手法である．

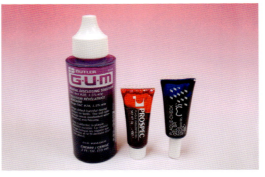
図 1-17 市販のプラーク染色液
液状のものをそのまま，あるいは希釈して用いる．

表 1-8 セルフケアおよびプロフェッショナルケアの具体例

セルフケア	フッ化物配合歯磨剤の使用
	フッ化物洗口
	ブラッシング
	フロス，歯間ブラシの使用
	食生活改善
	禁煙
	生活習慣病対策
	定期的受診
プロフェッショナルケア	PMTC
	スケーリング
	フッ化物局所応用（歯面塗布法，フッ化物洗口法）
	小窩裂溝塡塞法（シーラント）
	抗菌薬の利用

ている（図 1-17）．

(3) プラークコントロールの種類（表 1-8）

　プラークコントロールは，一般に個人が行うセルフケアと専門家によるプロフェッショナルケアに分類される．バイオフィルムとしてのプラークを除去するためには，専門家による機械的歯面清掃 professional mechanical tooth cleaning（PMTC）を行う必要があり，システム化された器具によって行われている．

(a) セルフケア self care

　プラークの付着，形成および成熟は連続的に進行することから，これを抑制するために個人が家庭で行うプラークコントロールは，口腔疾患の予防と治療の観点から欠かすことはできない．その方法は，長期間にわたって行われることをふまえて，操作が容易で副作用がなく，しかも効果が確実であることが要求される．現在では，ブラッシングとフロッシングが一般的な方法として行われており，多くの製品が市販されている（図 1-18）．

　ブラッシングに用いられる歯磨剤で，薬効成分として齲蝕予防のためにフッ化物（フッ化ナトリ

Ⅳ　硬組織疾患，歯の発育異常および関連疾患

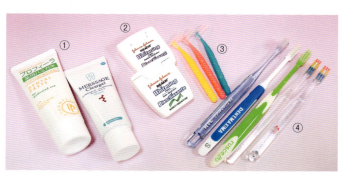

図1-18　歯磨剤（①），補助清掃器具〔デンタルフロス（②），歯間ブラシ（③）〕，歯ブラシ（④）

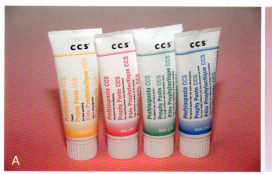
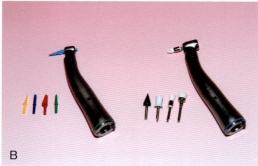

図1-19　PMTCに用いる材料と器具
A：PMTC用ペースト．B：上下動式および回転式コントラアングルハンドピース．
ブラシあるいはカップとともに，研磨効果が異なるPMTC用ペーストを用いることによって，ハイリスク部位のバイオフィルムの除去を行う．

ウム，モノフルオロリン酸ナトリウム，フッ化スズ）が添加されており，その濃度は500〜1,500 ppmの製品が市販されている．

(b) プロフェッショナルケア professional care

　歯科医師，歯科衛生士など，専門職によって行われるプロフェッショナルケアはPMTCとして主に器具・機械を用いて行われる．すなわち，PMTCはセルフケアによって取り残されたバイオフィルムを除去する口腔ケアの一手法として，特に歯間隣接面のハイリスク部位に対するアプローチとして認識されており，ブラシあるいはカップとともにPMTC用ペーストを用いることで行われている（図1-19）．また，スケーラーによるプラークの除去法のほかに，超音波振動，ジェット水流などを利用する口腔洗浄器あるいは噴射式歯面研磨器などが用いられている（図1-20）．これ以外にも，フッ化物歯面塗布，小窩裂溝塡塞法あるいは抗菌薬の利用などがプロフェッショナルケアとして行われる．

21

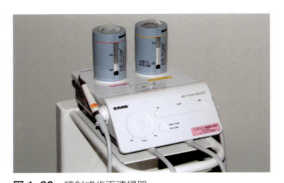

図 1-20 噴射式歯面清掃器
炭酸ナトリウムあるいはグリシンなどの微細な粉末を用いて，歯面の着色やバイオフィルムを効率よく除去することができる．

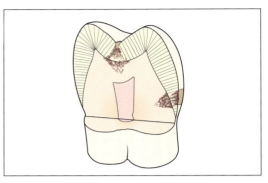

図 1-21 齲蝕円錐
齲蝕の進行は，エナメル質ではエナメル小柱の，象牙質では象牙細管の走向に沿って進行する．これによって，小窩裂溝齲蝕ではエナメル質は三角形，象牙質では逆三角形となり，平滑面齲蝕ではエナメル質と象牙質ともに逆三角形の齲蝕円錐を形成する．

7) 齲蝕病巣の進行

　齲蝕の進行は，エナメル質と象牙質あるいは罹患部位によって異なる．エナメル質ではエナメル小柱，一部ではエナメル叢あるいはエナメル葉などが，細菌が産生した酸の拡散路となり病変が広がっていく．齲蝕が進行してエナメル質を通過しエナメル象牙境に達すると，そのまま象牙質に病巣が進行するばかりでなく，その境界に沿って側方に拡大するとともに，象牙細管の走向に沿って深部に移行する（**図 1-21**）．

　齲蝕病巣はその罹患部位のエナメル小柱の走向によって特徴ある円錐形となるので，齲蝕円錐 caries cone とよばれる．平滑面齲蝕では，その底面をエナメル質表層におき，先端を象牙質側に向けた円錐形となる．これに対して，小窩裂溝齲蝕では，先端を裂溝の入口に向け，底面をエナメル象牙境におく円錐形を呈する．

　齲蝕が象牙質に達すると，細菌は象牙細管に侵入して管周（管内）象牙質が脱灰され，象牙細管が拡張する．病理組織学的には，象牙細管が漏斗状に拡大してこれが数珠状に連続するようになる．病巣はさらに拡大し，象牙細管に割れが生じて管間象牙質に裂隙を形成し，その部分にも細菌が侵入していく．

　細菌の産生した酸は，無機質を脱灰するが，そのとき遊離した無機質イオンは歯質内に拡散する．これらのイオンは，pH が上昇している歯質の部位によっては再石灰化を起こし，針状のハイドロキシアパタイトあるいは β-リン酸三カルシウム（ウィットロカイト whitlockite）を象牙細管内に析出させる．齲蝕病巣に交通している象牙細管直下の歯髄腔壁には，歯髄の生体防御反応の一つとして修復象牙質が形成される．

　歯肉退縮に伴う露出歯根面に発症する根面齲蝕は，シャーピー線維やセメント細管を通して環状に進行し，明瞭な齲蝕円錐が認められないことを特徴としている．根面齲蝕は，臨床的には病変部の硬さを指標として soft lesion（活動性），leathery lesion（活動性または非活動性）および hard lesion（非活動性）に分類される（**表 1-9**）．

表1-9 根面齲蝕の臨床的分類

	表面性状	診断基準	病変の状態
soft lesion	軟らかい	探針が容易に刺入できる	活動性 active lesion
leathery lesion	なめし革様	探針は刺入できるが引き抜く際に抵抗がある	活動性または非活動性
hard lesion	健全歯根面と同程度の硬さ	探針の刺入はできない	非活動性 inactive lesion

8）齲蝕病巣の構造

（1）エナメル質齲蝕

（a）初期エナメル質齲蝕

　臨床所見として，初期の平滑面エナメル質齲蝕は，肉眼的に不透明な白斑あるいは褐色斑として認められ，小窩裂溝部では褐色の着色として観察される．初期エナメル質病巣の構造は，表層の$10\sim20\,\mu m$に石灰化度の高い層があり，その下層から$50\sim100\,\mu m$に脱灰が進行して無機質が消失した層の2つに分けられ，前者をエナメル質表層，後者を表層下脱灰病巣とよんでいる．脱灰が進行している表層下の病巣においても，常に再石灰化も生じており，齲蝕病巣の進行に対する防御壁として機能する．

（b）エナメル質齲蝕の諸層

　エナメル質齲蝕の研磨切片を偏光顕微鏡で観察すると，細孔の分布状況から，

①表層（崩壊層）surface zone

②病巣体部 body of lesion

③不透明層 dark zone

④透明層 translucent zone

に分けられる．表層はエナメル質が破壊されて顆粒状あるいは無構造を呈し，病巣体部はエナメル小柱およびレッチウス条striae of Retziusが明瞭に観察され，脱灰と有機質成分の崩壊が生じている．

（2）象牙質齲蝕

　齲蝕病巣が象牙質に達するとともにエナメル質表面が崩壊すると，齲窩を形成する．象牙質齲蝕では，細菌が象牙細管に侵入して，その走向に沿うように齲蝕病巣を形成する．

（a）象牙質齲蝕の諸層

　象牙質齲蝕病巣は，その脱灰の程度あるいはその構造などから層別されている．Furrer によれば，以下のような層別に分類される（**図1-22**）.

①多菌層：病巣の最表層で，象牙質の基質が崩壊して脱灰が進行し，細管内に多数の細菌が充満している．象牙細管は漏斗状あるいは数珠状に腫大し，裂隙が形成される．

②寡菌層：象牙質の脱灰と，象牙細管内に少数の細菌侵入が認められる．

③先駆菌層：象牙質の基質変化はほとんどなく，象牙細管中にわずかな細菌が認められる．

④混濁層：研磨標本でわずかに混濁して観察される．細菌の侵入はない．

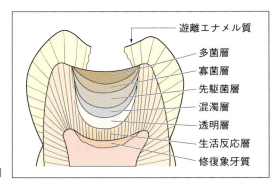

図 1-22　齲蝕象牙質の層別

表 1-10　齲蝕象牙質の諸層における特徴

Furrer の旧分類			多菌層	寡菌層	先駆菌層	混濁層	透明層	生活反応層	正常層
外観による分類			変色層			混濁層	透明層	弱透明層	正常層
特性による分類			齲蝕象牙質外層			齲蝕象牙質内層			正常層
染色性			齲蝕検知液に可染			齲蝕検知液に不染			不染
痛覚			なし			あり			あり
再石灰化			不能			可能			—
構造	細管内部	結晶	ほとんどなし			サイコロ状の大結晶	顆粒・小板状結晶の沈着		なし
		象牙芽細胞突起	消失		滑沢柱状	孔・凹み	小孔・凹み		滑沢柱状
	有機基質	コラーゲン分子架橋	分子架橋体崩壊			分子架橋体が前駆体に移行			正常架橋体
		コラーゲン線維横紋構造	消失			残存			正常横紋構造
	無機基質	結晶形状	著しい脱灰による顆粒状			中間的な脱灰による小板状			正常な小板状
		結晶配列	不規則に散在			コラーゲンに付着して周期的な配列			周期的な配列

⑤透明層：正常な象牙質よりも透明に観察される．象牙細管内の石灰化度が高く，ウィットロカイトやブルシャイト brushite などのリン酸カルシウム塩が沈着している．

⑥生活反応層：透明層と正常象牙質層の中間に位置する層．

(b) 齲蝕象牙質の特性（表 1-10）

　齲蝕象牙質の外層 outer layer は，細菌に感染した部分であり，コラーゲン線維の分子架橋は破壊され，その横紋構造も消失している．さらに，無機質成分の変化としては，脱灰が進行しているために顆粒状で結晶配列も認められない．

　これに対して，齲蝕象牙質の内層 inner layer では，コラーゲンの分子架橋が前駆体に移行して横紋構造も残存している．また，無機質成分は脱灰されてはいるものの結晶形態は小板状を呈し，コラーゲン線維に付着して規則的に配列している．この層では細菌感染は生じておらず，pH の低下が回復するとリン酸カルシウム塩の沈着を生じ，再石灰化現象が起こる可能性がある．

表1-11 急性齲蝕と慢性齲蝕の比較

	急性齲蝕	慢性齲蝕
齲蝕の進行	穿通性	穿下性
自然着色	黄色,淡黄色	褐色,黒褐色
軟化象牙質の量	多い	少ない
透明(硬化)象牙質の量	ほとんどない	多い
齲蝕円錐の形態	不明瞭	明瞭
年齢	若年者(学童期)	中高年齢者
修復象牙質の形成	少ない	多い
齲蝕検知液への染色性	判別しやすい	判別しにくい

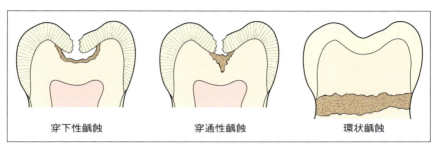

図1-23 齲蝕の進行形態

9) 齲蝕の分類とその表記

(1) 齲蝕の分類

(a) 罹患の進行速度・形態による分類

①急性齲蝕,慢性齲蝕(**表1-11**)

齲蝕病変の進行はすべての症例が必ずしも上記に分類されるものではなく,急性 acute であった病巣が一転して慢性 chronic の進行を示すこともある.また,その進行経過が急性と慢性の中間的な亜急性のものもある.その際には,病巣の特徴は両者の中間的な特徴を示すことが多い.

②穿下性(穿掘性)齲蝕,穿通性齲蝕,表在性齲蝕,環状齲蝕(**図1-23**)

一般に,慢性齲蝕ではその変化の進行が遅く,穿下性 undermining に広がる.成人で,根面齲蝕などで多く認められ,表在性 superficial でしかも環状 circular に進行する.これに対して,急性齲蝕はエナメル象牙境を越えて穿通性 penetrating に広がり,軟化象牙質 softened dentin は湿潤性で量も多く,比較的若年者で認められる.

(b) 発症部位・対象による分類

①小窩裂溝齲蝕,平滑面齲蝕,咬合面齲蝕,隣接面齲蝕,歯冠部齲蝕,歯頸部齲蝕,根面齲蝕

②エナメル質齲蝕,象牙質齲蝕,セメント質齲蝕

(c) 齲蝕の進行深さによる分類

①齲蝕症1度(C1):エナメル質に限局した齲蝕の形成が認められる

第1章　保存修復学概説

表 1-12　ICDAS における齲蝕の診査基準

修復物のコード		歯冠齲蝕のコード		根面齲蝕のコード	
コード0	健全（歯面に修復物あるいはシーラントもない）	コード0	健全歯面	コードE	歯肉退縮がなく根面が目視できない
コード1	部分的なシーラント	コード1	エナメル質に認められる最初の視覚的変化	コード0	根面に齲蝕を疑う色調変化が認められない
コード2	全体的なシーラント	コード2	歯面が湿潤状態で認められるエナメル質の明確な視覚的変化	コード1	根面やセメントエナメル境に限局した色調変化が認められるが，実質欠損（0.5 mm 以上の深さ）がない
コード3	歯冠色修復				
コード4	アマルガム修復	コード3	齲蝕による初期のエナメル質喪失（象牙質は視認できない）		
コード5	ステンレス鋼製冠				
コード6	ポーセレン，金合金，メタルボンドによる冠，ベニア，インレー，アンレーまたは他の材料による修復	コード4	象牙質の色調変化	コード2	根面やセメントエナメル境に限局した色調変化が認められ，0.5 mm 以上の深さの実質欠損がある
		コード5	象牙質が視認できる明確な齲蝕		
コード7	脱落あるいは破損した修復	コード6	象牙質が視認できる広範囲にわたる明確な齲蝕		
コード8	暫間修復				
コード9	その他				

②齲蝕症 2 度（C2）：齲蝕が象牙質まで達しているが歯髄には到達していない

③齲蝕症 3 度（C3）以上：歯髄にまで病変が到達している，またはそれ以上病変が波及している

（d）罹患歯・罹患年齢・齲蝕病歴による分類

①乳歯齲蝕，永久歯齲蝕

②若年性齲蝕，高齢者齲蝕（老年者齲蝕）

③原発性齲蝕（一次齲蝕），再発性齲蝕（二次齲蝕），辺縁性二次齲蝕

10）齲蝕の進行程度とその表記

（1）学校歯科検診における表記法

　齲蝕は，検診上の便宜からその表記法は一般に C として記録される．また，視診では明らかな齲窩と判断できないが，生活習慣などに問題があるために放置すると齲蝕に進行すると考えられる歯に対して CO（caries observation：要観察歯）と表記される．すなわち，

①小窩裂溝において，エナメル質の実質欠損は認められないが，褐色，黒色などの着色や白濁が認められるもの．

②平滑面において，脱灰を疑わしめる白濁や褐色斑などが認められるが，エナメル質の実質欠損（齲窩）の確認が明らかでないもの．

③隣接面や修復物下部の着色変化，①や②の状態が多数認められる場合など，地域の歯科医療機関との連携が必要な場合が該当する．

　なお，歯科診療録においては，エナメル質初期齲蝕の略称として Ce が用いられている．

（2）齲蝕の判定基準としての ICDAS（International Caries Detection & Assessment System）

　これまで齲蝕の重症度に関しては，組織学的諸見と比例関係にあるという考え方から，個人の齲蝕リスクを考慮することはされていなかった．そこで，齲蝕を"検出 detection"し，その活動性を"評価 assessment"することで，初期齲蝕病変が将来進行するのか，あるいは健全な状態に回復し

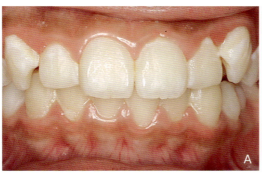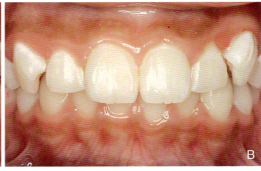

図 1-24 ICDAS による初期エナメル質齲蝕の検出
A：12歳女児．口腔清掃前．B：清掃後に，1|1 には ICDAS コード1，2| および 3|3 にはコード2の齲蝕病変を認めた．

うるものなのかを検査し，その結果を齲蝕予防とともに健康増進プログラムの実践に生かすものが ICDAS である．

ICDAS の検査法は，修復，歯冠および根面齲蝕の進行度，および齲蝕の活動性を数字でコード化するというものである（**表1-12**）．二桁でのコードの記載法は，10の位の桁に修復の内容を規定し，1の位の桁に齲蝕のコードを配置する．

初期エナメル質齲蝕の進行度については，検査対象部位を選択（歯単位か歯面単位）し，術者によって対象部位の機械的清掃を行い，エアで歯面乾燥（5秒間）したのちに歯面を肉眼で観察し，検査結果を記録する（**図1-24**）．

（宮崎真至）

2 非齲蝕性硬組織疾患

1）tooth wear（歯の損耗）

tooth wear（歯の損耗）とは，咬耗症，摩耗症，酸蝕症，くさび状欠損，アブフラクションによって歯質表面が損耗した状態をいう．tooth wear は，加齢に伴って進行していくが，これらの病態が単独で生じる疾患としてとらえるのではなく，それぞれの病因が相互に関与しあって歯の正常構造を喪失する疾患である．

(1) 咬耗症 attrition

歯と歯が咬合接触することにより，接触するエナメル質および象牙質に欠損が生じる疾患を咬耗症という．咬耗は加齢とともに進行する生理的現象であり，若年者よりも高齢者に高度に発症する．さらに，過度の咬合力，ブラキシズム（グラインディング，タッピング，クレンチング），咬耗を起こしやすい食物の摂取，対合歯の金属やセラミック冠の装着などによっても咬耗が生じると考えられる．さらに残存歯が減少することや唾液分泌量の低下が咬耗症の促進因子となりうる．

咬耗の進行がエナメル質を越えて象牙質まで進行すると，エナメル質に比べ硬さの低い象牙質がクレーター状に陥没する．陥没周囲のエナメル質は遊離エナメル質となって破折しやすくなり，破折により，粗糙感や冷水痛を訴えることがある（**図1-25**）．さらに進行すると歯冠部の大部分を消

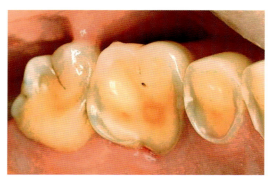

図 1-25　上顎臼歯部に生じた咬耗症

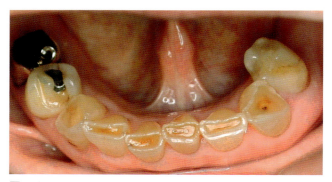

図 1-26　下顎前歯部に生じた咬耗症

失する場合もあり，数歯から全顎に及ぶ場合は咬合高径の低下を招く（**図 1-26**）．また，隣接面部の咬耗による接触点の喪失によって食片圧入が生じ食物残渣の停滞が生じる．咬耗を生じる歯は骨植がよく，徐々に進行するため歯髄側に修復象牙質が形成されて歯髄腔が狭窄する．

　咬耗面は滑沢であり，緊密な咬合部位に一致して咬合接触面（ファセット）が認められることから視診による診断は容易である．

(2) 摩耗症 abrasion

　摩耗症とは，咬合以外の機械的作用によって歯の表面が病的にすり減ることをいう．摩耗症は，その原因により習慣性摩耗，職業性摩耗および義歯や補綴装置による摩耗がある．

　習慣性摩耗のなかでも歯ブラシの不正使用による摩耗（**図 1-27**）は，歯ブラシの硬さや歯磨剤に含まれる研磨材，ブラッシング圧に影響される．また犬歯から小臼歯の唇側面歯頸部に好発することから，歯ブラシの接触時間も重要な因子である．過度な歯間ブラシの使用によって隣接面歯頸部も摩耗する．パイプ喫煙者では，柄を歯でくわえる習癖によって切端部に摩耗がみられる．

　職業性摩耗は，必要な道具を特定の歯で噛むことによって，その形状に一致して生じる摩耗をいう（**図 1-28**）．

　部分床義歯装着患者では，義歯の着脱を繰り返すことによって，クラスプなどが接する支台歯（鉤歯）の歯頸部に一致して摩耗による欠損が生じる．

Ⅳ　硬組織疾患，歯の発育異常および関連疾患

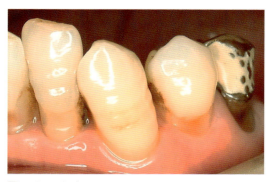

図 1-27　歯ブラシの不正使用による摩耗症

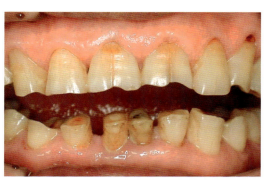

図 1-28　上顎前歯にみられる職業性摩耗症（大工）

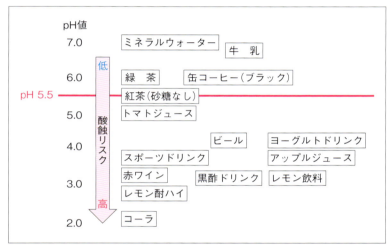

図 1-29　主な飲料品の pH 値

　摩耗症は視診による診断が容易であるが，欠損の進行には多数の因子が関係していることを考慮する必要がある．

(3) 酸蝕症 erosion

　酸蝕症とは，歯質が酸の作用によって化学的に溶解され，表在性の欠損を生じる疾患である．酸蝕症は，健康意識の高まりや食生活の変化とともに増加する傾向にある．

　酸蝕症は，作用する酸の由来によって外因性酸蝕症と内因性酸蝕症とに分けることができる．外因性酸蝕症としては，バッテリー工場やメッキ産業などの塩酸，硝酸といった強酸のガスや蒸気が原因となって従事者の前歯部唇側面を侵蝕することが知られている．しかし，職場環境の改善や事業所における歯科検診によって現在ではほとんどみられない．近年は，酸性飲食物の摂取を原因とする酸蝕症が増加している．清涼飲料水やアルコール飲料などの酸性飲料，柑橘類や食酢，ドレッシングなどの酸性食品（**図 1-29**）を習慣的に多量摂取することによって，年齢を問わず酸蝕による欠損が生じる．内因性酸蝕症の原因としては，摂食障害（過食症，拒食症）による習慣的嘔吐，

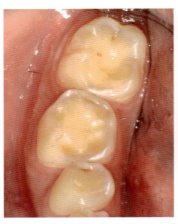

図 1-30 酸性飲料の常飲により下顎臼歯部に生じた酸蝕症

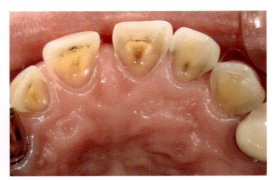

図 1-31 習慣性嘔吐により上顎前歯口蓋側に生じた酸蝕症

逆流性食道炎などによる胃酸の逆流がある．

　酸蝕症の徴候は，酸が作用する部位と欠損形態に特徴がある．炭酸飲料などの酸性飲食物による酸蝕症の初期では，歯の唇側エナメル質に白濁を生じる．さらに進行するとエナメル質が薄くなるため透明感が強くなり，一部に破折を認めるようになる．臼歯部では咬頭が溶けて丸みを帯び，さらに咬耗が加わると咬合面にクレーター状の欠損を生じるようになる（図 1-30）．胃酸の逆流などによる内因性酸蝕症では，上顎前歯部口蓋側のエナメル質が喪失し，滑沢な面を呈する（図 1-31）．しかし，高齢者や全身疾患を有する患者の場合，唾液分泌量の減少に伴う緩衝能の低下や，摩耗や咬耗の進行を促進させることもあり原因の特定が難しい．そのため，診断にあたっては患者の全身状態，酸性飲食物の摂取状況や口腔習癖などについての十分な問診が必要である．

（4）くさび状欠損 wedge-shaped defect

　くさび状欠損とは，歯頸部に生じる特有なくさび形の実質欠損で，歯の硬組織欠損のうち齲蝕に次いで多い硬組織疾患である．

　くさび状欠損の原因として，主に二つのメカニズムが考えられる．一つは，歯ブラシ摩耗の一形態としてのくさび状欠損である．歯ブラシの不正使用や歯磨剤の摩耗作用によって歯頸部の菲薄なエナメル質が喪失し，象牙質にも欠損が及ぶ．もう一つは，後述のアブフラクションによって生じる欠損である．しかし，どちらか一方の原因だけでくさび状欠損の発症を説明することはできず，歯ブラシ摩耗と咬合が相互に作用するとともに，酸蝕の関与も考慮して病因を特定する必要がある（図 1-32）．

　くさび状欠損は年齢とともに増加するが，女性より男性に，下顎より上顎に多く認められ，好発部位は犬歯，小臼歯の唇頰側歯頸部である．歯ブラシ摩耗によるくさび状欠損は，輪郭が不明瞭，表面は滑沢で象牙質面は経年的に黄色や褐色を呈することもある．欠損部に象牙質知覚過敏症や齲蝕を併発することもあり，さらに進行すると歯冠破折に至ることもある．

（付）アブフラクション abfraction

　過度な咬合力が歯冠部に加わると，歯にひずみが生じて歯頸部に応力の集中が起こる．するとエ

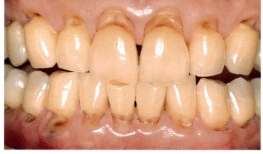

図1-32　全顎に生じた歯頸部くさび状欠損

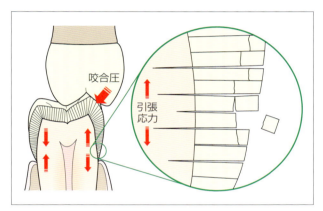

図1-33　アブフラクションのメカニズムを示した模式図
咬合圧による引張応力が歯頸部エナメル質や象牙質を破壊してくさび状欠損を生じる．
（Lee WC, Eaklem WS, 1984[13]より改変）

ナメル質と象牙質の弾性係数の違いから，歯頸部に集中した引張応力によってエナメル質および象牙質が破壊されて欠損が生じる（図1-33）．この欠損の生じ方は，歯と歯が接した部位に力が加わることによって欠損が生じる咬耗症とは異なり，加わった過度な力がその部位と離れた部位に欠損を生じることから，これをアブフラクション abfraction とよんでいる．アブフラクションとはラテン語の ab（＝away）と fractio（＝breaking）を合成した造語である．

アブフラクションは，重度のブラキシズムなどの咬合習癖をもつ患者において発現率が高い．アブフラクションが認められる歯の咬合面には，機能咬頭の斜面上にファセットが存在することが多い．欠損形態は，欠損の輪郭が鋭いくさび状を呈し，エナメル質で生じた欠損が歯肉縁下に及ぶ場合がある（図1-34）．また，歯冠補綴装置のマージン直下や境界部分に発生することもある．

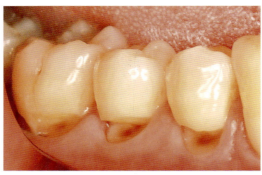

図 1-34 下顎臼歯部頬側歯頸部に生じたアブフラクション

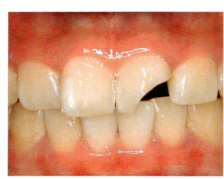 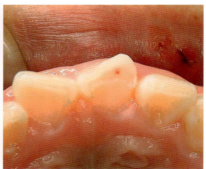

図 1-35 露髄を伴う外傷性歯冠破折

2) 歯の亀裂 tooth crack・破折 tooth fracture

　転倒，打撲，運動や交通事故などが原因で歯の破折が生じる．強い外力が作用して生じた破折を外傷性破折，大きな齲蝕の存在や tooth wear によって生じた遊離エナメル質が通常の咬合力で破折することを病的破折という．外傷性破折は，小児，若年者や高齢者に多い．

　歯の破折は，破折を生じた部位により歯冠破折，歯根破折に分類される．さらに破折の程度から，破折線が歯を完全に通過して歯質の欠損がみられる完全破折と，破折線が歯の内部にとどまっている不完全破折（亀裂）とに分けられ，破折線の走行から垂直破折，水平破折，斜走破折に分類される．生活歯の場合は歯冠破折が多く歯根破折の頻度は低いが，失活歯では歯根破折の頻度が高い．

(1) 歯冠破折

　好発部位は外傷を受けやすい前歯部で，特に上顎に多い（**図 1-35**）．完全破折の形態として，エナメル質に限局する破折，象牙質に及ぶ破折と歯髄に達する破折がある（**図 1-36**）．破折が象牙質に達すると冷水痛や擦過痛を感じ，歯髄に達した場合は自発痛を伴うことがあり，視診や透照診および触診によって診断できる．不完全破折でも亀裂が象牙質や歯髄に達していると冷水痛や咬合痛を訴えることがある．しかし，エックス線検査では破折線の確認は困難なこともあり，患歯の特定のために，木片などを噛ませて疼痛発現の有無を確認するくさび応力検査を行う．

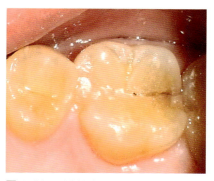
図1-36 垂直性歯冠破折（大臼歯）

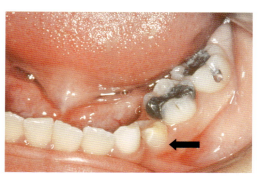
図1-37 ターナー歯

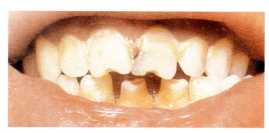
図1-38 ハッチンソン歯（上顎中切歯）

(2) 歯根破折

　生活歯の場合，前歯部における外傷性破折によって歯根の水平破折が生じる．一方，垂直破折は失活歯に多くみられる．垂直完全破折では，咬合痛や歯の動揺が認められる．垂直不完全破折では，咬合時の違和感程度で自覚症状が明瞭でないこともあるが，破折線に一致した限局的な深い歯周ポケットの存在と，エックス線検査による歯根膜腔の拡大や歯根周囲のエックス線透過像の存在によって診断できる．

3）歯の異常

(1) 歯の形成不全

　歯の形成期において歯胚になんらかの障害が作用した結果，歯質に組織学的な形態異常を呈したものを形成不全とよぶ．局所的あるいは全身的な原因によって生じる．

　局所的原因として，乳歯が外傷などを受けることによって，後継永久歯のエナメル質や象牙質に形成不全や歯根彎曲を生じる．また，乳歯の根尖性歯周炎による急性炎症が後継永久歯歯胚に及ぶと，歯冠部エナメル質に形成障害（ターナー歯 Turner's tooth）を生じる（図1-37）．これは，1～2本に限局し，左右非対称的に生じ小臼歯に最も多く認められる．

　全身的原因として，歯の形成期における栄養障害，カルシウムやリンなどの無機質やビタミンの欠乏あるいは内分泌障害があるとエナメル質や象牙質に形成不全が生じる．先天性梅毒では，永久歯上顎中切歯切縁部に半月状の形成不全（ハッチンソン歯 Hutchinson's tooth）（図1-38）と第一大臼歯の咬頭萎縮（フルニエ歯 Fournier's tooth またはムーン歯 Moon's tooth）がみられる．フッ

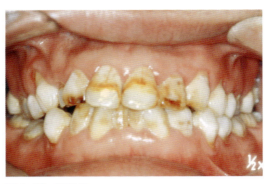

図 1-39　斑状歯

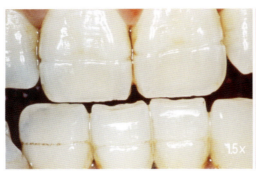
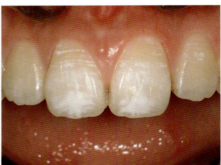

図 1-40　エナメル質形成不全
A：エナメル質減形成．B：エナメル質石灰化不全．

化物の過剰摂取による斑状歯では，エナメル質表面に白濁した不透明な白斑や縞模様から実質欠損を伴い褐色を呈する（図 1-39）．遺伝によるエナメル質形成不全は，遺伝的因子によるエナメル芽細胞の障害によってエナメル質に形成不全，石灰化不全が生じる．エナメル基質の形成障害が著しい減形成型（図 1-40A）と，基質は形成されるが石灰化が障害を受ける低石灰化型（図 1-40B）に分けられる．また象牙質形成不全症では，歯冠は特徴的な球形を呈し歯根は短小である．エナメル質は欠けやすく，露出した象牙質は褐色である．

(2) 形態異常歯

　歯冠部が異常に大きな歯を巨大歯，異常に小さい歯を矮小歯とよぶ．巨大歯は上顎中切歯にみられ，矮小歯は上顎側切歯に好発する．

　歯冠の形態異常として，上顎前歯では切歯や犬歯の基底結節が特に発達した切歯結節や犬歯結節，上顎中切歯基底結節部の棘突起や上顎側切歯舌側面の斜切痕がある．小臼歯の咬合面中央部には円錐状の中心結節がみられ，結節内に歯髄腔が存在するため，切削や破折により露髄することもある．出現頻度は下顎第二小臼歯が最も高い．上顎大臼歯部では，近心舌側咬頭の舌側側面にカラベリー結節，近心頬側隅角部に臼傍結節が出現する．下顎大臼歯では近心頬側隅角部に出現する結節をプロトスタイリッドとよぶ．また，上下顎智歯遠心側に臼後結節が認められる．

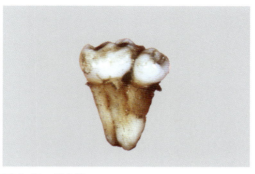

図1-41　癒合歯

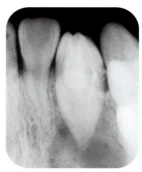

図1-42　歯内歯

その他の形態異常として，上顎大臼歯の歯頸部歯根面に半球形のエナメル質塊が形成されたエナメル滴，2つの歯が象牙質形成後にセメント質で結合した癒着歯，2つの歯胚が結合した癒合歯（図1-41），歯冠部において象牙質がエナメル質を伴って歯髄腔内に深く陥入している歯内歯（図1-42）がある．

(3) 歯数の異常

過剰歯として，上顎中切歯部の正中歯，上顎大臼歯間の頬側部の臼傍歯，上下顎智歯遠心の臼後歯がある．欠損歯としては，智歯を除くと上顎側切歯，下顎第二小臼歯に多い．

3　変色歯

歯の変色には，歯面の着色 pigmentation と，歯質の変色 discoloration がある．

1) 歯面の着色の原因

歯表面においては，コーヒー，紅茶などの飲食物由来の外来性色素の沈着や，喫煙による着色などが代表的である．また，口腔清掃不良による歯垢の沈着により黄色から褐色を呈するようになる．

2) 歯質の変色の原因

歯の萌出前や硬組織完成前に生じる変色の原因として最も多いものに，永久歯形成期（出生直後から6歳頃）にテトラサイクリン系抗菌薬の長期服用によって生じる変色がある．変色の現れ方は服用量，服用時期および期間によって異なり，萌出時は淡黄色や黄色を呈するが，加齢とともに紫外線の影響によって褐色へと変化する．テトラサイクリン変色歯は，Feinman によって変色の程度に応じて以下のように F1 から F4 に分類されている（図1-43）.
F1：淡黄色，褐色，灰色で歯冠全体が一様に変色しているが，縞模様（帯状の変色）は認められない．
F2：F1 よりも歯冠全体が一様に変色しているが，縞模様は認められない．
F3：濃い灰色，青味がかった灰色で縞模様を伴う．
F4：変色が強く，縞模様が著明なもの．

また，幼児期のフッ化物の長期過剰摂取によってエナメル質表面に不透明な白濁あるいは縞状の褐色から黒色の変色を生じる．しかし，水道水へのフッ化物応用が行われていない現在のわが国で

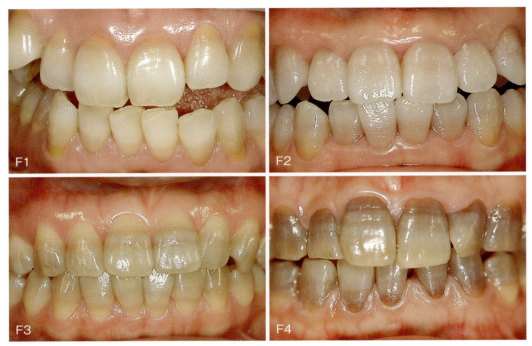

図 1-43 Feinman の分類によるテトラサイクリン系抗菌薬服用による変色歯

みることはほとんどない．新生児溶血症（胎児性赤芽球症）は胆色素（ビリルビン）が形成期の歯質に沈着することで乳歯に緑色または淡黄色を呈する．先天性ポリフィリン症では過剰に産出されたポリフィリンが象牙質に沈着するためピンクから赤褐色を呈する．エナメル質形成不全症では，エナメル質が薄く小窩や線条を呈し黄褐色から褐色を示す．象牙質形成不全症では，露出した象牙質は褐色に変色しオパール象牙質とよばれる．先天性梅毒では，前歯または大臼歯で特有の欠損を伴い褐色から黒色を示す．

歯の萌出後に生じる変色の原因には，齲蝕や金属修復物によるもの，歯髄組織の失活で生じた分解産物や抜髄による出血が象牙細管内に侵入するなどの根管治療によるものがある．歯の内部吸収が生じると，歯髄側から象牙質が吸収されて歯質が薄くなるため，エナメル質を通してピンク斑（ピンクスポット）として観察される．また，加齢に伴いエナメル質は菲薄化し，亀裂の発生と着色によって明度が低下する．一方で象牙質は，石灰化の亢進と修復象牙質の添加による歯髄腔の狭窄で厚みが増してくるため彩度が上昇する．そのために黄色味を帯びるようになる．

4 象牙質知覚過敏症

象牙質知覚過敏症とは，生活歯の象牙質がなんらかの原因で露出し，そこに冷刺激，ブラッシング時の擦過や乾燥といった機械的刺激や化学物質による刺激が加わることによって，誘発的に一過性の鋭い痛みが生じ，刺激が取り除かれるとただちに痛みが消退する病態をいう．

好発部位は，歯冠歯頸部と露出歯根面である．歯頸部は解剖学的にエナメル質が菲薄であり，咬

IV 硬組織疾患，歯の発育異常および関連疾患

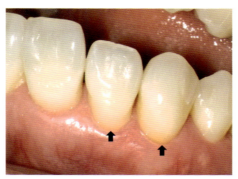

図 1-44　上顎前歯部歯頸部の歯肉退縮に併発した知覚過敏歯（矢印）

合力によるアブフラクションや微小亀裂の発生，歯ブラシによる摩耗および酸蝕によってエナメル質が剝離・喪失しやすいために象牙質が露出する．このようなことから，歯ブラシ摩耗やアブフラクションが顕著に現れる上顎犬歯と下顎前歯部や小臼歯歯頸部に一致して知覚過敏症の発生頻度が高い．歯根面については，加齢や歯周疾患進行に伴い歯肉退縮し歯根面が露出すると，石灰化度の低いセメント質は付着したプラークが産生する酸などによる脱灰や過度のブラッシングによる摩耗によって喪失し，根面象牙質が露出することになる（図 1-44）．

象牙質知覚過敏症発症のメカニズムとしては，露出した象牙細管開口部に冷刺激や機械的および化学的刺激が加わることによって，象牙細管内の組織液（歯液）に移動が生じ，この圧変化によって歯髄側の神経終末を刺激して痛みを感じるという動水力学説 hydrodynamic theory が最も有力である（10 ページ，図 1-7 参照）．象牙質知覚過敏症で特徴的な鋭い痛みは，この組織液の急激な移動により象牙質歯髄近傍に存在する Aδ 線維の神経終末が興奮することによって引き起こされると考えられている．しかし，象牙質の知覚メカニズムを動水力学説のみで説明することには限界があり，象牙質内に神経終末が存在し，これが直接知覚を受容している可能性などいくつかのメカニズムが複雑に関与していると考えるべきである．

通常，象牙質が露出し一時的に知覚過敏症状を呈しても，唾液中では Ca^{2+} と PO_4^{3-} が過飽和な状態にあるため，象牙細管はリン酸カルシウムによる石灰化物で封鎖され知覚過敏症状は消退する．さらに，歯髄側に修復象牙質が形成されることによって象牙質は厚みを増し，刺激が遮断され痛みに反応しなくなる．

なお，健全な象牙質切削を伴う間接修復処置や生活歯の漂白処置後，さらにスケーリングやルートプレーニングによる歯周処置後に知覚過敏症状を生じることがある．このような治療後に一過性の疼痛が認められる症状を術後性知覚過敏とよんでいる．一般的に数日から 1 週程度の経過観察が必要であるが，症状が消退しない場合は歯髄炎を疑う必要がある．

（平山聡司）

第2章

診療設備とその使用方法

I 診療環境

　歯科診療室では，歯科医師をはじめとした診療スタッフが効率的かつ快適に働くことができ，患者のプライバシーを守る環境であることが原則である．直接医療行動を行う場として，①対話エリア（医療面接および患者への説明），②検査エリア（エックス線撮影装置などのエリア），③治療エリアの3つのエリアの環境がある．

　診療設備 dental equipments は患者，術者，助手の導線を考慮し，人間工学的に設計されるべきである．また，院内感染を防止できる十分な衛生学的配慮（スタンダードプレコーション standard precautions の実施）および感染対策を行う必要がある．さらに，照明採光，温度と湿度，換気，防音など快適な環境のもとに能率的に適切な治療が行えるように歯科用椅子 dental chair，歯科用ユニット dental unit，キャビネット，消毒設備などを配置する必要がある．歯科用ユニットは歯科治療に必要な器械や器具を一つの機構にまとめたものである（**図2-1**）．

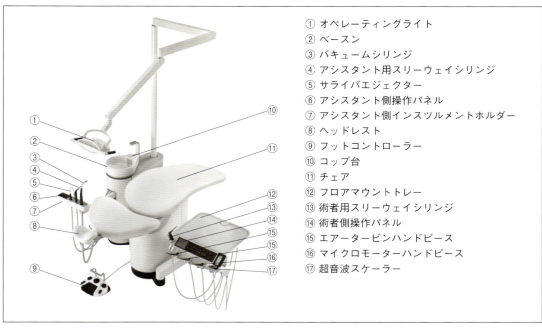

① オペレーティングライト
② ベースン
③ バキュームシリンジ
④ アシスタント用スリーウェイシリンジ
⑤ サライバエジェクター
⑥ アシスタント側操作パネル
⑦ アシスタント側インスツルメントホルダー
⑧ ヘッドレスト
⑨ フットコントローラー
⑩ コップ台
⑪ チェア
⑫ フロアマウントトレー
⑬ 術者用スリーウェイシリンジ
⑭ 術者側操作パネル
⑮ エアータービンハンドピース
⑯ マイクロモーターハンドピース
⑰ 超音波スケーラー

図2-1　歯科用ユニットの各部の名称

Ⅱ 診療姿勢

　治療時に正しい姿勢をとり，適切な位置を示すことで，術者は長時間にわたる精密な作業から生じる精神的，肉体的な緊張や疲労を減らし，作業の精度と効率を高めて術者自身の健康を保持することができる．

1 術者・患者の姿勢

　人間工学的な立場から最も合理的な患者と術者の基本姿勢は，特殊な場合（咬合採得，嘔吐反射のある患者への印象採得など）を除いて，患者は脳貧血が起こりにくくリラックスができ，術者がすべての歯面に対応できる仰臥位で，術者は座位である（**図 2-2**）．

　基本姿勢（ホームポジション）では，術者の頭部が矢状方向に 30°前傾し，目と作業点の距離は 25～30 cm，脊柱は正中矢状断面とほぼ平行になる．前腕は上腕と約 60～90°の角度で肘はなるべく体につけるようにし，手指は心臓位と肘関節の間にあるようにする．両膝は正中矢状断面から等距離にあり，大腿部はやや前下がりであり，足底はしっかり床面に接する（**図 2-3**）．

　術者の位置は時計の文字盤（短針の位置）になぞらえて表現される．患者を仰臥位にしたときの患者の頭部正中の位置を 12 時とすると，患者に対する術者の位置は 11 時 30 分の位置が最もよく，通常，9 時 30 分～12 時 30 分の範囲に収まる（**図 2-4**）．

　また，診療内容の違いによって作業点の高さを変える（患者の上下調整を行う）と術者の上体や上腕，前腕，手指を自然な形に保つことができる．

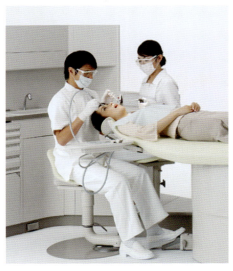

図 2-2　患者（仰臥位），術者（座位）の姿勢

Ⅱ 診療姿勢

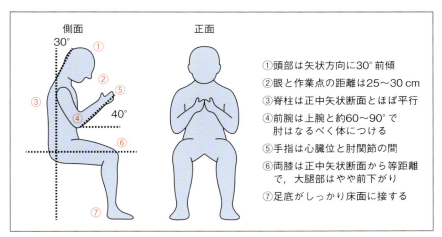

図 2-3 基本姿勢（ホームポジション）[4]

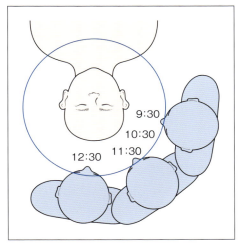

図 2-4 術者の位置

2 視野の確保

　患者が仰臥位の場合，上顎の咬合面が床面に垂直になるのが標準とされている．この基準位を中心に患者頭部を前方（スピー彎曲の大きい下顎小臼歯咬合面や下顎前歯舌側面の治療の場合），または後方（上顎臼歯部咬合面や口が開けにくい患者の治療の場合）に傾斜させる（**図 2-5A**）．また，左右側最大45°の範囲で回転させて，前歯部近遠心面，臼歯部頰舌側面の視野を確保することがある（**図 2-5B**）．さらに，作業部位によって開口範囲（唇頰側の治療のときは1横指，他の大部分の治療のときは3横指程度に開口させる）を決める（**図 2-5C**）．
　以上のように患者頭部の角度，開口度さらに術者の位置などを工夫することで約70〜80％は直視して治療することができる．しかし，口腔内のすべての歯面を見ることはできないので，鏡視法（ミ

41

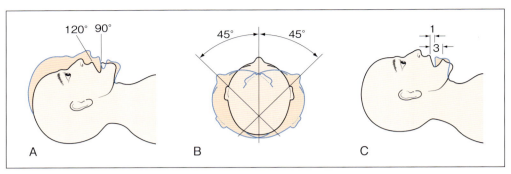

図 2-5 視野の確保
A：患者頭部の前後の角度（上顎咬合平面が床に対して 90〜120°）．
B：患者頭部の左右の角度（左右それぞれ 45°）．
C：下顎の開口度（1 横指〜3 横指）．

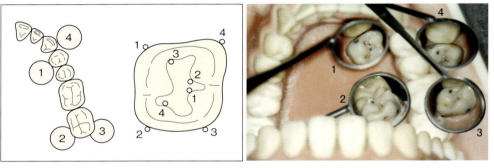

図 2-6 鏡視法による上顎（上顎右側第二大臼歯）の視野の求め方の例[3]
ミラーの位置（①〜④）と鏡視部位（1〜4）．

ラーテクニック，**図 2-6**）を併用する必要がある．しかし，この鏡視法は視野の範囲が限られ，訓練が必要である．また診療時に鏡面が汚れやすく，介助者の有無によって能率が異なるなどの問題点もある．

　照明が不十分な場合は視野を確保するために術者の姿勢が崩れたり，目が疲労しやすくなったりする．照度は 10,000 lx 以上，輝度は 2,000 nt 以下が適している．照明の投光方向は作業点の位置に応じて調整する必要があり，患者口腔の真上を標準位置として患者胸部の上（上顎の治療），患者右側目の上（左側の治療），患者左側目の上（右側の治療），術者肩の上（下顎前歯舌側面の治療）の 5 方向がある（**図 2-7A**）．また照明と患者との距離は約 60〜70 cm が適正とされている（**図 2-7B**）．

　また，近年は歯科診療において，拡大鏡や歯科用実体顕微鏡が普及し，術野の拡大が可能なことから詳細な検査と精密な処置に貢献している．拡大鏡と歯科用実体顕微鏡では倍率，視野，診療時の術者の姿勢は異なり，検査，処置の内容に応じて適宜使い分けられる．

　拡大鏡は肉眼と同様，視軸と観察軸がほぼ同じで斜め下を向いての姿勢での治療となり，裸眼と同じ感覚で拡大視野が得られる（**図 2-8A**）．拡大時の光量不足があるものの，LED の照明が装着可能であり，治療に適切な照度，輝度が確保できる．

Ⅱ　診療姿勢

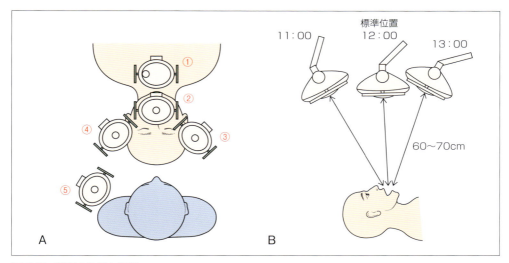

図 2-7　照明の位置と距離
A：照明の位置．①上顎治療の位置，②標準位置，③左側治療の位置，④右側治療の位置，⑤下顎前歯舌側面治療の位置．B：照明の距離．

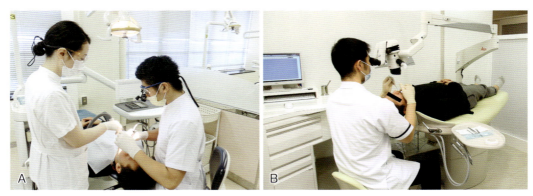

図 2-8　拡大鏡および歯科用実体顕微鏡を使用した術者の診療姿勢

　歯科用実体顕微鏡は拡大鏡以上に術野と焦点深度が深いが，術者の広い術野が確保でき，多段階に倍率を変化させることができる（**図 2-8B**）．視軸と観察軸が可変で術者は正面を向きながら下方を観察でき，自然な姿勢で診療が可能となるが，直視できない部位には鏡視法が必要で，高倍率での慣れなど，ある程度の経験と訓練が必要とされる．

3　ハンドピースの把持

　ハンドピースの把持は手首や指先にストレスがかからず，器具の先端の動きを的確にコントロールできるようにしなければならない．そのためには第一，第二指で把持し，第三指をそれに添えて作業点との固定に用いるペングリップ法が用いられる．把持方法は第一指と第二指の交わる角度によって次の3つに大別される（**図 2-9**）．これらの把持方法は切削する歯の位置や手指の固定の場所

第2章　診療設備とその使用方法

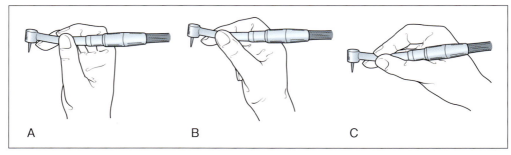

図 2-9　ハンドピースの把持法
A：グリップ1，B：グリップ2，C：グリップ3．

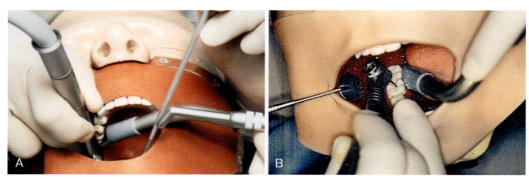

図 2-10　窩洞形成時の手指の固定
A：上顎右側臼歯部の咬合面窩洞切削時の固定．第三指を上顎臼歯部頰側面におく．
B：下顎左側臼歯部の咬合面窩洞切削時の固定．第四指を下顎小臼歯部咬合面におく．

によって選択する．
①グリップ1：第一指と第二指が90°前後で交わる場合（上顎右側臼歯部の咬合面窩洞の切削）
②グリップ2：第一指と第二指が約60°で交わる場合（上顎左側犬歯の唇側面窩洞の切削）
③グリップ3：第一指と第二指が約30°で交わる場合（下顎左側臼歯部の咬合面窩洞の切削）

4　手指の固定

　口腔内で精密な作業を行うには，器具の先端の動きを正確にコントロールして口腔内軟組織を傷つけないように手指を固定することが大切である．手指の固定は原則として口腔内とし，作業点のできるだけ近くにおく．歯または粘膜硬固部の不可動部におき，上顎歯の場合は上顎に，下顎歯の場合は下顎に求め，固定には第三指または第四指（**図 2-10**）を用いる．高速切削では第三指を固定と保持の両方に使うことが多い．固定指の接触部は主として第三指の指先であるが，同じ指でも指の中央先端部，外側，内側，腹部と変化し，第一関節付近になることもある．

（堀田正人，日下部修介）

Ⅲ 感染予防対策

「安心で安全な医療提供」という言葉がすでに社会的に定着している．医療安全という観点からは，単に受診者の有する疾患に対する処置だけでなく，医療環境についても十分配慮されている必要がある．病院や診療所はさまざまな疾患を有する人々が集まる場所であり，当然のことながら感染症を有する人も受診する．したがって，本来，医療を提供するはずの施設が感染症を媒介することがあってはならない．

1 スタンダードプレコーション

医療施設での感染予防対策において，スタンダードプレコーション standard precautions という考え方が現在は広く受け入れられている．元来は，1983年に米国疾病予防管理センター Centers for Disease Control and Prevention（CDC）が多くの研究データを踏まえて，HIV感染症やB型肝炎など血液を介して伝搬する疾患の感染予防対策として，ユニバーサルプレコーション universal precautions という考え方を提唱したことが始まりである．その後，多くの追跡研究でのデータにより改変が加えられていき，血液以外の体液などについても感染リスクの対象として追加されていった．そして現在では，1996年にCDCによって提唱されたスタンダードプレコーションが医療施設における感染予防対策としての基本となっており，すべての患者の血液，体液（唾液，腹水，胸水など，ただし汗は除く），分泌物，排泄物，傷のある皮膚，粘膜は感染物質を含んでいる可能性があるものとして対応することを基本としている．さらに歯科診療施設に関連する提言として，2003年にハンドピースの滅菌やユニット内の水質管理などが追加されている．

感染にはいくつかの要因の連鎖が必要と考えられている（図2-11）．

病原体（図中①：主に細菌やウイルス）が宿主中に存在し②，口腔などの開口部より排出される（粘膜や汚染された創部）③．そして，病原体は唾液や血液を介して④，別の宿主へと侵入⑤し，増殖⑥することで感染が成立する．この連鎖をいずれかの段階で断ち切ることができれば感染予防が可能となる．

スタンダードプレコーションではすべての受診者②が感染源を有しているという仮定のもとに対応する．したがって，②の粘膜，唾液，血液に曝露する可能性のある場合は，

・術者，介助者は適切な防護衣（図2-12），フェイスガードやゴーグルを利用する．可能なかぎりディスポーザブルであることが望ましい．
・処置ごとに手指の洗浄，消毒を行う．
・口腔内外でバキュームを用いて，飛沫伝播を最小限にする．
・使用する小器具（バーやメスの先端など）は可能な範囲でディスポーザブルとし，血液，唾液の付着したものは分別廃棄とする．繰り返し使用が必要なものは適切に洗浄，消毒，滅菌を行う．

これらは主として，④，⑤での連鎖を防ぐことを目的としている．

歯科診療では，

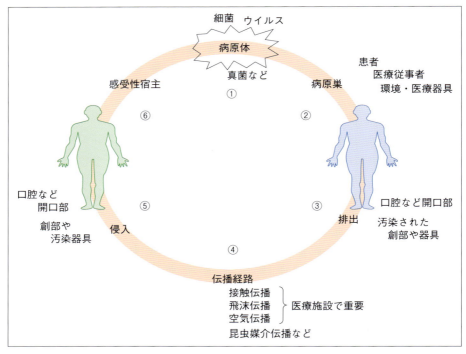

図 2-11 感染の要因と連鎖

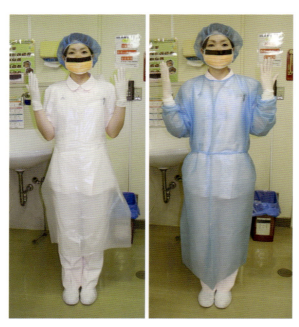

図 2-12 代表的な防護衣
曝露の頻度により防護衣を選択する．A：一般的な歯科処置，B：小手術．

①診察（検査）行為と処置が移行的である（検査の段階から受診者の粘膜に接触し，診断を行い，処置へと継続することがしばしばある）．

②高速切削器具を多用することから，飛沫伝播のリスクが非常に高い．

という特性を十分認識して，感染連鎖へ対応することが必要である．

2 滅菌・消毒・洗浄

　滅菌とはすべての微生物を死滅させること，消毒とは微生物の有する病原性を除去あるいは無毒化することとされている．歯科診療は口腔内での操作が多い．口腔内は本来，多種多様の常在菌が存在していることから，滅菌された環境をつくることは困難である．しかしながら，前項で述べた感染要因の連鎖を断ち切るために，使用器具や環境を滅菌あるいは消毒することが必要である．使用器具すべてを滅菌されたディスポーザブルなものとすることができれば理想的といえるかもしれない．しかしながら，過剰な医療廃棄物の排出や口腔内本来の環境を考えるとむだも多い．したがって，使用される器具の性質により滅菌や消毒を適宜行う必要がある．

　滅菌や消毒を行うにあたり，簡単にそれらの原理を理解しておくとよい．生物は基本的にタンパク質から構成されており，生命維持での代謝分解にも必要である．また，増殖抑制を行うことでも微生物を排除することが可能である．したがって，滅菌や消毒ではタンパク質の凝固や融解による変性，DNAやRNAの損傷・破壊によりその目的を達成している．現在，医療施設では，滅菌は熱を用いた滅菌（高圧蒸気滅菌，乾熱滅菌）やガス滅菌（エチレンオキサイドガス），消毒では熱や薬液（熱水消毒，アルデヒド消毒薬）が多く用いられている．

　歯科診療では小器具の使用頻度が高い．さらに，それらの形態は鋭利で彎曲を有していたり，処置中の血液や唾液排除への対応を考慮して管腔構造の器具が多いことも特徴である．したがって，滅菌や消毒を効率的に行うために，使用後は付着した唾液や血液を排除するために洗浄が必須である．

　器具・器材の消毒にあたっては，使用される部位や方法によって処理方法を分類しているSpaulding分類が広く用いられている（**表2-1**）．

　歯科領域，保存領域で用いられる器具の滅菌消毒に関しては，これらの分類に従って熱耐性があ

表 2-1 Spaulding 分類

分 類	対象器具	消毒水準	方 法
クリティカル	無菌組織，血管に挿入するもの	滅 菌	乾 熱 高圧蒸気 EOG ガス
セミクリティカル	粘膜や健常でない皮膚に接触するもの	高水準消毒 （形状が簡単） 中水準消毒 （形状が複雑）	熱 水 グルタラール 次亜塩素酸 エタノール
ノンクリティカル	健常な皮膚に接触するもの	低水準消毒	ベンザルコニウム塩化物 両性界面活性剤

るか，薬液との反応がないかを考慮して行えば，おおむね頭頸部領域の外科処置での滅菌消毒と相違なく診療環境を担保でき，単独の歯科診療施設だけでなく病院内歯科においても対応が可能である．

　その一方で，歯科独特の器材である歯科用ユニットの水路系の洗浄は感染防止対策の観点からも非常に重要な点である．診療開始前のフラッシングによる水路系の洗浄が有効であるといわれているが，これだけではバイオフィルムの完全な除去は困難であるとの報告があり，現状は賛否両論がある．

　今後歯科診療は，従来型の歯科診療所での診療だけでなく，個人住宅，老健施設や病棟への往診，病院内歯科として広範囲にわたって診療を提供していかなければならないので，まずは感染連鎖の原則を十分に理解して，診療を提供する環境に応じて必要十分に滅菌・消毒された器具・器材を使用し，飛沫や給排水路系に配慮することが重要である．

(野田　守)

第3章

診断と治療計画

I 医療面接

1 医療面接とは

「医師は病気を診（み）るのではなく，人格をもった人間を診なければならない（全人治療）」といわれるように，患者に関する情報は疾患だけではなく，患者にかかわる多岐にわたる必要な情報を収集，整理し，疾患の原因にアプローチすることが重要である．

疾患は患者自身の素因，歴史，過去および現在の生活習慣を反映して発症しているため，歯科医師が患者を病人として診るときは，それまで生きてきた患者全人と接することになる．すなわち，医療者は自らのバックグラウンド，人生経験から得た智慮と臨床経験，臨床能力，疾患に対する知識とを十二分に駆使して，患者とのコミュニケーションをはからなければならない．

2 医療面接の目的

医療面接は患者と医療者との相互理解を中心に据えた考え方であり，従来の身体的アプローチだけでなく，心理的および社会的配慮を加えたアプローチ，すなわち，"患者を診る"ことを実践しなければならない．

医療面接には以下の3つの目的がある．

①科学的側面：患者の疾患に関する正確な情報の収集と評価

②医術的側面：良好な患者-医療者関係の構築と維持

③教育的側面：患者の治療に対する教育，動機づけ，協力関係の確立，ならびに積極的参加

3 医療面接の効果

よい医療面接がもたらす効果として，

①患者と疾患に関する情報量と正確さが向上する

②患者の満足度が上がる

③患者が治療方針や服薬を遵守するようになる⇒コンプライアンス[1]が向上する

④治療効果が高まる

---

[1]コンプライアンス compliance とは患者が医療従事者の指示に従った行動をすることをいう．

⑤患者の QOL が高まる

⑥患者が自発的に治療法を継続する⇒アドヒアランス[*2]が向上する

⑦医療者と患者双方が学習できる

などがあげられ，医療によい結果がもたらされる．

4 医療面接の手法

1）患者とのコミュニケーションのとり方

　患者は自分の疾病について医療者に言語や表情で伝える．医療者はそれらの情報から患者の状態を把握する．このコミュニケーションのプロセスを滞りなく効率的に進める方法として，いくつかのテクニックがある．

①コミュニケーションをとるための条件整備（患者と医療者が落ち着いて会話ができる環境の整備）：診療室の照明，配色，温度，音などの環境条件は患者だけでなく，医療者の心理状態にも微妙な影響を与えるので，医療面接を行う場所は患者と歯科医師ができるだけリラックスできるように配慮しなければならない．医療面接では，治療効果を上げるために患者のきわめてプライバシーにかかわることを聞く，あるいは引き出さなければならないことがある．隣のユニットから会話が聞こえるような状況では，患者は他人にあまり知られたくない習慣や癖，疾患についてはなかなか伝えてくれない．たとえば，非齲蝕性の歯頸部欠損の原因が摂食障害の嘔吐癖である場合は，医療面接で患者から聞き出さなければ原因に基づいた治療は行えない．

②開かれた質問 open-ended question：5W1H（when, who, where, what, why, how）の原則による質問．

③ミラーリング mirroring（姿勢反響）：患者の話の主な事項と，気持ちの強い箇所を繰り返して医療者側が言うこと．

④ブロッキング blocking を外す：患者の話に意識を集中する．

⑤アサーション assertion：患者の気持ち，意見，人権を尊重しつつ，医療者としての考えや意見を明確に伝える．

⑥LEARN によるアプローチ

・L（listen 聞く）：患者の病気に対する考え方を傾聴する．⇒患者を知る．

・E（explain 説明する）：患者がわかりやすい言葉で医療者側の意見を説明する．

・A（acknowledge 認め合う）：患者と医療者側の意見の共通点と相違点を明確にし，互いの意見を認め合う．

・R（recommend 推奨，提案する）：互いの共通点，相違点をふまえたうえで最適と考えられる治療を提案する．患者側からの提案であってもよい．

・N（negotiate 交渉，折衝する）：提案をもとに患者と医療者両者が同意できる妥協点を交渉し

[*2]アドヒアランス adherence とは患者自身が疾患を理解し，治療の必要性を認識して自ら積極的に取り組むことである．WHO はコンプライアンスよりアドヒアランスを推進している．

あう.

⑦コーチング coaching：患者がもつ問題を解決するための能力を引き出し，自発的な行動を促す.

2）根拠に基づいた医療（EBM）と患者の物語に基づいた医療（NBM）による相互補完

　根拠に基づいた医療 evidence based medicine（EBM）は疾病を集団としてとらえた場合，経済的なメリットも多く，世界の医療現場で主流となっているが，その一方で，客観的であることは事務的になりがちで，得られる個々の情報も限定され，患者との間に信頼関係が構築されにくい欠点がある．多因子性の生活習慣病では，病因は個人それぞれの生活習慣に深く根ざしているため，再発予防を含めての治療は EBM のアプローチで収集できる科学的データのみでは限界があり，これを補うものとして，近年，患者の物語に基づいた医療 narrative based medicine（NBM）が推奨されている．

　NBM は患者の不安，痛み，苦しみなどの心理的背景や，暮らしている地域，職場，家庭などの社会的背景を理解し，患者の全人格にアプローチする臨床手法である．EBM と NBM は互いに補完しあうものとして位置づけることが重要で，理想的な医療は，患者と医療者の相互理解のなかで，科学的な根拠のある最善の方法で進められていくものである．

3）問題志向型システム（POS）

　患者の治療計画を立案するには問題志向型システム problem oriented system（POS）に基づいて患者の問題（疾患）を解決（治癒）することが一般的になっている．POS とは，患者の診療にかかわる種々の問題を第一義的にとらえ，患者のプロフィール，現病歴，既往歴，臨床所見，検査データなどの問題点をリストアップし，疾患との関係について検討，評価して複数の治療計画を立案し，患者が最良の治療を受けることができるように全スタッフが協力して進める作業システムのことである．この作業段階を経て，患者にその時点で考えられる病態や治療方針を説明し，治療に参加する同意を得なければならない．

5　病歴の取り方（図3-1）

　医療面接の基本は，患者と歯科医師が対等な立場に立つことである．しかし実際には，専門的知識や治療技術という点で歯科医師側が患者に対して優位に立っている．双方の立場がこうした特殊な関係にあるということを，まず歯科医師は十分に念頭におかなければならない．

1）落ち着いてコミュニケーションがとれる環境の整備

　診療室の照明，配色，温度，音などの環境条件は患者だけでなく，医療者の心理状態にも微妙な影響を与えるので，医療面接を行う場所は患者と歯科医師ができるだけリラックスできるように配慮しなければならない．医療面接では患者のきわめてプライバシーにかかわることを聞く，あるいは引き出さなければならないことがある．たとえば，tooth wear の原因が摂食障害の嘔吐癖である場合は，医療面接で患者から聞き出さなければ原因に基づいた治療は行えない．

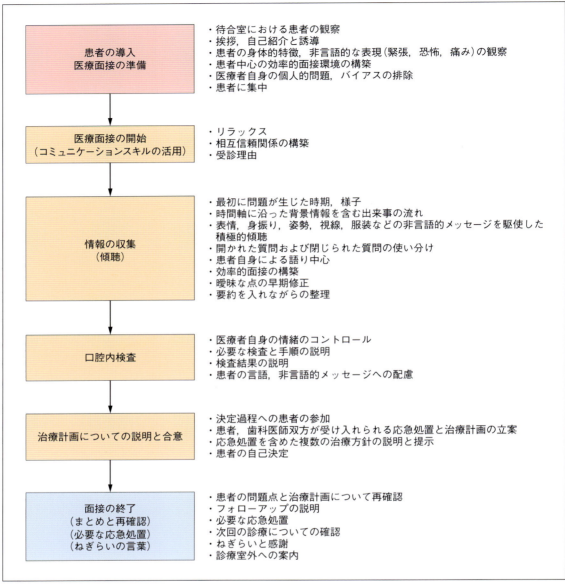

図 3-1　医療面接の流れ

2）問診

　医療面接は患者の疾患を把握する第一歩であり，非常に重要な事柄である．主訴を問診する前に，「お仕事はなんですか」「お住まいはどちらですか」などの他の書類からわかる事柄でも問いかける中立的質問から開始して，話の取り掛かりをつくることも必要である．

　なかでも BATHE 法は患者に対しどのように質問し，どのように応答すれば，患者はどのように感じ，どのように安心するかを示す問診法である．

I 医療面接

・B（background 患者背景）：「どうされましたか？」
・A（affect 感情）：「それについて，どう感じていますか？」
・T（trouble 問題点や悩み）：「一番困っていることは何ですか？」
・H（handling 処理）：「それにどう対処していますか？」
・E（empathy 共感）：「それは大変でしょうね」と応対して患者の訴えを正当化して，患者に安心感を与える．

　この5つの要素を組み合わせて，患者に対し全人的配慮をしながら問診することが推奨されている．

　問診に際しては患者の医学的問題（M：medical problem）を把握するのみならず，患者のもつ精神的心理的問題（P：psychological problem）や社会的経済的問題（S：socio-economic problem）をうまく聞き出し，把握するように努める．

（1）主訴

　患者の来院理由を尋ねる．この場合，回答の仕方を患者に委ねる開かれた質問から開始し，徐々に「はい，いいえ」で答える閉じられた質問に移行していく．記録は患者自身の表現する言葉で書く．

（2）現病歴

　主訴に対する病歴を確認する．この場合，OPQRSTで聴取することが推奨される．問診の順序は適宜変更してかまわない．

・O（onset いつから）：症状がいつから発症して，どのように経過したかを尋ねる．
・P（provocative および palliative 悪化および寛解因子）：provocative は症状を発生させるような因子，たとえば「水を飲むと痛くなる」などを，palliative は症状をやわらげるようなこと，たとえば「ぬるま湯を飲むと楽になる」などを聞き出す．
・Q（quality 性状）：症状の特徴，たとえば「水を飲むとズキズキする痛みが5分ほど続く」などを聞き出す．
・R（region 部位，radiation 放散，relation 関連症状）：症状の部位，その範囲，それに関連する症状を尋ねる．
・S（severity 強さ，重症度）：症状の重症度．たとえば「歯を合わせられない痛み」，「口を開けて息ができない痛み」などを聞き出す．
・T（temporal characteristics 時間的特徴）：症状が発現する時間的特徴，たとえば「寝てからしばらくすると痛くなる」などを聞き出す．

（3）既往歴，薬歴，アレルギー，特異体質

　患者に記載してもらった質問表から，現在も含めて過去に罹患した疾患，外傷，手術歴，入院歴など，主訴と関連性のない疾患についても年代順に問診する．必要があれば当該病院，医院，診療科担当医に照会する．

　現在服用している薬剤名，量，用法を聞く．また，過去に投薬を中断したことがあれば，その理由を尋ねる．全身疾患を有する患者，あるいは高齢者の診療では重要な要件になる．

　アレルギーや特異体質はときに治療行為が患者にとって致命的なことにもなるため，きわめて重

要な問診項目である.

(4) 家族歴, 遺伝的素因, 生活像

現病歴と類似した疾患をもつ家族について問診する. 家族性疾患との鑑別に必要である.

患者の疾患への認識・理解度と治療への期待度や協力度, 習慣・習癖, 嗜好, 障害, 面接時の態度と印象など, 患者に関する事柄, および生活状況, 社会的および家庭環境などについてまとめる.

(5) 患者の精神的心理的問題, 社会的経済的問題に由来する希望

患者の治療に対する希望, たとえば, 痛くない治療, 治療費, 治療期間, 来院回数, 治療範囲などについて尋ねる.

3) 現症の記録(視診, 触診, 打診)

口腔内外の状態を視診, 触診, 打診などにより精査する. 必要に応じて図や計測値も記載する.

Ⅱ 治療計画と評価

1 問題点の抽出と整理

問題点の抽出と整理には前述の POS を用いる. POS を用いることにより, 情報収集, 問題の明確化, 問題を解決するための計画立案, 計画の実施, 計画評価, というプロセスをふみながら, 問題解決をより的確に行うことが可能となる. 問題点のリストアップ, それらに対する初期治療計画, ならびに実施計画, そして評価を診療記録に残すが, 問題志向型診療記録 problem oriented medical record (POMR) とよばれる形式を使用することが好ましい. 特に地域連携を含めたチーム医療では多職種が関連するため, 患者の医療情報を共有し, チームとして患者のもつ問題の解決に努めるためにも POMR は有効なツールとなる. POMR の構成は以下のとおりである.

①基礎データ:問診や観察により病歴を取り基礎データ(主訴, 現病歴, 既往歴, 家族歴, 患者の希望, 現症)を作成する.

②問題リスト:問診, 視診, 触診, 打診などから患者のもつ問題を整理して, 問題リストを作成する.

③初期計画の立案:問題リストから, どのような検査が必要か, 他科への照会が必要か, まず何を行うかなどを考え, さらに患者の経済的負担や希望も考慮して治療計画を立てる.

④経過記録:POMR では, 実際の診療記録は SOAP 形式で記載する.

・S (subjective):主観的事項であり, 患者の訴えや自覚症状を記載する.

・O (objective):視診, 触診, 打診などから得た客観的な所見や検査結果を記載する.

・A (assessment):S と O から評価, 考察した病状や原因を記載する.

・P (plan):今後の検査や治療計画を記載する.

2 治療計画

治療計画は大まかに 4 段階に分類できる.

①主訴への対応（急性期への対応も含める）

②疾患進行の停止

③機能と審美性の回復

④再評価とリコール

　また，治療計画に影響を与える因子として次のようなものがあげられる．

（1）健康状態

　アレルギー，糖尿病，心臓疾患，肝疾患，血液疾患などに罹患している患者，あるいは妊娠している患者，さらには精神的な疾患を患っている患者などは，治療計画がこれらに対して不利益にならないか，またこれらが治療計画に対してリスクになっていないかを検討する．

（2）口腔内状態

　齲蝕，歯周疾患の有無，歯の欠損状態，歯槽骨の状態など，これらの要素は治療計画に大きく影響する．

（3）年齢

　根尖の閉鎖状態，歯冠の萌出状態，あるいは歯肉の退縮予想などさまざまな点を考慮して治療計画を立案する必要がある．また，高齢者では食事の問題などにも配慮する．

（4）術者との信頼関係と期待度

　患者-歯科医師間の信頼関係は，理想的な治療計画を構築するうえで重要である．信頼関係が好ましければ患者の治療への期待も大きくなり，ある程度費用をかけてでも優れた治療を望むようになる．期待や希望を判断して治療計画を立案する．

（5）術者の考え方と経験

　歯科医師はこれまで成功した結果をもとに治療計画を決断することが多い．エビデンスに基づいた治療法を選択し，患者に提示することは当然であるが，他の専門医への紹介を検討することも適切な治療計画には大事である．

（6）ゴールの設定

　口腔の機能回復をどのレベルまで患者が求めるかによって，治療計画も異なった内容を提示することになる．患者側の種々の制約により，パーマネントのゴールを設定するか暫間的なものでとどまらせるか，患者との話し合いが必要である．

3　インフォームド・コンセント

　インフォームド・コンセント informed consent とは，information（説明）に基づいた consent（同意）であり，臨床的に言い表せば，“説明と合意に基づく納得診療”である．これは，医療行為を実施する際，医療者が患者に対してその内容や利益・不利益などを説明し，患者がその医療行為の実施に対して同意を与えることを意味する．インフォームド・コンセントは，今日，医療倫理上の原則だけでなく，法律上の原則としても確立している．このため，歯科医師は，医療行為を行う際，患者からインフォームド・コンセントを得ていなければならない．

　インフォームド・コンセントを得るには，医療者が患者に単に情報を伝えるだけでなく，患者がそれを理解したかを確認しなければならない．つまり，医療者の情報提供は一方的なものではなく，

患者の求めに対してもわかりやすい言葉を用いて現在の病態や治療法を提供し，患者がそれに対して同意もしくは拒否するなど，患者の自己決定をサポートすることを含めなければならない．

医療者が患者から治療実施の承諾を得るには，

①これから行おうとする診断・治療方法の特徴とその目的

②治療に伴うリスクや副作用，随伴する検査・治療から予測される結果およびその予後

③代替の診断・治療方法としてどのようなものがあるかの提示

④医師が推奨している診断・治療を受けなかったときの経過やリスク

などを説明する．

診断・治療方法について医学的知識のない患者にわかりやすい言葉で十分に説明し，承諾を得なければならない．

歯科医師は，インフォームド・コンセントとの関係で，患者に対して，同意文書上に署名を求めることがある．しかしながら，同意文書上に患者の署名があっても，インフォームド・コンセントが成立したとはいえない．インフォームド・コンセントが成立したといえるためには，成立要件を満たしていなければならない．

インフォームド・コンセントの成立要件は，

①患者に同意能力があること

②患者へ十分な説明がなされていること

③患者が説明を理解していること

④患者が同意していること

の4つである．

（向井義晴）

Ⅲ 　検査法

1 　検査に必要な基礎知識

1）歯の表し方

個々の歯の名称は，「上下顎」，「左右側」，「歯種」の順に表記する．たとえば，「上顎右側第一大臼歯」のように表す．

（1）歯式

臨床では歯の表記を簡略化して，歯式で表す．現在用いられている歯式は，主に以下の3種類である．

（a）Zsigmondy法（Zsigmondy/Palmer法）

1800年代から用いられている表記法で，わが国では医療保険制度で採用されており，通常，診療録への記載もこの方法が用いられている．患者を正面から見て，歯列を上下顎・左右側に4分割する．永久歯列では中切歯から第三大臼歯まで1〜8の数字で，乳歯列では乳中切歯から第二乳臼歯

までA〜Eのアルファベットで表す．たとえば，上顎右側第一大臼歯は⏌6⏌，下顎左側乳中切歯は⏋A⏋
と表記する（**図3-2**）．

```
 8  7  6  5  4  3  2  1 │ 1  2  3  4  5  6  7  8
 8  7  6  5  4  3  2  1 │ 1  2  3  4  5  6  7  8
```

図 3-2 Zsigmondy 法（永久歯列）

（b）FDI 法（two-digit 法）

1971年に国際歯科連盟（FDI）により提案された表記法で，WHOで採用され，国際歯科研究学
会（IADR）でも使用されている．歯種を2桁の数字で表す．2桁の最初の数字は4分割した上下
顎・左右側を表し，上顎右側→上顎左側→下顎左側→下顎右側の順に，永久歯列では1〜4，乳歯列
では5〜8の数字をつける．2番目の数字は歯種を表し，永久歯列では中切歯から第三大臼歯まで
1〜8で，乳歯列では乳中切歯から第二乳臼歯まで1〜5で表記する．たとえば，上顎右側第一大臼
歯は16，下顎左側乳中切歯は71と表記する（**図3-3**）．

```
18 17 16 15 14 13 12 11 │ 21 22 23 24 25 26 27 28
48 47 46 45 44 43 42 41 │ 31 32 33 34 35 36 37 38
```

図 3-3 FDI 法（永久歯列）

（c）ADA 法（universal 法）

1968年に米国歯科医師会（ADA）により推奨された表示法である．永久歯列では上顎右側第三大
臼歯から上顎左側第三大臼歯まで1〜16で，下顎左側第三大臼歯から下顎右側第三大臼歯まで17〜
32で表す．乳歯列では，上顎右側第二乳臼歯から下顎右側第二乳臼歯までA〜Tで表す．たとえ
ば，上顎右側第一大臼歯は3で，下顎左側乳中切歯はOで表す（**図3-4**）．

```
 1  2  3  4  5  6  7  8 │ 9 10 11 12 13 14 15 16
32 31 30 29 28 27 26 25 │ 24 23 22 21 20 19 18 17
```

図 3-4 ADA 法（永久歯列）

2）歯面の表示法

歯の近心面をM（mesial surface），咬合面をO（occlusal surface），切縁面をI（incisal surface），
遠心面をD（distal surface），唇面をLA（labial surface），頬面をB（buccal surface），舌面をL
（lingual surface），口蓋面をP（palatal surface），隣接面をPR（proximal surface）と表記する．

2 検査

1）検査用器具

口腔内検査に用いる基本的検査用器具としては，デンタルミラー，ピンセット，探針（エキスプローラー），スプーンエキスカベーター，ポケットプローブ（歯周ポケット探針），デンタルフロスなどがある（図 3-5）．

2）検査法

(1) 視診

齲蝕，実質欠損の位置と大きさ，修復物の状態，歯周組織の状態，隣接歯・対合歯との接触関係，口腔清掃状態などを照明下で直視あるいはデンタルミラーを用いて観察する（図 3-6）．また，歯の白濁・変色，修復物の色調変化などを注意深く観察する必要がある．歯面は研磨用ブラシやデンタルフロスであらかじめ清掃し，乾燥状態で観察することが望ましい．

隣接面齲蝕が疑われる場合には，歯間分離器（セパレーター）で歯間を離開して行うこともある（図 3-7）．

(2) 触診

探針（エキスプローラー）を用いて齲蝕・実質欠損の位置，大きさ，軟化象牙質の量，硬さ，修復物辺縁の適合状態などを検査する．しかし，エナメル質初期齲蝕で齲窩が明確に形成されていない場合には，鋭利な探針を強く押し当てることにより齲蝕病巣の表層が破壊されて人工齲窩が形成されてしまう．したがって，鈍い先端をもった探針を軽圧で用いるか，探針の側面で粗糙感の触知のみにとどめることが推奨される．また，象牙質知覚過敏症が疑われる歯において，探針の先端で擦過することにより象牙質知覚過敏症の有無・程度を検査する方法を特に擦過診とよぶ（図 3-8）．

スプーンエキスカベーターで齲窩の内容物や軟化象牙質を除去しながら触診することもある．

また，デンタルフロスを隣接面に通過させる際の引っかかりや繊維の切断で，隣接面齲蝕や修復物辺縁の適合性を検査する（図 3-9）．

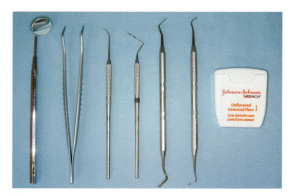

図 3-5　基本的口腔内検査用器具

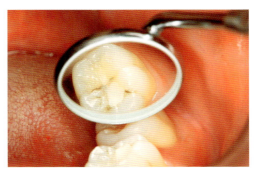

図 3-6 デンタルミラーを用いた視診
下顎左側第一大臼歯の咬合面に古い修復物とその周囲に小窩裂溝齲蝕が認められる．

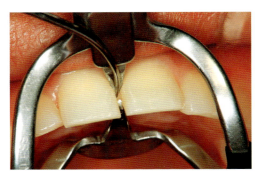

図 3-7 上顎中切歯隣接面をセパレーターで歯間分離して視診するとともに，探針の側面を使って触診する．

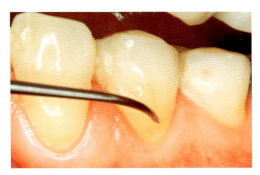

図 3-8 触診
下顎左側第一小臼歯歯頸部の象牙質知覚過敏部を探針で触診（擦過診）する．

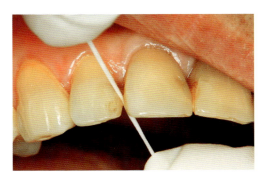

図 3-9 上顎右側側切歯の近心隣接面齲蝕のデンタルフロスによる触診

（3）エックス線検査

歯の硬組織疾患の検査として重要な検査である．齲蝕，破折の有無，歯髄腔の変化（修復象牙質形成），歯根膜腔・歯槽骨の状態，修復物辺縁の適合状態などを検査する．

口内法エックス線撮影法として「等長法」が基本的撮影法であるが，臼歯部隣接面齲蝕の検査には「咬翼法」が有効である．この方法は，隣接面齲蝕の有無，広がり，歯髄腔との関係，修復物辺縁の適合状態を検査するのに適している（図3-10）．

また，パノラマエックス線撮影法では，1枚のフィルムで口腔内全体の検査ができる．

さらに最近，デジタルエックス線画像診断システムが急速に普及してきた．これは，エックス線量が従来の1/6～1/10と低く，撮影後，画像情報が瞬時にコンピュータに転送され画像化されるという利点がある．

（4）打診

ピンセットなどを用いて歯を軽く叩いて違和感，痛み，音の変化を検査する．健全な隣在歯や反対側同名歯を対照として用いる．歯周組織に炎症がある場合には違和感，痛み，音に変化が現れる．

第3章　診断と治療計画

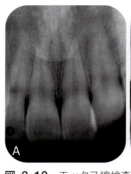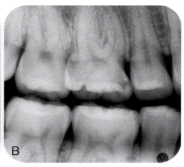

図 3-10　エックス線検査
A：等長法エックス線写真．
B：咬翼法エックス線写真．上顎右側第一大臼歯近心隣接面に齲蝕が認められる．

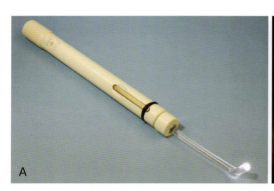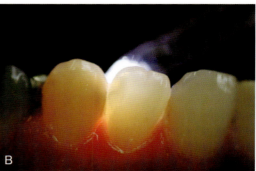

図 3-11　透照診
A：透照診用LEDイルミネーター，B：上顎左側側切歯・犬歯隣接面の検査．

長軸方向に行う垂直打診では根尖部の病変，唇（頰）舌方向に行う水平打診では歯根側面部の病変の有無を検査する．

(5) 動揺度検査

前歯ではピンセットを唇舌的に把持し，臼歯では咬合面小窩にピンセット先端を押し当て，唇（頰）舌方向，近遠心方向，歯軸方向に動かして歯の動揺の程度を検査する．歯周炎による歯槽骨吸収の程度，外傷による歯槽骨破壊の程度など歯の植立状態を検査する．0～3度に分類されている．

(6) 透照診

トランスイルミネーターやコンポジットレジン用光照射器を用いて，舌側・口蓋側から歯に光を当てて，隣接面齲蝕や歯の亀裂の有無を検査する（図3-11）．エナメル質は光をある程度透過するので，透過光は明るく見える．しかし，隣接面に齲蝕があると多孔性部分が乱反射して透過率が低下して暗く見える．前歯は臼歯と比べると唇舌的に薄いので，透照診が有効に行える．

(7) 温度診

冷刺激（冷風，冷水，氷片，気化熱吸収型スプレー），温熱刺激（加熱ストッピング）を歯面に加え，歯髄の反応，すなわち，疼痛の有無，強度，持続時間を検査する（図3-12）．たとえば，冷刺

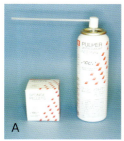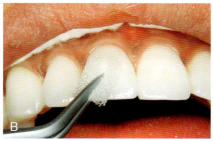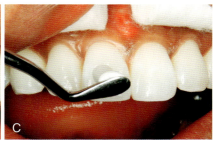

図 3-12 温度診
A：気化熱吸収型スプレーとスポンジ，B：スプレーを吹きつけたスポンジを歯面につけて冷刺激反応を調べる，C：加熱ストッピングを歯面につけて温熱刺激反応を調べる．

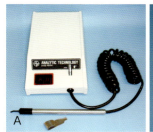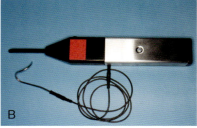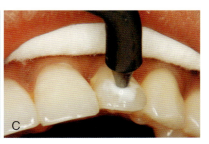

図 3-13 歯髄電気診
A，B：歯髄電気診断器，C：電導性ペーストをつけた電極を患歯に当て，電流を通して検査する．患歯の防湿が必要である．

激に対して象牙質知覚過敏症では一過性の疼痛，急性歯髄炎では持続性の疼痛が引き起こされる．

(8) 歯髄電気診

歯髄電気診断器の電極を歯面に当てて電流を流し，疼痛の有無により歯髄の生死，反応閾値の上昇・低下から歯髄の状態を検査する（**図 3-13**）．疼痛には個人差があるので対照歯（反対側同名歯など）と比較する．ペースメーカー使用者には禁忌である．また，根未完成歯では反応閾値が高くなる．

(9) レーザー蛍光強度測定（レーザー蛍光法，レーザー診）

レーザー齲蝕診断器（商品名　ダイアグノデント）を用いて齲蝕を診断し，齲蝕への対応の目安を示すものである．励起波長 655 nm の赤色半導体レーザーを被検歯質に照射し，その反射蛍光の強度を測定し，ディスプレイ上に 0〜99 の数値で表示される．ダイアグノデントには平滑面用，小窩裂溝用プローブがあり，小型のダイアグノデントペンには小窩裂溝/平滑面用，隣接面用プローブがある（**図 3-14**）．

表 3-1 にダイアグノデントペンを用いた検査における齲蝕への対応の目安を示す．

(10) 定量的可視光誘起蛍光法 quantitative light-induced fluorescence（QLF 法）

歯に青色光を照射すると健全歯質は黄緑色の蛍光を発生するのに対し，脱灰部分は蛍光の発色が弱いため画像上では暗部として観察される．発生する蛍光強度を数値化して齲蝕を診断する．装置が高価なため一般には普及していない．

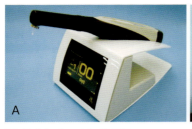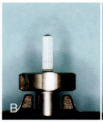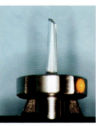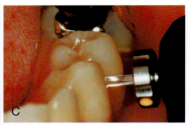

図 3-14 レーザー蛍光法
A：ダイアグノデントペン，B：小窩裂溝/平滑面用プローブ（左）と隣接面用プローブ（右），C：隣接面齲蝕の検査．

表 3-1 ダイアグノデントペンによる診断と治療

小窩裂溝/平滑面	隣接面	診断	治療
0〜12	0〜7	健全歯	PMTC
13〜24	8〜15	エナメル質齲蝕	フッ化物塗布を伴う積極的PMTCと経過観察．カリエスリスクの判定．最小限の侵襲的治療．
>25	>16	象牙質齲蝕	最小限の侵襲的治療

(11) 光干渉断層画像診断法 optical coherence tomography（OCT法）

近赤外光（波長 1,260〜1,360 nm）を歯に照射し，歯の内部からの散乱光と参照光を干渉させた干渉信号を画像化する検査法である．初期齲蝕の検査や修復物の非破壊的検査が可能であり，新たな画像診断法として期待されている．

(12) くさび応力検査

歯冠部亀裂や破折が疑われるとき，木片やインレーセッターなどの硬いものを咬ませる．亀裂・破折が存在すると，咬合力が亀裂・破折部を離開する力として働き，疼痛が惹起される．患歯と対称歯（反対側の同名歯など）を比較して亀裂・破折の有無を判定する．

(13) 麻酔診

疼痛の原因歯を特定できない場合に，1歯ずつ局所麻酔を施し，疼痛の消失により原因歯を特定する検査である．

(14) 切削診

歯髄の生死判別が困難なとき，切削により判定する．歯質に対して侵襲性の高い検査法であるため，行われることは少ない．

(15) 咬合検査

患歯の咬合関係を，咬合紙，オクルーザルインディケーターワックスなどで検査する．咬合の異常で生じるくさび状欠損や象牙質知覚過敏症などの検査に有効である．

(16) 模型検査

研究用模型上で歯列の状態，咬合状態，咬合干渉部，歯冠形態の異常，咬耗，摩耗，修復物の適合状態などを検査する．

表 3-2 齲蝕検査の感度と特異度（Barder JD, et al, 2002[7]）

検査法	感　度	特異度
視診	0.03〜0.95	0.41〜1.0
視診/触診	0.17〜0.73	0.71〜1.0
視診/エックス線検査	0.49〜0.86	0.64〜0.87
エックス線検査	0.12〜1.0	0.5〜1.0
インピーダンス測定	0.61〜0.92	0.74〜1.0
透照診	0.04〜0.74	0.85〜1.0
レーザー診	0.42〜0.84	0.87〜1.0

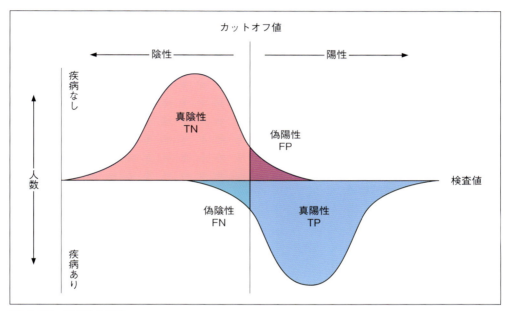

図 3-15　検査法の精度

(17) 齲蝕リスク検査

患者それぞれのライフステージに応じた齲蝕リスクを評価し，それに基づいた齲蝕予防・管理や治療法を選択することが必要である．唾液分泌量，唾液緩衝能，唾液中のミュータンスレンサ球菌数・ラクトバチラス菌数，糖質摂取の頻度，プラークの蓄積量，フッ化物応用経験の有無などを評価して，齲蝕リスクの程度を検査する．

この結果をもとに，セルフケアのための食習慣指導，口腔清掃指導，フッ化物洗口指導などを行うとともに，シーラント塗布，フッ化物歯面塗布，抗菌薬による化学療法，専門家による機械的歯面清掃 professional mechanical tooth cleaning（PMTC），修復処置などのプロフェッショナルケアを行い，それぞれの患者に応じてリスクファクターの改善をはかる（70 ページ参照）．

３）検査の特性

　齲蝕の検査では，まず齲蝕の有無を正しく判定する必要がある．齲蝕の検査で齲蝕と健全を正しく判定できる検出能力（検査法の精度）は，「**感度**」と「**特異度**」で表される（**表 3-2**）.

　感度と特異度を求めるには，真陽性（齲蝕を正しく齲蝕と判定：true-positive, TP），偽陽性（健全を誤って齲蝕と判定：false-positive, FP），真陰性（健全を正しく健全と判定：true-negative, TN），偽陰性（齲蝕を誤って健全と判定：false-negative, FN）を把握する必要がある．感度とは真陽性（TP）の検出比で，TP/（TP＋FN）から求められる．一方，特異度とは真陰性（TN）の検出比で，TN/（TN＋FP）から求められる（**図 3-15**）.

　検査の感度が高いと齲蝕の見逃しは減るが，誤って齲蝕と判定することが増える．一方，特異度が高いと齲蝕と判定することは減るが，齲蝕を見逃してしまうことにもなる．

（斎藤隆史）

第4章 ● ● ● ●

硬組織疾患の処置

Ⅰ　硬組織疾患の概念

　歯は硬組織が口腔で外界に接する特殊な器官で，皮膚や口腔粘膜と同様に，常にさまざまな刺激に晒されている．外胚葉由来のエナメル質表層では，唾液を介して脱灰と再石灰化がダイナミックに起こっている．中胚葉由来の象牙質では，生理的な石灰化や齲蝕などに対する反応性の石灰化が歯髄側から生じる．このような硬組織の特性を十分に理解したうえで，疾患の予防および治療に臨むことが重要となる．

　代表的な歯の硬組織疾患である齲蝕は，口腔細菌によるバイオフィルム感染症であり，発症には食習慣や唾液分泌，あるいは社会経済的要因などの多因子がかかわっている．齲蝕は，世界的に最も罹患率の高い感染症であるが，基本的には予防可能な疾病である．しかし，人は生涯にわたって齲蝕リスクに晒されており，リスクはライフステージごとに変化するため，患者個人に応じたリスクを考慮した予防プログラムを提案すべきである．

　従前の齲蝕治療は，「早期発見・早期治療」の考えのもとに，積極的に歯質を削除して修復するという概念が一般的に広く浸透していた．しかし，エナメル質および象牙質ともに再石灰化が可能であることが認識され，齲蝕治療の基本方針は「早期発見・長期管理」へと変化してきた．そして，最小限の介入が歯の健康寿命に貢献するとの考えが受け入れられ，診断や治療方法も大きく変遷している．すなわち，初期齲蝕病変では，非切削でのマネジメントが可能かどうかを第一に検討する姿勢が重視されるようになっている．また，修復が必要な場合でも，歯質接着性や抗菌性，あるいは再石灰化促進など，優れた機能性修復材料を用いるようになっており，齲蝕治療はより侵襲が少なく長期的な予後が見込める治療法の探求が続いている．

　一方，酸蝕症や咬耗による歯の損耗といった非齲蝕性の硬組織疾患は，齲蝕と比較して因果関係が明らかな場合が多い．そこでは，生活習慣の改善による原因除去と並行して，症状緩和のための対症療法が求められる局面も多い．

　超高齢化に伴って歯の健康を長期的な視点でとらえる時代においては，硬組織疾患の原因となりうるリスクを早期に特定し，病態が進行する前に，個々に応じた予防プログラムを提供することが口腔保健の維持・増進に貢献する鍵である．

1　ライフステージでのとらえ方

　保存修復の対象となる疾患は，バイオフィルム感染症としての齲蝕と，非齲蝕性疾患に分けられ

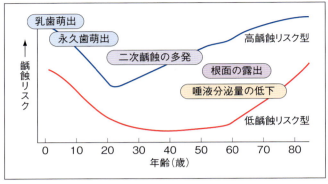

図 4-1 ライフステージにおける齲蝕リスクの変化（花田，2003）
齲蝕リスクは小児期と高齢期に高い．

る（第1章Ⅳ「硬組織疾患，歯の発育異常および関連疾患」参照）．

1）齲蝕

　齲蝕の発症には多因子が関与しており，生活習慣病の側面があるととらえられている．人は生涯を通して齲蝕リスクに晒されており，そのリスクはライフステージで変遷する（図4-1）．

　エナメル質の初発齲蝕は，ミュータンスレンサ球菌が関与し，離乳期に養育者（主として母親）から唾液を介して感染する．この，ミュータンスレンサ球菌の母から子への感染は1980年代にすでに証明されており，ハイリスクの母親のミュータンスレベルを下げれば，乳児への伝播も軽減することも示されている．よって，養育者から乳幼児へのミュータンスレンサ球菌の伝播・定着を遅らせることが，エナメル質初発齲蝕の予防の鍵である．そのためには，養育者の口腔環境を改善して齲蝕原性微生物を減少させておくことが重要であり，健康への意識が高まっている妊娠中の女性に口腔保健の意義を啓発することが，乳児の齲蝕予防には効果的なアプローチである．

　混合歯列期には，歯列形態が複雑になることでプラークコントロールが難しくなる．とりわけ，第一大臼歯は萌出期間が7〜12か月と長期にわたり，その間，リスクの高い状態が続くことになる．また，萌出直後の永久歯は石灰化度が低いため齲蝕に罹患しやすい．よって，徹底したブラッシング指導に加えて，フッ化物の塗布や小窩裂溝予防填塞（シーラント）による積極的な予防処置が必要な時期である．

　永久歯列完成期には，保護者の監督から離れて，部活動や塾などで多忙になると食生活も乱れがちになる．歯科医院への通院もおろそかになる傾向にあり，齲蝕が急増する若年者が見受けられる．生涯にわたって口の健康を維持するためには，定期的なメインテナンスが重要であることを，学童期から強く意識させる必要がある．

　成人では，一般的には齲蝕リスクは安定する時期といえる．ただし，修復物が多数存在している口腔では，酸産生能力の高いラクトバチラス属が修復物辺縁に滞留して二次齲蝕を誘発するリスクとなるため，定期的なメインテナンスによるバイオフィルム除去を継続するべきである．

　高齢者は，根面の露出，唾液量の減少，身体能力の低下による日常ケアの困難さなどが重なって，

根面齲蝕の罹患のリスクに直面する．近年では，高齢者の健康意識の高まりから残存歯が増えていることが影響して，根面齲蝕の罹患率が増加傾向にある．根面は耐酸性が低く，酸によるミネラルの喪失に続いて，口腔に露出したコラーゲンが酵素分解を受けると，さらなる脱灰が加速する．根面齲蝕は重症化すると修復治療が困難となるため，初期段階で発見し，プロフェッショナルケアとして高濃度フッ化物の局所塗布にて進行抑制を促したり，「セルフケア」としてフッ化物含有歯磨剤と洗口剤を併用することが効果的である．とりわけ，在宅医療では，切削による治療が困難な局面もあり，そのような場合には，フッ化ジアンミン銀の塗布で進行抑制をはかるなど，齲蝕のマネジメントを優先的に考慮する．

このように，齲蝕は予防できる疾病であるが，そのリスクが変遷しながら生涯にわたって続くことを，地域社会や学校，そして患者自身にも理解させ，効果的な予防そして再発防止プログラムを提供することが必要とされている．

2）非齲蝕性硬組織疾患

非齲蝕性硬組織疾患には，先天性疾患や加齢とともに増加する tooth wear（歯の損耗）が含まれる．先天性疾患は，歯の萌出直後に気づき，早期に保護者と歯科を受診することが多い．疾患の程度に応じて，機能および審美性の回復をはかることになる．

歯の損耗のうち，酸蝕症 erosion は酸性飲料や柑橘系果物などの飲食物の嗜好が原因である場合が多く，損耗への対応とともに，生活習慣の指導もあわせて行うこととなる．摂食障害に起因する酸蝕症については，内科医および心療内科医とともに心因性背景の改善をはかりながら，修復治療のタイミングを見定めて進めることとなる．

壮年期には，加齢に伴う歯の摩耗に，ストレスによる食いしばりやブラキシズムが加わると，著しい歯の損耗が急速に進行することがある．歯の損耗を加速させるような過度なブラッシングに対する指導を行ったり，ブラキシズム防止のためのナイトガード（スプリント）の装着によって，咬耗，くさび状欠損，破折を防止する方策を立てるべきである．このような加齢に伴う歯の損耗の増加に対しては，社会あるいは患者個人に対して，予防法や正しい対処法などの情報提供を行うべきである．

2　硬組織疾患の包括的なマネジメント

齲蝕が生活習慣病の性質を有し，発症には多因子が関与していることを考えれば，包括的な齲蝕マネジメントを実践することが推奨される．

まず，齲蝕の病因論で取り上げられるとおり（第1章Ⅳ「硬組織疾患，歯の発育異常および関連疾患」参照），口腔が脱灰に傾いていることに影響している要因を，口腔の状況のみならず，全身の健康の観点，社会経済的および心理的な側面から探索することが必要である．そのためには，患者を人として診る姿勢が不可欠であり，患者の多様な心の動きや行動のなかから齲蝕リスクを突き止めていくこととなる．もちろん，患者には価値観と希望があり，歯科医師や歯科衛生士が患者を理解し共感したうえで，患者に治療計画の立案への参加を促すことで，治療効果が期待できる．

一方，歯および歯面の検査では，齲蝕病変の進行と活動性をあわせて評価し，非切削でのマネジ

メントか切削を伴う修復処置かを選択することとなる．非切削でのマネジメントを選択した場合には，齲蝕病変が非活動性となり進行が抑制されていることを経時的に評価する必要がある．

このように，患者個体としての評価と歯（歯面）の評価については，齲蝕リスクが改善しているか，あるいは齲蝕病変の進行が停止して非活動性になるかについて，時間的要因を考慮しつつ総合的に治療計画を立てることになる．そこでは，患者の生活背景に対する指導など予防的な処置に始まり，再石灰化可能な齲蝕病変に対する非切削での処置や，進行した病変については修復処置を選択することとなり，それぞれの結果について，定期的に再評価するプログラムを，患者のリスクと希望にあわせて構築する．

非齲蝕性疾患の場合には，齲蝕と比べて因果関係が明らかな場合が多い．たとえば，酸性飲料の過度な摂取による酸蝕症の場合，酸性飲料に代わる提案が必要であろうし，睡眠中のブラキシズムによる歯の損耗に対しては，ナイトガードの装着のような対症療法を提案することとなる．いずれの場合にも，患者の理解と積極的な治療への参加が重要であるため，患者の履歴や希望を十分に受け止め，分析し，治療に反映させるといった，包括的な視点が不可欠である．

3 MI から MID へ

FDI(国際歯科連盟)は，2002 年に 21 世紀の新しい齲蝕治療のあり方として minimal intervention (MI) のポリシーを提案した．そこでは，齲蝕治療は従来の切削介入に重点をおくものから，齲蝕を早期に発見して，患者自身の齲蝕リスクを改善したうえで，再石灰化療法などによって長期にマネジメントしていくべきであるとの方針が示された．そして，切削を伴う修復処置を行う場合でも，最小限の介入であるべきことが明示された．その後，2016 年には minimal intervention dentistry (MID) と名称を改め，根幹となる方針はそのままに，具体的な行動を想起させる以下の 6 項目に更新されている．

①齲蝕病変を早期に発見し，リスクと活動性を評価する
②脱灰エナメル質と象牙質の再石灰化を促す
③健全歯質を最大限に保存する
④テーラーメイドのリコールを提供する
⑤歯の寿命を重視した最小限での修復処置を実践する
⑥劣化した修復は再修復よりリペアを検討する

これらは，齲蝕に対する姿勢として，早期発見・長期管理（マネジメント）を実現するための方向性を示している．これに呼応して，齲蝕の診断基準は，齲窩の進行程度を重視するものから，齲窩を形成する前の初期齲蝕病変を意識した ICDAS（26 ページ参照）へと変化してきていることにも注目したい．

4 歯質の再石灰化

歯面では常に脱灰と再石灰化がダイナミックに起こっており，そのバランスが持続的に脱灰に傾いた場合に齲蝕病変が形成される．「齲蝕は歯面と唾液との間を揺れ動くダイナミックなプロセスである」と表現されているとおり，齲窩を形成する前の段階では，表層下脱灰が進んだとしても，

I 硬組織疾患の概念

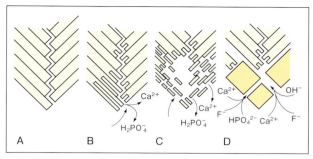

図 4-2　エナメル質の齲蝕による脱灰と再石灰化の過程（Riethe, 1992）
A：無傷のエナメル質，B：小柱間の欠陥，C：結晶の崩壊，D：再石灰化．

　口腔衛生指導やフッ化物応用などによって，脱灰した組織を再石灰化させることが可能である（図4-2）．FDI が掲げる MID の概念も，ICDAS の診断基準も，歯質の再石灰化を積極的に推進することを基本に考えている．

　しかし，齲窩を形成してしまうと，そこに滞留する齲蝕原性微生物が産生する酸によって脱灰が進行するため，感染歯質の除去，いわゆる切削介入の対象となる．特に，小窩裂孔や歯頸部はエナメル象牙境を越えると齲窩を形成しやすい．一方，隣接面齲蝕では，齲窩の形成がないままに齲蝕病変がエナメル象牙境を越えて進行することもある．そのような場合，齲蝕のリスクを低く保つことができれば，高濃度フッ化物の塗布などによって齲蝕病変を非活動性にしてマネジメントできる例も日常臨床では経験する．

　象牙質外側 1/3 以内にとどまる齲蝕病変に非切削でのマネジメントを考慮する基準としては，臨床症状がない，齲窩の形成がない，審美的な改善の訴えがない，齲蝕リスクが低い，定期的なメインテナンスを受診できる，といった条件がそろった場合である．これが満たされない場合には，切削介入が必要となる．

　一方，根面齲蝕の場合には，齲窩の深さが 0.5 mm 以内であれば，プラークコントロールの強化に加えて，脱灰病変に高濃度フッ化物を局所塗布して再石灰化させる，いわゆる非切削でのマネジメントが推奨される．

　生活歯の象牙質では，歯髄からイオンの供給を受けて生理的な石灰化が起こる．生活歯で齲蝕が進行すると，細菌感染を受けた感染象牙質では無機質の喪失と有機質の変性が起こり，その直下では，細菌の侵入に反応して象牙細管が石灰化物で閉塞する．齲蝕病変内で再石灰化できる脱灰象牙質は，コラーゲン線維が極端に変性しておらず細菌感染のない齲蝕影響象牙質，あるいは齲蝕象牙質内層とよばれる部分であり，齲蝕治療の場合にはこの齲蝕影響象牙質は，極力保存して再石灰化をはかるように努める．

　さらに齲蝕病変が進行し，歯髄に近接するような深い齲蝕の場合でも，感染象牙質の表層を除去して抗菌性材料で封鎖すると，残置させた感染歯質の硬化が起こり歯髄側には修復象牙質が添加する．この現象に着目して，歯髄を最大限に保存しようとする暫間的間接覆髄法（第 4 章Ⅶ「象牙質・

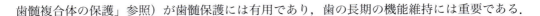

歯髄複合体の保護」参照）が歯髄保護には有用であり，歯の長期の機能維持には重要である．

5 象牙質・歯髄複合体の再生

　失われた象牙質および歯髄の再生は，未来型歯科医療の目標でもある．

　近年，歯髄の生物活性および再生能力の高さが認識されてきたことにより，歯髄に近接する齲蝕はもちろんのこと，齲蝕で露髄をきたした場合でも，可能なかぎり歯髄を残すよう努められており，それを可能にするような修復象牙質の形成を促す材料の開発も加速している．

　一方，根未完成歯の歯髄が壊死に陥った場合でも，感染源を除去した後に，根尖より血流を誘導して根尖部の間葉系幹細胞を賦活化させることで，歯髄の再生と歯根の完成をはかる「リバスクラリゼーション」は，2001年にわが国より最初の症例が報告されて以来，国際的にも注目されている．

　今後，象牙質・歯髄複合体の再生を視野に，新たな再生療法の開発がさらに加速すると予想される．

6 予防および再発抑制プログラム

　硬組織疾患を予防するためには，病因の除去が第一義である．

　齲蝕においては，FDIのMIDポリシーでもあげられているとおり，個人の齲蝕リスクを勘案したテーラーメイドのリコールを提供することが重要である．すなわち，口腔が脱灰に傾いている要因を的確に抽出し，改善をはかるべく実行可能な方法を患者に示し，一定期間の後に，齲蝕リスクが改善されたかをモニターすることになる．

　具体的には，患者それぞれの背景を把握したうえで，プラークコントロールや食生活の改善に関するアドバイスを行う．口腔に初期齲蝕病変を検出した場合は，高濃度フッ化物含有溶液やジェルを塗布し，崩壊しそうな歯質表層には歯面保護材を適用し，並行してフッ化物含有歯磨剤と洗口剤の併用など，齲蝕リスクを軽減するセルフケアプログラムを提案する．

　齲窩を形成して修復治療に移行した際にも，齲蝕のリスクを減じたうえで齲蝕病変の進行を抑制し，象牙質・歯髄複合体を保護し，患歯の機能と審美性の回復を実現すべく，歯質保存的な治療法に重点をおくべきである．その際，切削介入は最小限とし，歯質接着性，抗菌性，あるいは再石灰化促進など再発抑制に効果的な機能性材料および修復方法を選択する．さらに，辺縁劣化が限局的に認められる修復については，再修復より補修（リペア）で対応することがMIDの実践にかなっている．

　一方，歯の損耗に代表される非感染性硬組織疾患では，過度なブラッシングや酸性飲料摂取など原因となる生活習慣を改善するような指導や，ブラキシズムなどが認められる場合には，ナイトガードの装着などの対策を講じる必要がある．

　いずれの場合にも，歯科医師および歯科衛生士が患者の口腔や生活背景の経時的な変化を把握したうえで，患者個々に応じた定期的なメインテナンスプログラムを提供することで，口腔の健康維持・増進を実現することが強く推奨される．

（林　美加子）

II 齲蝕の処置

1 エナメル質齲蝕の処置

1）再石灰化療法 remineralizing therapy

エナメル質の齲蝕の進行は，初期の脱灰による白濁，外来色素の沈着による褐色または黒色の着色など齲窩が形成されていない状態と，脱灰の進行による実質欠損，すなわち齲窩が形成された状態とに分けて考えることができる．

齲窩の形成されていない初期の齲蝕は再石灰化 remineralization によって，健全な外観の歯質に回復する可能性が確かめられている．ただし，この調査は水道水のフッ素化された地域におけるものであり，口腔環境を改善することなく放置すると齲蝕がさらに進行してしまう危険性もある（図4-3）．

再石灰化療法の対象として効果が期待されるのは，ICDAS による診断基準で，コード 1 およびコード 2 と考えられる．これらの初期齲蝕に対して再石灰化をはかる場合には，齲蝕のリスク診断に基づき，プラークコントロールの徹底，生活習慣の改善，患部へのフッ化物塗布，フッ化物含有歯磨剤の使用など，適切な処置を行いながら，齲蝕の管理を行う．

比較的若年で口腔清掃状態が良好でないような患者では，前歯の歯頸部にプラークが付着して，初期の脱灰が生じやすい（図4-4A）．このような患者に対して口腔清掃指導を行い，食生活習慣の指導と改善，さらにフッ化物の塗布を行いながら経過を観察すると，齲蝕の進行は停止し，脱灰病巣はエア乾燥によっても白濁を呈さないような ICDAS コード 0 の状態にまで改善することもある（図4-4B, C）．この症例では歯肉炎の消退傾向もみられることから，口腔清掃状態が著しく改善したことがわかる．

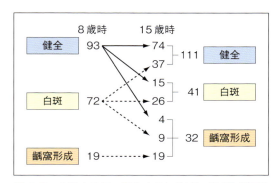

図4-3　水道水のフッ素化された地域における歯面の経時変化（Backer-Dirks O, 1966[8]）
白斑を示す初期齲蝕72例のうち，37例で健全な状態に回復していた．

第4章　硬組織疾患の処置

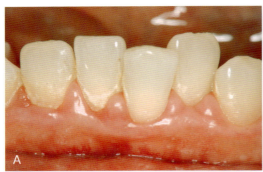
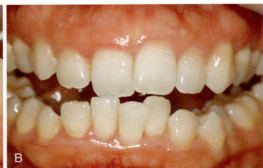
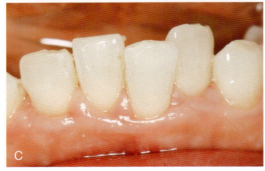

図 4-4 再石灰化療法の長期経過例
A：26歳女性の下顎前歯．歯頸部にICDASコード2の初期齲蝕がみられる．辺縁歯肉も腫脹している．
B：2年経過後．わずかに齲蝕病巣の回復傾向がみられる．
C：さらに2年経過後．病巣部はほぼ健全な様相に回復し，歯肉の炎症も消退している．

　症例ごとに条件が異なるので，再石灰化療法の効果の発現の状態や要する期間はさまざまである．高齢者では全身疾患の影響などにより，急に初期脱灰が発生することがあり，短期間で齲窩を形成することもある．このような場合には，とくに初期脱灰の状態で齲蝕の進行抑制と再石灰化療法を行うべきである．

　再石灰化を促進させる成分として，CPP-ACP（casein phospho peptide-amorphous calcium phosphate）やPOs-Ca（phosphoryl oligosaccharides of calcium）などを配合したチューインガムや歯磨剤があり，その再石灰化効果が臨床的に確認されている．これらを併用して再石灰化療法を行うことも徐々に普及しつつある．

　リスクの改善が期待できない場合や，患者の社会的状況などから定期的な処置や経過観察ができないような場合には，再石灰化をはかるよりも病変部を除去して修復することも必要である．

　再石灰化療法とは異なる方法として，エナメル質表層の脱灰病巣に対して液状のレジンを浸透させて硬化させることにより，齲蝕の進行を停止させることを目的とした材料もある．この方法は，レジンインプレグネーション法と称されることもある．

　臼歯の裂溝部や前歯の舌面小窩の着色（**図 4-5**）に対する修復処置は，齲窩が形成されていなければ行わないことが多い．このような症例では，注意深く経過観察を行うほか，齲蝕の進行を防止するための処置として，シーラントによる封鎖を行うこともある．

2）齲蝕病巣の除去法

　着色した歯質を，健全で審美的な色調に回復させることは困難である．また，齲窩が形成されて

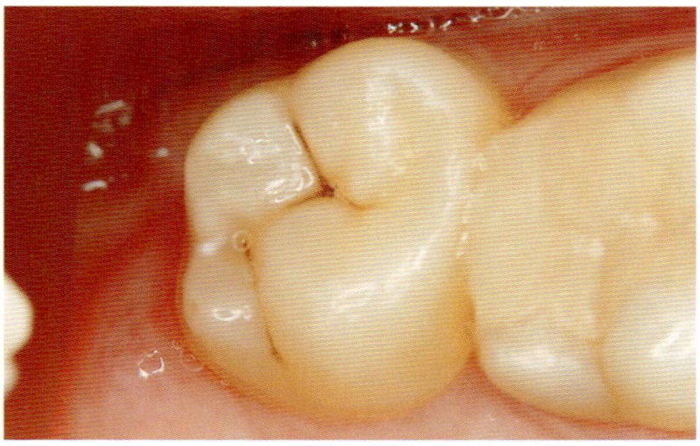

Ⅱ　齲蝕の処置

図 4-5　裂溝部に着色が生じているが，修復処置を必要としないこともある．

実質欠損となった場合には，欠損部の歯質が再形成されることはない．齲窩にはプラークが蓄積しやすいことから，前歯部で着色のあるエナメル質齲蝕や，齲窩が形成された場合には修復を行うことが多い．しかし，必要以上に歯質を削除することのないよう，接着修復を適用すべきである．

　エナメル質齲蝕の除去に際しては，着色や白濁をガイドに齲蝕罹患歯質を鑑別する．初期の脱灰が生じている部分は，エア乾燥することで白濁を観察しやすくなる．

　エアタービンに装着したカーバイドバーやダイヤモンドポイントを用いて削除する．

2　象牙質齲蝕の処置

1）臨床的所見

　象牙質では無機質の脱灰が生じても，コラーゲンなどの有機質が分解されなければ軟化した象牙質として残る．タンパク質分解酵素などによって有機質が分解されると齲窩はさらに拡大していく．

　通常，齲窩には，食片，プラーク，軟化した歯質などが存在している．したがって，象牙質齲蝕においても色素の沈着による着色が生じるが，象牙質の着色はその経過によって淡黄色から黒褐色まで変化に富んでいる．

　象牙質齲蝕は臨床的な特徴から，急性齲蝕 acute caries と慢性齲蝕 chronic caries に分類することができる（**表4-1**）．また，進行性の齲蝕 active lesion と進行が停止した状態の齲蝕 arrested lesion とに分類することもある．この分類法は，処置の緊急性や齲蝕リスクを判断するうえで有効である．

　急性齲蝕や進行性の齲蝕では，象牙質の表層に齲蝕が限局していても，冷水痛などの誘発痛を示すことがある．しかし，慢性齲蝕や進行が停止した齲蝕では，深在性の齲蝕であっても誘発痛を示すことは少ない．自発痛を示すものや自発痛の既往がある場合には，歯髄にまで齲蝕の影響が及んでいるため，何らかの歯髄処置を念頭に対処する必要がある．

2）齲蝕の処置法

　象牙質齲蝕では，細菌の侵入していない軟化象牙質や実質欠損のない場合を除いて，エナメル質の初期齲蝕にみられる再石灰化のような現象は生じにくい．したがって，齲蝕病巣除去と欠損部の

表 4-1 急性齲蝕と慢性齲蝕の臨床的特徴

	急性齲蝕	慢性齲蝕
発生時期	・比較的若年者に多い ・乳歯の齲蝕に多い	・比較的壮年者に多い
発生部位	・小窩裂溝に多い	・小窩裂溝，平滑面ともに発生する
進行形態	・穿通性	・穿下性
軟化象牙質の着色	・一般に淡黄色，灰色 ・著しい急性齲蝕では，変色は淡く，しかも軟化開始部と着色の間に多少の距離がある	・一般に黒褐色をしている場合が多い ・著しい慢性齲蝕では，軟化開始部のかなり硬いところまで着色している
軟化象牙質の硬さ	・チーズ様の硬さ	・なめし革様の硬さ
軟化象牙質と細菌侵入	・細菌は齲蝕表層の著しく軟化した部分までしか侵入していない	・かなり硬いところまで細菌が侵入している．したがって，着色と細菌侵入の間は接近している

(総山孝雄, 1986[5]; 土谷裕彦, 1987[6] より一部改変)

修復が一般的な処置法となる．

しかし，急性齲蝕が多発しているような患者では，短期間ですべての齲蝕を治療することができないので，齲窩内部の汚物と極度に軟化した歯質をスプーンエキスカベーターなどで除去し，暫間的に齲窩を塡塞する．この処置によって齲蝕の進行を遅くしたり停止させることが期待できる．同時に口腔衛生状態も改善され，残存歯質の破折防止にもつながる．

病巣の除去によって露髄が生じても，歯髄炎の症状がみられない場合には，直接覆髄を施し，修復を行うことも可能である．直接覆髄の施された症例では，創面の感染部の消毒，管理が十分に行われれば，良好な成績が得られることが報告されており，特に歯髄の生活力の旺盛な若い患者では成功率が高いといわれている．

齲蝕病巣をすべて除去すると露髄の危険がある場合には，病巣を一部残したままで，露髄を避けて暫間的に修復を行い，齲蝕の進行をまず停止させる．そして再石灰化や歯髄側での修復象牙質 reparative dentin の形成を待ち，再度齲窩を開き，残された病巣を除去して最終修復を施す方法もある．これは暫間的に覆髄を施す方法であり，暫間的間接覆髄法 indirect pulp capping（IPC 法）とよばれる．また，このように露髄を回避して複数回に分けて罹患歯質の除去を行う方法を，ステップワイズエキスカベーション stepwise excavation という．

本処置法の適応症は，以下のような場合である．
①深在性の齲蝕で臨床的に歯髄が健全である
②歯冠部を暫間的に修復して，一定期間密封できる
③患者がリコールに応じられる

覆髄用セメントとしては，水酸化カルシウム製剤およびタンニン・フッ化物合剤配合ポリカルボキシレートセメントを使用し，グラスアイオノマーセメントや，レジン添加型グラスアイオノマーセメントで暫間修復を行う．

II 齲蝕の処置

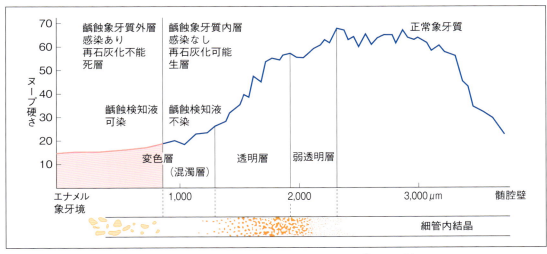

図 4-6 齲蝕象牙質の各層の硬さと特徴，象牙細管の構造（総山孝雄，1997[7]）より改変）

3）齲蝕象牙質の識別

　齲蝕象牙質は，病理組織学的には数層に分別することも可能であるが，臨床的には除去すべき象牙質と，残すことが可能な象牙質とに区別する必要がある．細菌の侵入した象牙質は除去し，軟化していても細菌が侵入していない象牙質は保存するという考え方が支持されている．実際，軟化象牙質に関しては，細菌の侵入がなければ再石灰化が生じることも報告されている．

　除去すべき齲蝕を齲蝕象牙質外層 outer layer，齲蝕の影響を受けてはいるが除去する必要のない象牙質を齲蝕象牙質内層 inner layer または caries affected dentin とよぶ．

　象牙質の齲蝕の進行は，**図 4-6** に示すように，齲蝕細菌の産生する酸による軟化が先行し，軟化象牙質であっても細菌の侵入していない部位が多い．齲蝕による着色がある場合には，着色の前縁は，軟化前縁と細菌侵入の前縁との間に位置している．したがって，着色のある象牙質を除去すれば，細菌の侵入した象牙質は除去されることになる．しかし，急性齲蝕においては齲蝕による着色が少なく，着色をガイドにすることができない．また，特に急性齲蝕では，軟化前縁と細菌侵入の前縁との差が大きく，硬さを目安にして齲蝕を除去すると，不必要に歯質を削除することになる．このような場合には細菌侵入のある象牙質を比較的明確に染色することのできる齲蝕検知液を利用する．現在市販されている齲蝕検知液の成分は 1％アシッドレッド・プロピレングリコール液あるいはポリプロピレングリコール液などである．

　通常，齲蝕象牙質外層に顕著な痛覚はない．齲蝕象牙質内層では透明象牙質 transparent dentin の形成によって象牙細管が封鎖され，刺激の伝達が遮断されている（**図 4-7**）．しかも歯髄側には修復象牙質の形成もみられる（**図 4-8**）．したがって，注意深く齲蝕象牙質外層だけを除去すれば，患者にはそれほど痛みを与えることなく，局所麻酔を用いなくても齲蝕象牙質の除去を行うことが可能である（**図 4-9**）．

　除去すべき齲蝕象牙質の識別は，齲蝕治療において最も重要であると同時に，最も熟練を要する

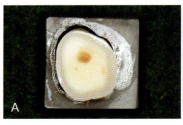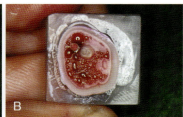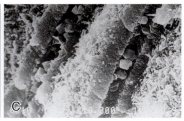

図 4-7 透明象牙質
A：齲蝕歯の咬合面歯質を削除したもの．
B：齲蝕部を除去したのち，歯髄側より色素液を押し出すと，健全象牙質部からのみ滲出する．
C：齲蝕象牙質内層の透明層では象牙細管内は無機質の結晶沈着により封鎖されている．

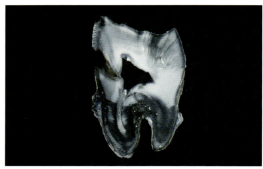

図 4-8 歯頸部齲蝕
齲蝕の歯髄側には透明象牙質と修復象牙質の形成が認められる．

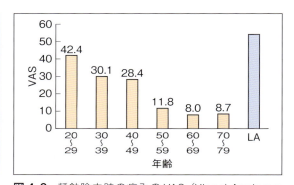

図 4-9 齲蝕除去時の痛みの VAS（Visual Analogue Scale）値
高齢者のほうが痛みを感じにくい．LA は局所麻酔注射自体の痛みで，齲蝕除去に伴う痛みよりもはるかに大きい．

ところでもある．臨床においては以下のような事柄が識別のための情報となる．
①齲蝕による着色
②齲蝕検知液による染色性
③硬さと切削感
④切削時の患者の痛み

4）齲蝕病巣の除去法

　齲蝕病巣の除去に際しては，操作の便宜上，齲窩を開拡しなければならない．臼歯隣接面であれば咬合面から，前歯隣接面であれば唇側または舌側からアプローチする．
　まずダイヤモンドポイントなどでエナメル質を切削し，齲窩の開拡を行う．軟化の著しい齲蝕象牙質はスプーンエキスカベーターなどで除去し（**図 4-10A，B**），齲蝕検知液を滴下して 10 秒後に水洗する．赤染した病巣の除去は球状スチールバーにより行い，この操作を繰り返す（**図 4-10C，D**）．この際に，スチールバーのサイズを徐々に小さいものに替えて，必要最小限の除去を心がける．

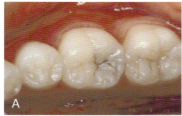
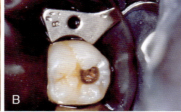
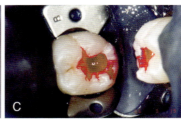
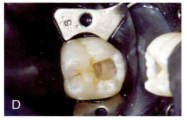

図4-10 齲蝕病巣の除去法
A：咬合面小窩裂溝部より発生した齲蝕．図4-5と異なり，内部で病巣が拡大しているのが明らかである．
B：咬合面のエナメル質は高速切削により削除して，齲窩の開拡を行う．著しく軟化した齲蝕象牙質外層はスプーンエキスカベーターなどで除去する．
C：齲蝕検知液を滴下して水洗する．染色部の除去には球形スチールバーを用いる．
D：齲蝕除去が完了したところ．

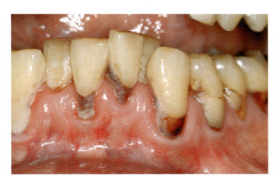

図4-11 根面齲蝕
口腔清掃状態が不良な高齢者（76歳男性）の口腔内．根面齲蝕が多発している．利き腕を骨折して清掃状態が悪化した．

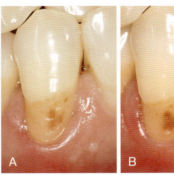
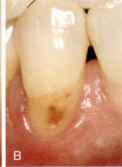

図4-12 活動性の低い浅在性の根面齲蝕
A：70歳男性．表面性状は硬いが，一部なめし革状であった．
B：6年後の状態．適切な管理により齲蝕の状態はほとんど変化していない．

3 根面齲蝕の処置

　近年わが国では，高齢化と口腔衛生の向上により，高齢者の人口と残存歯数は急速に増加し，それに伴い根面齲蝕のリスクは増大している．露出根面が存在しても，プラークコントロールが適切に実施されていれば齲蝕は予防できるが，さまざまな因子によって，高齢者の口腔衛生状態を健全に維持することはきわめて困難である（**図4-11**）．

1）非侵襲的治療

　齲窩が形成されておらず，活動性が低く，かつ病巣が比較的表層部に限局していると判断された病変には，エナメル質の初期齲蝕病変と同様に，再石灰化療法を行うことで，停止性の病変に転化させることが可能とされている（**図4-12**）．ただし，容易に活動性病変に変化する危険も高いので

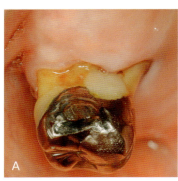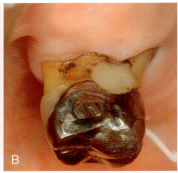

図 4-13 フッ化ジアンミン銀を塗布した歯根面の経時変化
A：歯根面が露出した大臼歯．根面部に著明な齲蝕は観察されない．フッ化ジアンミン銀を塗布し経過観察とする．
B：3か月後．フッ化ジアンミン銀塗布により黒変した歯根面が観察される．黒変部は齲蝕が生じていることを示している．

注意深い管理が必須である．

特に口腔清掃が困難な患者の露出根面に対しては，フッ化物やフッ化ジアンミン銀を塗布して齲蝕予防や齲蝕の進行抑制をはかることがある．フッ化ジアンミン銀を用いた製品はかつて小児の齲蝕の進行抑制に広く用いられたものの，齲蝕が黒化することから急速に使用されなくなったという経緯がある．現在では訪問診療や，高齢者の根面齲蝕に対して本剤を塗布し，経過観察を行うなかで歯面の黒化を認めれば（**図 4-13**），黒変部を除去して修復処置を行うという使用法が普及しつつある．

2）修復処置

齲窩が形成されている場合は，表面性状が硬くても，プラークが付着しやすいので，修復処置を行う．齲窩が形成されていない場合でも，活動性が高いと判断される病変，活動性が低くても患者のプラークコントロールが十分に期待できない場合，あるいは着色が顕著で審美的な改善が必要な場合には，修復処置を行う．

除去すべき齲蝕象牙質の判別法は，歯冠部の齲蝕象牙質の除去と基本的に同じである．すなわち，自然着色や齲蝕検知液による染色をガイドに，さらに硬さや切削感を参考にしながら除去を行う．

3）修復材料の選択

コンポジットレジン修復あるいはグラスアイオノマーセメント修復が適用されることが多い．コンポジットレジンには，その耐久性と辺縁漏洩の防止効果，さらに優れた審美性が期待される（**図 4-14**）．近年，フロアブルコンポジットレジンによる修復も多用される．グラスアイオノマーセメント修復では，フッ化物イオンの徐放による抗齲蝕効果が期待される．また，コンポジットレジンにフッ化物徐放性を付与した修復材料もある．

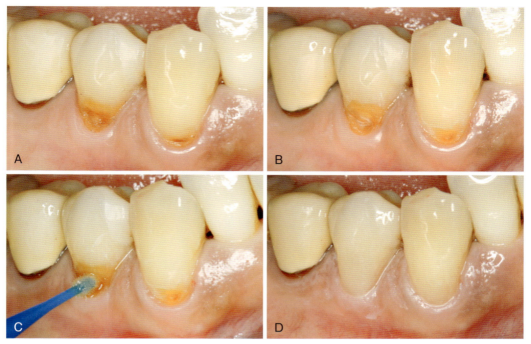

図 4-14 根面齲蝕のコンポジットレジンによる修復例
A：64 歳女性患者の根面齲蝕．術前の状態．B：齲蝕象牙質外層を除去した状態．C：接着操作を行う．D：修復直後の状態．

（田上順次）

Ⅲ 非齲蝕性硬組織疾患の処置

1 tooth wear（歯の損耗）の処置

1）処置の考え方

　tooth wear は，口腔内に露出した臨床歯冠が，なんらかの原因によって損耗を生じる疾患を総称したものである．その原因は複雑であり，咬耗，摩耗あるいは酸による影響などが複雑に関与することによって，症例によっては病的レベルにまで進行する．したがって，予防を含めた処置法にも多様性が求められる．
　処置方針としては，硬組織欠損を生じさせる直接および間接的な原因を除くことが基本となり，疾患の程度によっては経過観察することによって適切に管理を行う．一方，欠損によって疼痛，審美障害あるいは咬合機能低下が生じた場合は，適切な修復処置を行うが，その基本は齲蝕の処置に準ずるものである（図 4-15）．

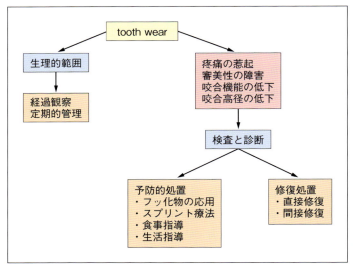

図 4-15 tooth wear の処置の考え方

2）咬耗歯の処置法

　咬耗が象牙質にまで達し，エナメル質が鋭縁となっている場合では，この部を形態修正して適切な解剖学的形態を付与する．咬合関係および咬合高径の回復をはかるために修復処置が行われるが，咬合負担の程度によって修復法および修復材料が選択される．咬合の改善という観点からは，使用される修復材に機械的強度と耐摩耗性が求められることは当然である．
　咬耗歯をコンポジットレジンで修復する際は，ダイヤモンドポイントを用いて新鮮面を露出させることで，歯面処理効果が向上するようにする．また，填塞後の咬合調整は，咬頭嵌合位とともに下顎の偏心運動時の接触にも留意する（図4-16）．

3）摩耗歯の処置法

　対応の優先順位としては，切削を必要とする処置から始めるのではなく，摩耗を生じさせた要因を除くために，患者自身が改善可能な習慣について指導を行う．原因を除去しなければ，どのような修復を行ったとしても，再発してしまうからである．その後，修復処置に移行することになるが，選択される修復材は歯質接着性と審美性とを併せ持つものとなり，多くの症例でコンポジットレジンが選択される．摩耗した歯質の最表層のみを一層削除し，歯質接着システムとフロアブルコンポジットレジンを用いて修復を行う（図4-17）．
　摩耗の程度が広範囲で大きい場合には，コンポジットレジンを用いたダイレクトラミネートベニアあるいは間接法によるポーセレンラミネートベニアなどが選択される（図4-18）．その選択に関しては，欠損の範囲以外に，審美性の要求度，咬合関係，患者の希望あるいは経済性などを考慮する必要がある．

Ⅲ　非齲蝕性硬組織疾患の処置

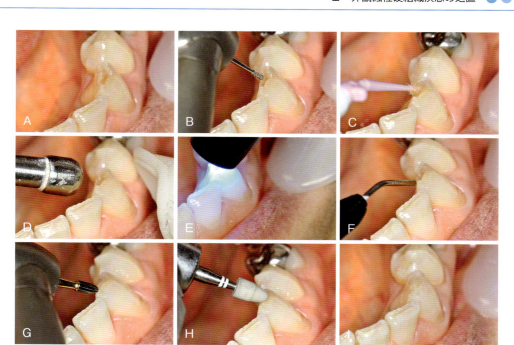

図 4-16　咬耗歯の処置
A：下顎犬歯切縁に咬耗が認められる．
B：表層を一層削除する．
C：ワンステップアドヒーシブの塗布．
D：エアブローを行い，揮発成分を飛散させる．
E：製造者指示時間光照射を行う．
F：フロアブルレジンを塡塞し，光照射する．
G：咬合調整を行う．
H：コンポジットレジン用研磨ポイントで仕上げる．
I：修復を終える．

4）くさび状欠損の処置法

　くさび状欠損では，窩洞形態による保持を期待することはできないので，歯質接着性を有する修復材が選択される．したがって，コンポジットレジンあるいはグラスアイオノマーセメントが使用される．

　修復処置にあたっては，術野を明視するとともに歯肉溝滲出液の漏出を防止するために，歯肉排除用コードを歯肉溝に挿入する．齲蝕を併発していない場合では，歯面の一層をダイヤモンドポイントで削除した後に，接着操作を行う．その後，コンポジットレジンを用いて修復する際には，欠損の程度や位置などに応じて，ユニバーサルタイプあるいはフロアブルタイプのレジンペーストを選択して塡塞を行う．歯頸部窩洞における修復操作では，窩洞周囲の軟組織に対する配慮が必要であり，その形態とともに辺縁の適合性ならびに滑沢な研磨面性状を得ることに留意する（**図 4-19**）．

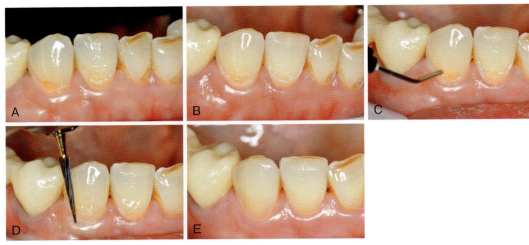

図 4-17　摩耗歯の処置（コンポジットレジン修復）
A：下顎側切歯歯頸部付近のエナメル質に限局して摩耗が認められる．犬歯はすでに修復されているが，一部に褐線が認められる．
B：エナメル質の最表層のみをダイヤモンドポイントを用いて除去する．
C：接着操作を終了した後に，ペーストの流動性を特徴とするフロアブルコンポジットレジンを填塞する．
D：硬化させたコンポジットレジンをカーバイドバーで形態修正した後，ポイントあるいはディスクを用いて研磨する．
E：摩耗は放置することで進行することから，これを抑制するためにも修復処置が必要となる．

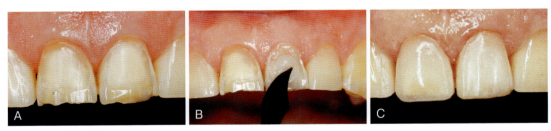

図 4-18　摩耗歯の処置（ダイレクトラミネートベニア修復）
A：前歯唇側面の広範にわたる摩耗で，一部コンポジットレジンで修復している．レジンで被覆されていないエナメル質の摩耗が進行している．
B：コンポジットレジンを用いたダイレクトラミネートベニアで修復を行う．
C：形態修正，研磨を行って修復を終了する．その後のメインテナンスを継続することが必要な症例である．

5）酸蝕歯の処置法

　酸蝕歯の原因となる酸が何に由来するかによって，修復処置前の対応が異なり，歯科的な範疇にとどまることなく，症例によっては医科との連携を必要とする．原因の特定とそれを除くことが修復処置前には必要であり，これを怠って修復されたとしても，病的状態の回復は一時的なものにとどまってしまう．どのような原因であったとしても，酸蝕歯の処置にあたっては，十分なコンサルテーションが不可欠となる．酸蝕歯の修復処置においては咬合という因子が加わるところから，エナメル質の欠損が他の歯面に比較して進行が速くなることがある．

Ⅲ 非齲蝕性硬組織疾患の処置

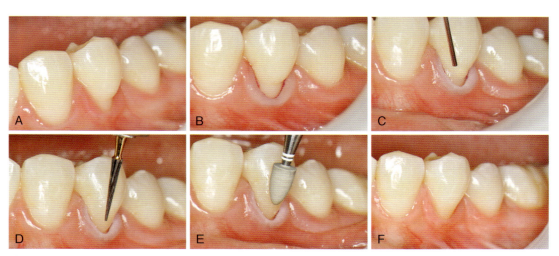

図 4-19 くさび状欠損の処置
A：歯根面が露出し，くさび状欠損が形成されている．
B：歯肉排除を行うことによって，術野を明視するとともに歯肉溝滲出液の漏出を防止する．
C：隣在歯を保護しながら接着操作を行う．
D：コンポジットレジンの形態修正には，カーバイドバーあるいは微粒子ダイヤモンドポイントを用いる．
E：研磨には，コンポジットレジン研磨用シリコーンポイントを用いる．
F：修復物は，周囲軟組織と調和のとれたものとなるように，カントゥアの形状にも留意する．

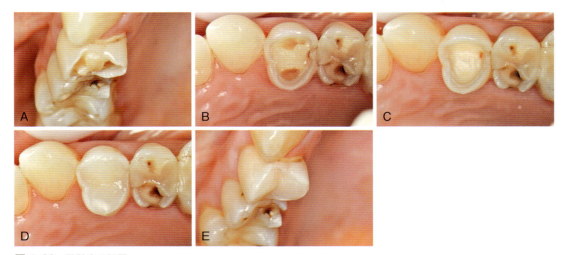

図 4-20 酸蝕歯の処置
A：咬合面のエナメル質から象牙質に至る欠損が認められる．
B：咬合面中央部には，コンポジットレジンと思われる修復物が残留している．
C：軟化した象牙質とともに旧修復物を除去する．
D：口腔内における pH の変化とともに，再修復が容易であるという点からコンポジットレジン修復が選択される．
E：隣在歯も同様に修復するが，その後の食事指導なども重要である．

83

第4章　硬組織疾患の処置

胃酸が原因で生じる場合では，上顎歯列における口蓋側のエナメル質が特異的に損耗する．進行した症例では，咬合高径を変化させる要因となるために，修復処置は不可欠となる．選択される修復材としては，残存歯質を可及的に保存することが可能であり，接着性を有するという観点からコンポジットレジンがあげられる．もちろん，歯質の崩壊が著しい場合では，補綴処置によって咬合状態の回復が必要となる．

修復にあたって，エナメル質の最表層は削除するが，象牙質は軟化がある程度進行している症例も多いので，慎重にこれを除去する．次いで，接着操作を行ってコンポジットレジンを填塞するが，形態の回復の原則は失われた形態を回復することである（**図4-20**）．さらに全顎的に咬合高径が崩壊した症例では，補綴的な対応などが必要となる．

（宮崎真至）

2 象牙質知覚過敏の処置

1）象牙質知覚過敏処置の基本的アプローチ

象牙質知覚過敏に対しては，まずその痛みの程度および限局度ならびに他の痛みを伴う疾患との鑑別診断を的確に行うことが重要である．そのためには，問診等で患者の口腔清掃状態，どのような食物・飲料などをよく摂取しているか，あるいは他の障害を起こす可能性のある生活習慣を聞き出す必要がある．的確な問診と臨床検査やエックス線検査によって，他の似たような痛みを示す初期齲蝕，修復物の辺縁漏洩や直近の修復処置による痛み，あるいは歯の亀裂や破折などとともに，可逆性あるいは非可逆性の歯髄炎との鑑別が必要である．

また，歯の漂白後にしばしば象牙質知覚過敏様の症状を呈することが多い．これは，厳密な意味では象牙質知覚過敏と区別して考えるべきである．以上のようなファクターを考慮し，的確に象牙質知覚過敏を診断していくことが重要である．

象牙質知覚過敏の成り立ちは，象牙細管内の水分の移動が間接的に歯髄の外側の神経末端を刺激し，痛みを誘発することによるものと考えられている．この痛みの成り立ちから，その水分の移動を阻止することが象牙質知覚過敏の処置方針の主体となる．このためには，象牙細管をなんらかの形で封鎖する必要が生じる．

2）象牙質知覚過敏の処置

象牙質知覚過敏に対してはさまざまな処置が行われている（**表4-2**）．

これらの方法は，即効性であること，効果が持続すること，簡単に適用できること，歯髄刺激や痛みの誘発がないことなどが望ましい．

（1）歯磨剤あるいは治療用ペーストの利用（セルフケア用）

象牙質知覚過敏用の歯磨剤や治療用ペーストは多数発売されている．これらの歯磨剤には，**表4-2**に示すような知覚鈍麻や象牙細管を封鎖するような成分が含まれており，象牙質知覚過敏を有する患者が適宜利用している．

Ⅲ 非齲蝕性硬組織疾患の処置

表4-2 象牙質知覚過敏の処置に用いる薬剤および修復材

治療方針	使用薬剤，材料など
象牙細管を封鎖　a．イオン/塩	アルミニウム塩 フッ化ジアンミン銀 リン酸カルシウム シュウ酸カリウム フッ化ナトリウム
b．タンパク質凝固	グルタラール 塩化亜鉛
知覚鈍麻	硝酸カリウム
露出象牙質を被覆する	グラスアイオノマーセメント コンポジットレジン 象牙質接着材 レジン系知覚過敏抑制材 バーニッシュ シーラント
歯周外科処置	露出根面を歯肉で被覆
レーザーの利用	

(2) 知覚過敏抑制材料およびセメント類などの塗布

　象牙細管内に塩を析出させたり象牙細管内のタンパク質を凝固させて象牙細管を封鎖する方法である．また，グラスアイオノマー系，あるいはレジン系の材料を用いて象牙細管を封鎖し，象牙質内の水分の移動を阻止する方法もある．

(3) イオン導入法

　この方法は，薬物を象牙質面に塗布した後，直流電流を流すことにより，フッ素や亜鉛のイオンを象牙質の深部まで到達させることを目的としている．薬物を塗布するだけの方法よりも高い効果が得られるが，現在はあまり用いられなくなってきている．

(4) 歯周外科治療

　歯周外科処置を行って露出象牙質面を歯肉によって被覆し，外来刺激を遮断する方法である．

(5) レーザーを用いる方法

　レーザーを用いることで，象牙質知覚過敏を消退させることが可能である．レーザーを用いた場合，その治癒のメカニズムは象牙細管内のタンパク質が凝固したり神経線維の活性が変化することで知覚過敏が消退するものと考えられている．

（佐野英彦）

3 変色歯の処置

　変色を改善するための処置法には，漂白（ブリーチング），PMTC（プロフェッショナルメカニカルトゥースクリーニング），エナメルマイクロアブレイジョンなどがある（**表4-3**）．これらをホワイトニング whitening と称することもある．また，症例によっては，各種ベニア修復，マニキュア塗布などで対応することがある．本項では漂白法について述べる．

表 4-3　変色歯の処置法

歯を白くする方法	歯質の切削など侵襲の程度
セルフケア（ブラッシング）	なし
PMTC（プロフェショナルメカニカルトゥースクリーニング）	なし
コーティング，トゥースマニキュア	なし
漂白（ブリーチング）	なし
エナメルマイクロアブレイジョン	酸で表層を溶解，除去
レジンダイレクトベニア	切削する/しない
ポーセレンラミネートベニア	切削する
クラウンなど歯冠補綴	多量に切削する

表 4-4　漂白法の分類

無髄変色歯	ウォーキングブリーチ法（WBT） ホームまたはオフィスブリーチング剤を髄腔内に貼付する方法
有髄変色歯	オフィスブリーチング ホームブリーチング

1）漂白法の種類

　漂白法には無髄歯（失活歯）および有髄歯（生活歯）のそれぞれに適用されるものがある（**表 4-4**）．

（1）無髄歯の漂白法（ノンバイタルブリーチ non-vital bleach）

　歯髄が失活していて，適切に根管および髄腔の処置がなされた変色歯に対する漂白法であり，歯の内部（髄腔側）から漂白が行われる（**図 4-21**）．

（a）ウォーキングブリーチ法（walking bleach）

　ウォーキングブリーチ法は，根管充填がなされた歯の髄腔内に30〜35％の過酸化水素水と過ホウ酸ナトリウムを混合したペーストを封入する方法である．「ウォーキング」という名称は，漂白剤を髄腔内に封入し，次の来院までの間，継続して（歩いている間も）漂白することに由来する．

　ウォーキングブリーチ法は髄腔内から象牙細管を介して漂白剤が作用するため，確実で効果が高い．しかし，髄腔が大きく開拡されている場合などは，漂白作用によって歯質が脆弱化し，歯が歯頸部付近で破折することがある．また，漂白剤が象牙細管を通して漏洩し，歯根のセメント質に作用して，歯根の外部吸収を引き起こすことがある．さらに髄腔内での内圧が高まり，髄腔から口腔に漂白剤が漏出する危険性がある．

（2）有髄歯（生活歯）の漂白法（バイタルブリーチ vital bleach）

　有髄歯（生活歯）の漂白は，バイタルブリーチともよばれ，オフィスおよびホームブリーチングがある．この漂白法は，Feinmanの分類で1〜2度の，テトラサイクリンによる中等度の変色歯や加齢などによる黄ばみなどが適応となる．

（a）オフィスブリーチング office bleaching

　高濃度（35％）過酸化水素を主剤とする漂白剤や，二酸化チタンなどの触媒を含む比較的低濃度

Ⅲ　非齲蝕性硬組織疾患の処置

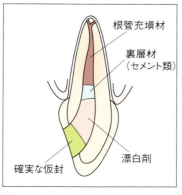

図 4-21　ウォーキングブリーチ法

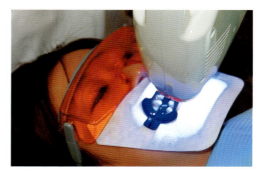

図 4-22　光触媒漂白システムと大型光照射器を用いたオフィスブリーチング

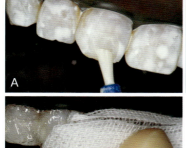
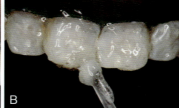
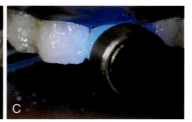
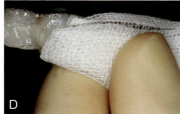

図 4-23　オフィスブリーチングの術式例
A：光触媒の塗布，B：漂白剤の塗布（混和後の漂白ペースト），C：光照射（大型の照射器またはレジン重合用照射器を用いる），D：一定時間後，漂白剤を拭い取り，A～D の操作を 3 回繰り返す．

の過酸化水素を主剤とする漂白剤（システム）を用いる（図 4-22，23）．

　漂白剤による術中の歯肉や粘膜への刺激を防ぐため，術前に歯肉，頰粘膜，口唇を保護ペーストやラバーダムで保護する．また，漂白効果を確実にするため，歯面を十分に清掃することが重要である．より低濃度の過酸化物を主剤とし，これらの効果を高くするために酸化チタンを触媒として加え，光照射により過酸化物の分解を開始，促進するものもある（図 4-22）．

(b) ホームブリーチング home bleaching

　ホームブリーチングは，1989 年に Haywood や Heymann が考案し，紹介した方法である．患者個々の歯列に適合するトレーを製作し，このトレー内にジェル状の漂白剤（10％過酸化尿素ジェル）を入れ，患者が診療室に来院していないときも漂白治療を受けられる（図 4-24，25）．

　これらはあくまでも歯科医師の診断に基づき，処方する漂白剤とトレーを用いて実施される．患者が自らドラッグストアなどで材料や器具を購入して行う OTC（オーバーザカウンター）漂白法とは異なる．

87

第4章 硬組織疾患の処置

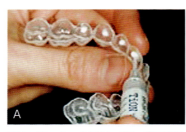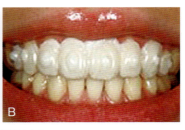

図 4-24 ホームブリーチングに使用されるトレー

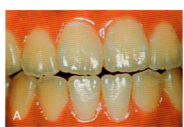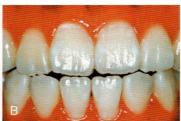

図 4-25 ホームブリーチングを適用した症例
A：術前，B：ホームブリーチング（上顎4週，下顎2週実施）．

表 4-5 歯科用漂白剤の種類

過酸化水素	35％過酸化水素がウォーキングブリーチ法に使用される．また一部のオフィスブリーチングにも使用される．高濃度のものは皮膚や粘膜への刺激に注意する．
過酸化尿素	10％過酸化尿素がホームブリーチングに用いられる．10％過酸化尿素は3.5％過酸化水素と6.5％尿素に分解する．また，欧米ではより高濃度のものも使用されている．
過ホウ酸ナトリウム	35％過酸化水素と混合しウォーキングブリーチ法に使用する．

3）歯科用漂白剤

歯の漂白に用いられる主な漂白剤を示す（表4-5）．

（1）過酸化水素 hydrogen peroxide

ウォーキングブリーチ法や一部のオフィスブリーチングには，濃度30〜35％の過酸化水素水が使用されている．過酸化水素は，強い刺激性をもつため，使用にあたっては歯肉，粘膜，皮膚を保護し，さらに目の保護のために患者と術者（アシスタントも含め）は防護眼鏡を装着する．また，術者とアシスタントは必ずグローブを着用する．誤って過酸化水素水が皮膚や粘膜に触れた場合には，ただちに多量の水で洗い流す．

（2）過酸化尿素 carbamide peroxide

ホームブリーチングには，10％の過酸化尿素が用いられる．過酸化尿素は，過酸化水素と尿素が結合したもので，唾液中の水分と体温に反応して容易に分解する．この分解により，漂白に直接作用する過酸化水素濃度は約3％になる．

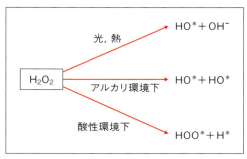

図 4-26 過酸化水素の分解
HO*：ヒドロキシラジカル，HOO*：ヒドロペルオキシラジカル

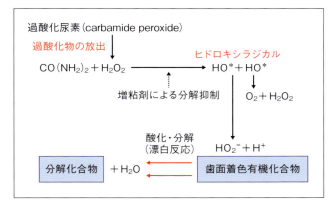

図 4-27 過酸化尿素の分解と漂白作用

他方の分解産物である尿素は，タンパク質を分解する作用を有し，歯質に微量に含まれるタンパク質による汚染の除去に効果を示す．

4）漂白の作用（効果）機序

漂白作用は，漂白剤の過酸化物が分解して生じるラジカルにより，歯質の着色の原因である有機成分が酸化，分解されて発現する（**図 4-26, 27**）．

この効果は，過酸化物の濃度と作用時間，そして活性化の程度による．過酸化物を効率的に分解させるためには，熱や光などの物理的刺激や活性化触媒が必要である．ホームブリーチング用漂白剤では，唾液など水分と体温で緩徐に過酸化物を分解し，活性化させる．

(1) 歯質に対する作用

歯の漂白に用いられる過酸化水素水は，エナメル質の約97％を占める無機成分（ハイドロキシアパタイト）にはほとんど影響を与えず，エナメル質表層のアパタイト結晶を被包している有機成分に作用し，これを分解するものと考えられる．

第4章　硬組織疾患の処置

(2) 漂白後の歯の表面

　漂白直後のエナメル質表面からはペリクルが消失するために，新たな色素が沈着しやすく，また酸により脱灰されやすい状態となっている．しかし，短時間で唾液中の有機物や無機物質が沈着しペリクルが形成され，エナメル表面は漂白前の状態に戻る．したがって，患者に対して，漂白直後には酸性飲料，着色を生じやすい飲食物の摂取，喫煙者の場合は喫煙を避けるよう指導する．

(3) 漂白後の色の後戻りとレジン修復

　色の後戻りの原因は，漂白後のエナメル質表面への色素の再沈着，エナメル質の透明性の変化があげられる．したがって，後戻りを防ぐには，コーヒー，紅茶，その他着色を生じやすい飲食物の摂取をできるかぎり控え，またホワイトニング効果をもつ歯磨剤を使用し，定期的に来院してPMTCなどによってメインテナンスを受ける必要がある．

　また，漂白直後のエナメル質や象牙質へのレジンの接着性が低下するという報告がある．この原因は，漂白によって生じた酸素の残留がレジンの重合を阻害することや，漂白後の歯質表面性状が変化するためであろうと考えられている．したがって，漂白後にレジン修復を行う必要がある場合は，漂白終了後一定の期間（数日〜2週間）を経て行うことが望ましい．また，漂白が予定されている歯（歯列）を前もって修復すると，修復物周囲の歯質が漂白によって色調が変化するため歯質と修復物の色調不一致が生じる．

(4) 漂白による歯質，歯肉，粘膜などへの刺激

　漂白は，基本的には歯質表面の過酸化物が分解されて行われるため，歯質表面実質に対する傷害はほとんどない．特に最近の漂白システムはpHも比較的高く，漂白中に酸蝕，脱灰を起こすこともない．ただし，エナメル質が薄い部分，エナメル質の亀裂がある部分では漂白剤の刺激が象牙質に及ぶ可能性もあり，術中・術後の知覚過敏が生じることもある．したがって，知覚過敏が生じる可能性を，患者に十分説明する必要がある．知覚過敏が生じた場合は，漂白を中断させて慎重に経過をみる（ホームブリーチングの場合）．症状とその推移に応じて知覚過敏の治療を施行するか，漂白の再開を指示するかを判断する．

　オフィスブリーチングの場合，より高濃度の過酸化物を使用し，かつ光照射，加熱によって反応を加速するため，患歯のみでなく周囲歯肉，粘膜，口唇，顔面および手指などの刺激を生じさせないように，細心の注意を払う．

（千田　彰）

4　破折歯の処置

1）前歯の破折と処置法

(1) 歯冠破折

(a) エナメル質の亀裂

　軽度の場合，経過を観察するだけで十分である．亀裂が深部に進展し，破折の起点となる可能性のあるものは，コンポジットレジン修復が適応となる．

Ⅲ　非齲蝕性硬組織疾患の処置

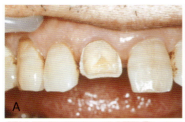
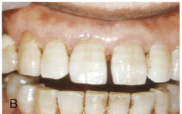
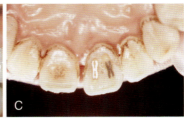
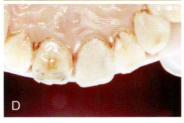

図 4-28　歯冠破折で保管破折片を使用した修復例
A：食事中に突然歯冠が破折し脱落した．
B：レジンセメントにて破折片を接着する．
C：口蓋側破折線に沿ってコンポジットレジン修復後，破折片と残存歯質を固定具で補強する．
D：補強部分をコンポジットレジン修復する．

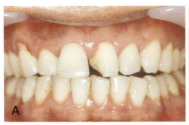
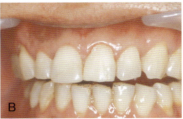

図 4-29　露髄はないが象牙質に及んだ破折
A：歩行中障害物に前歯部を強打．破折片は紛失した．
B：コンポジットレジンにて修復する．

(b) エナメル質に限局した破折

破折が軽度で審美的に影響のないものは，破折部の形態修正と研磨で対応し，審美的に影響がある場合はコンポジットレジン修復を行う．

(c) 露髄がなく象牙質に及んだ破折（単純歯冠破折）

完全な破折片が残っている場合は，接着性レジンセメントにて接着するが，完全な破折片がない場合はコンポジットレジン修復やラミネートベニア修復で対応する（図 4-28，29）．

(d) 露髄を伴った歯冠破折（複雑歯冠破折）

露髄を伴う場合は，歯髄処置と修復処置の2段階の対応が必要となる．歯髄処置は患者の年齢，経過時間，創面の汚染状況，露髄の大きさなどによって，直接覆髄法，生活歯髄切断法，抜髄法のいずれかが適応となる．修復処置としては前項の処置のほか，クラウンなどの歯冠補綴が選択肢として加えられる．

(2) 歯冠-歯根破折

歯冠-歯根破折を生じた場合，破折の深達度，歯髄の生死，歯周組織からの出血により処置法が異なる．

(a) 破折の深達度が軽度のとき

歯冠-歯根破折では，通常，破折片は歯根膜や歯肉を介して口腔内にとどまっている．破折線が骨縁下それほど深くない場合は，歯周組織からの出血をコントロールしたうえで，残っている破折片

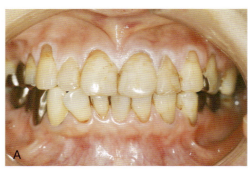
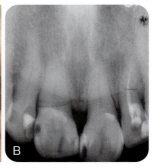

図 4-30 転倒による複数歯に及ぶ水平歯根破折
A：事故 2 日後の口腔内所見．事故後変位した患歯を自身で整復．軽度の動揺と打診痛，歯根相当部の圧痛を訴えるが，そのほかは異常を認めない．
B：エックス線像で 1|，|2 に水平歯根破折を認める．

を接着性レジンセメントで接着することを試みる．

(b) 破折の深達度が中程度（歯根の歯頸側 1/3 程度以内）のとき

破折深達度が中程度のとき，および破折片が失われているときで，残存歯根の長さが十分な場合，残存歯根の矯正的または外科的挺出を試み，その後，歯冠修復を行うことが治療の基本方針となる．

(c) 破折の深達度が高度（歯根の歯頸側 1/3 程度を越える）のとき

抜歯の適応となることが多い．破折片がある場合で条件がそろえば，いったん口腔外に取り出して接着性レジンセメントにて接着し再植する．接着再建・再植術を試みることもある．

(3) 歯根破折

前歯の歯根破折は，外傷による水平歯根破折（破折線が水平または斜めに走る）と，垂直歯根破折とに分かれる．

(a) 水平歯根破折

水平歯根破折歯は，破折の位置によってその治療方針が異なり，一般的に深部で生じたものが浅部に比べて予後がよい．

①骨縁下での水平歯根破折

骨縁下で生じた水平歯根破折の場合，受傷直後の歯髄生活反応の有無にかかわらず，破折歯を整復固定し経過観察を行うのが当面の処置法である．受傷直後は一時的に歯髄電気診への反応がなくなることもあるが，その後生活反応を回復することも多く，歯髄処置は歯髄失活が確定してからでよい（**図 4-30**）．

②骨縁上での水平歯根破折

骨縁上での破折の場合，破折線が歯頸部近くにあるため歯肉溝からの感染をきたしやすく，歯髄の保存は通常困難である．残存している歯根部の保存については，歯根側破折片の長さが十分な場合，歯冠-歯根破折の場合に準じ，根管治療を行ったのち，修復可能な位置まで挺出を試みることが治療方針となる．一方，残存歯根が短い場合は抜歯の適応となることが多い．

(b) 垂直歯根破折

前歯の垂直歯根破折は，過度の根管拡大，不適切なメタルポストの装着，および過剰な咬合負担

Ⅲ　非齲蝕性硬組織疾患の処置

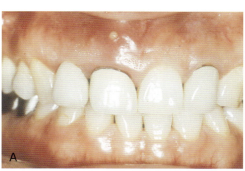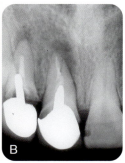

図4-31　垂直歯根破折
A：口腔内所見．1|に動揺，打診痛，圧痛を認め，唇側歯肉に瘻孔を形成．
B：エックス線像では1|に垂直歯根破折を認める．

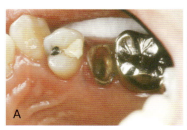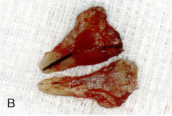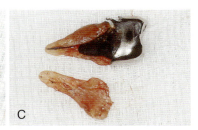

図4-32　臼歯における垂直歯根破折
A：修復物除去下に認められた垂直歯根破折．
B：抜去された破折片．
C：不適切なポストコア装着が破折の誘因となったと考えられる．

などの医原性要素が誘因となり，通常の咬合による疲労から抵抗力の減弱をきたして破折に至る．破折線に沿った歯周組織へ，根管内感染物質による持続的な炎症が生じるため保存は困難であり，抜歯の適応となることが多い（**図4-31**）．

2）臼歯の破折と処置法

歯根破折の部位別にみた発生頻度では下顎第一大臼歯が一番多く，次いで下顎第二小臼歯，上顎第一大臼歯，上顎第二小臼歯の順であり，上顎第二大臼歯は低い．前歯の破折では外傷による歯冠破折の比率が高いのに対し，臼歯では疲労による歯冠-歯根破折および歯根破折の比率が高い．また，失活歯およびポストコア装着歯では破折頻度が高い（**図4-32**）．

臼歯の破折は，不完全破折（亀裂）と完全破折に大別され，それぞれ走向によって垂直性と斜走性とに細分される．

(1) 不完全破折

不完全破折（亀裂）は，発生初期では，視診による確認が難しく，エックス線検査でも亀裂の同定が容易でないことから，診断が困難なことが多い．初期症状は，咀嚼時の違和感，咬合痛，冷水痛などであり，咬合負荷の増加に伴って亀裂線が開くため，強く噛むほど痛みが増す傾向がある（**図**

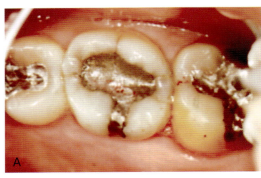 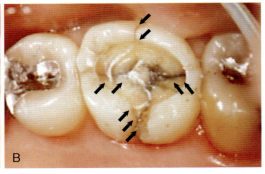

図4-33 上顎臼歯に生じた不完全破折（亀裂）
A：咬合面にアマルガム修復を認め，冷水痛および咬合痛を訴えた．
B：アマルガム修復物の除去により，近遠心および頬舌側方向への亀裂の進展を認める．

4-33）．診断には，染色液による染色や，疑いのある歯に木片などを介在させたうえで漸増的に咬合力をかけ，疼痛出現の有無を検査するくさび応力検査を行う．

処置は，亀裂が浅いときはコンポジットレジンによる修復を行うこともあるが，亀裂の進展を予防するために，咬頭被覆型の部分修復（アンレー，4/5冠）もしくは全部被覆冠による修復を選択する．

(2) 完全破折

完全破折の場合は，視診，触診，動揺度検査などによって診断できる．撮影角度が適切ならば，エックス線検査から破折の深達度，破折線の走向などが確認できる．

完全破折でも，歯冠および浅部の歯冠-歯根破折は前歯に準じて処置することで，歯髄や歯の保存をはかる．垂直性の歯根破折の場合，多くは抜歯の適応となる．破折の状況によって，以下の処置法を適宜選択する．
①保存可能な破折片を残して修復する
②破折片を整復，接着，結紮固定し，全部被覆冠を装着する
③口腔外にいったん取り出して接着再建・再植術を行う
④抜歯（抜歯後は，欠損補綴，インプラント，歯の自家移植など）

3）術後の経過と管理

破折歯の処置後の管理は，予後を決定する重要なポイントとなる．抜歯を回避して保存処置を施した場合，1か月後，3か月後，6か月後に，症例に応じた臨床検査，エックス線検査などを実施し，術後の経過を追う必要がある．また治癒後も，数年間は1年ごとに定期検査を実施し，以降も数年おきのリコールを行う．

疲労による破折の場合，壮年者の臼歯部に亀裂や破折が多発する破折歯症候群 cracked tooth syndrome の例もあり，通常，破折をきたす誘因が同じ口腔内の他歯にも存在すると考えるべきである．破折の処置とともに，その前段階となる状況を分析し，必要に応じてナイトガードの装着など，他歯への破折継発の予防をはかることが重要である（図4-34）．

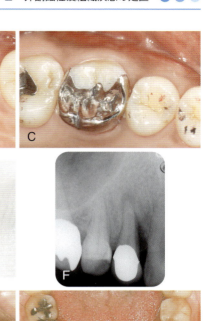
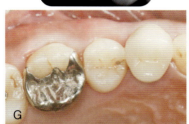
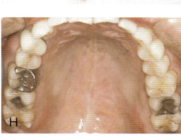
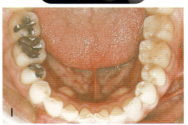

図 4-34　歯冠-歯根破折に続いて垂直歯根破折を継発した例
A：6⏌修復治療中に暫間修復物が脱離し，歯冠-歯根破折を生じた．
B：破折の深達度を調べ，レジンセメントで接着する．
C：被覆型の鋳造修復を行う．
D：2年2か月後，4⏌の動揺，咬合痛を訴えて来院したときのエックス線像．垂直歯根破折をきたしている．
E：破折片をいったん抜去し，接着性レジンセメントにて接着再建術を施す．ワイヤーにて結紮し，1か月固定後，歯冠修復を行う．
F：術後2年経過時のエックス線像．
G：6⏌修復後4年2か月経過，4⏌修復後2年経過．6⏌は歯冠修復直後に比べて頰側面溝が深く大きくなっており，今後の破折予防処置を検討する．
H，I：本症例口腔内写真．骨隆起や咬耗が著明で亀裂も多数観察される．破折歯症候群と考えられる．

（林　美加子）

5　形態異常歯と歯列不正の処置

1）形態異常歯の処置

　歯冠の形態異常としては，棘突起，斜切痕，中心結節，カラベリー結節，臼傍結節，癒着歯，癒合歯および矮小歯（円錐歯）などがある．
　突起や結節の周囲は切痕を伴うことが多く，切痕にプラークが停滞しやすいため，齲蝕が生じやすい．また，棘突起や中心結節が咬合ストレスによって破折あるいは摩耗した場合，露髄をきたし

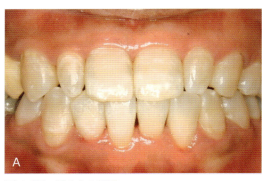 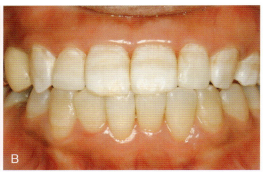

図 4-35 矮小歯の処置
A：矮小歯上顎両側切歯が円錐状を呈している．
B：2|2 に対してコンポジットレジン修復を行い，通常の歯冠形態に修整．

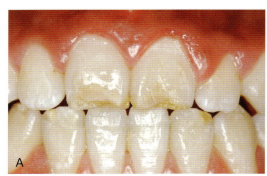 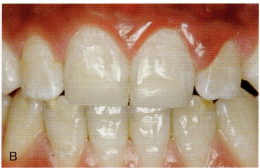

図 4-36 エナメル質形成不全症の処置
A：上顎中切歯と下顎側切歯にエナメル質形成不全がみられる．
B：1|1 に対して旧レジン修復物と着色歯質を削除後，コンポジットレジン修復を施し，審美性を改善．

て急性歯髄炎さらには歯髄壊死・壊疽に陥ることがある．棘突起や中心結節の破折あるいは摩耗による露髄を予防するには，突起物の周囲を取り囲むようにフロアブルコンポジットレジンを接着させて補強するとよい．このような処置は，切痕を埋めることにもなるのでプラークの停滞を防ぎ，齲蝕予防にも効果がある．また，結節周囲に生じた齲蝕を処置する際，結節内部に歯髄腔の深い陥入を伴うことがあるので，齲蝕除去時に露髄させないよう細心の注意を払う必要がある．

矮小歯は上顎側切歯にみられ，審美性を損なう要因となる．円錐状の矮小歯を通常の歯冠形態に回復するには，コンポジットレジン修復あるいはラミネートベニア修復を適用する．エナメル質を全く削らず，リン酸エッチングを併用した接着性コンポジットレジン修復で円錐状の歯冠形態を審美的に改善した症例を**図 4-35** に示す．

歯の形成期になんらかの障害を受けることにより，エナメル質あるいは象牙質にまで形成不全（減形成）が生じて歯の形態異常を示すケースがある．形成不全による部分的な実質欠損に対しては，コンポジットレジン修復を適用して歯冠形態を回復する（**図 4-36**）．MID コンセプトに従って健全歯質を可及的に残すため，直接法による歯冠修復を優先するが，実質欠損が広範囲に及ぶ場合

Ⅲ 非齲蝕性硬組織疾患の処置

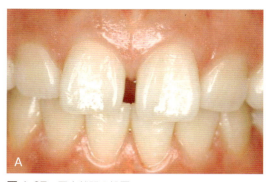
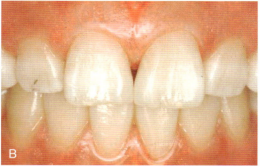

図 4-37　正中離開の処置
A：正中離開がみられる．
B：1|1の近心隣接面にコンポジットレジンを接着して歯冠形態を変えて隣接面接触点を回復させ，審美性を改善．

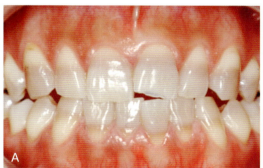
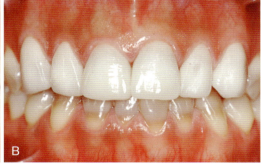

図 4-38　捻転を伴う変色歯の処置
A：上下顎前歯部にテトラサイクリン変色歯がみられ，|1には軽度の捻転も認められる．
B：3┼3にポーセレンラミネートベニア修復を施して色調の改善をはかるとともに，|1の軽度捻転も改善．

は間接法による歯冠修復を適用することがある．

2）歯列不正の処置

　軽度の捻転，傾斜および離開などの歯列不正は，矯正歯科治療に頼らず歯冠修復で審美性を回復できるケースがある．たとえば，コンポジットレジン修復あるいはラミネートベニア修復を用いて部分的に歯冠形態を変えることによって，軽度の捻転，傾斜あるいは離開などを補整してほぼ正常な歯列に改善することが可能となる．

　正中離開をコンポジットレジン修復により治療した症例を図 4-37 に示す．また，軽度の捻転を伴う変色歯をポーセレンラミネート修復により審美的に改善した症例を図 4-38 に示す．

（新海航一・鈴木雅也）

Ⅳ 硬組織の切削

窩洞形成，齲蝕歯質の除去などのための歯の硬組織の切削には，従来から手用切削器具 hand cutting instrument，回転切削器具 rotary cutting instrument が用いられてきた．

最近は科学機器の著しい進歩によって，また窩洞の基本的な条件が変わってきたこともあって，レーザー LASER，エアブレーシブ airbrasive（噴射切削），化学的溶解 chemomechanical caries removal（薬液溶解）なども臨床で採用されるようになってきている．これらの新しい切削装置や方法はいずれも，最近の歯質保存の理念の高揚に応えるものであり，病的な歯質の選択除去，きわめて小範囲の歯質の切削・除去などができるようになっている．

歯の硬組織は生体のなかで最も硬い組織であり，またその組織に歯髄組織が内包され，さらには歯肉などの歯周組織が隣接している．したがって，周囲の組織を傷害することなく歯の硬組織を切除することは，いずれの機器，方法を用いた場合であっても正しい知識と操作技術，細心の注意が要求される．

1 手用切削器具

手用切削器具とは，術者がその手で直接保持し，力を加えながら歯質を切削するものである．したがって，切削器具のなかでは最も基本的で古典的なものである．現在，その使用はかなり限られており，他の切削器具の補助として使用されている．しかし，従来の理論に基づいた窩洞形成の細部の仕上げや，感染して軟化した象牙質の除去には依然として必要とされる．

すべての手用切削器具は，把柄 shaft，接続部 shank，刃部 blade によって構成されており，この構成要素は後述するバー，ポイントなどの回転切削器具の構成要素にも共通する（**図 4-39**）．また，いずれの手用切削器具にも把柄部に記号（数字）が付されている．記号は通常，3 連の数字で，その手用切削器具の刃の幅（1/10 mm），刃の長さ（mm），刃と把柄のなす角度（百分度）を表している．

ただし例外があり，数字が 1 種類のものと 4 種類のものとがある．1 種類のものはストレートチゼルまたはクレオイドエキスカベーターで，この場合の数字は刃の幅（1/10 mm）のみを示している．また 4 種類の場合は，2 番目の数字は刃縁と把柄とのなす角度が示されている．

1) 種類と用途

現在，比較的多く用いられるもののみを示す．

（1）チゼル chisel（のみ）

ストレート，バイアングル（重屈曲），トリプルアングル（三重屈曲）のものがあるが，いわゆる"のみ"と同様の使い方によって使用される．マレット（鎚）による打撃を把柄部に加えてエナメル質を割裂させることもある．遊離エナメル質除去，窩底などの窩壁の平坦化などに用いられる（**図 4-40**）．

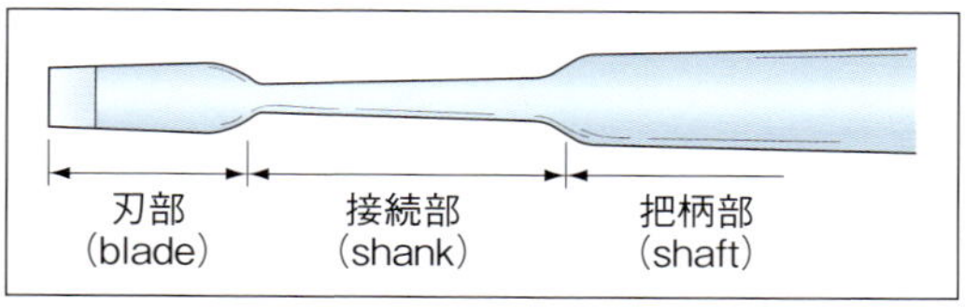

Ⅳ 硬組織の切削

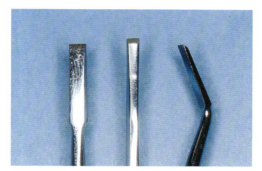

図4-39 切削器具の基本構成

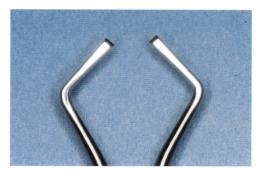

図4-40 チゼル（ストレート，モノアングル，バイアングル）

図4-41 ハッチェット（左右2本組み）

(2) ホウ hoe（くわ）

バイアングルチゼルは鍬（くわ）の形をしていて，hoe excavator とよばれる．ホウの使用法はバイアングルチゼルと同様であるが，押し切りだけでなく引き切りもできる．ストレートチゼルは，到達しにくい臼歯のエナメル質の切削に用いる．小型のホウをオーディナリーホウとよび，隅角の仕上げに用いる．G.V. Black は，1936年以降，ホウをチゼルとして取り扱うようにしている．

(3) ハッチェット hatchet（おの）

斧（おの）の形をしている．単屈曲のものがほとんどで，片刃と両刃のものがある．片刃のものは左右の対で用いられる．窩壁，特に窩洞隣接面側室の頰側，舌側壁の整理，仕上げに用いられる（図4-41）．

(4) ジンジバルマージントリマー gingival margin trimmer

ハッチェットの刃の形をもつが，ハッチェットとは異なり，刃縁は把柄に対して角度がついている．名称の示すとおり，主に臼歯隣接面歯肉側窩縁の切削に用いられる．そのほか隅角を鋭くすることにも用いられる（図4-42）．

(5) スプーンエキスカベーター spoon excavator

いわゆるスプーン（匙）形の刃部をもち，全体としては片刃のハッチェットの形態をしている．感染して軟化した象牙質の除去に多用され，一対をなす（図4-43）．

(6) ディスコイド discoid，クレオイドエキスカベーター cleoid excavator

ディスコイドは刃部が円盤状で，クレオイドは爪状をなす．全体的な形態はともにスプーンエキスカベーターと同じである．軟化した象牙質や，やや硬い齲蝕象牙質の除去に用いられる（図4-44）．

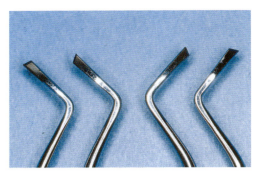

図 4-42　ジンジバルマージントリマー（左右，近遠心 4 本組み）

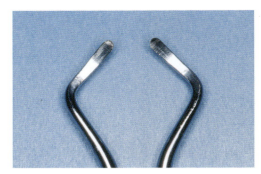

図 4-43　スプーンエキスカベーター

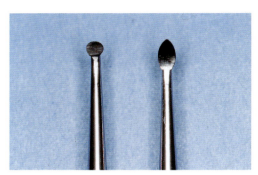

図 4-44　ディスコイド（円盤状），クレオイド（爪状）エキスカベーター

(7) アングルフォーマー angle former

隅角の整理や隅角を鋭くするために用いる．

2) 整備と研磨

損耗した切削具の刃は切れ味が落ち，切れ味の落ちた刃で切削すると切削効率が落ちるだけでなく，病的な歯質を取り残す危険性が増し，また切削時疼痛を増す危険性もある．

切削の前後には切削器具の刃部を中心に十分な点検を行い，もし刃こぼれや刃のなまりを認めた場合には"研ぐ"，すなわち研磨する必要がある．ただし，研磨によって刃部の形態や刃部と把柄などとの角度を変えてしまわないように，固定をしっかりし，また角度を確認しながら行わなければならない．専用研磨装置も市販されている．

2　回転切削器械

歴史的な回転式切削器械には手回し，足踏みエンジンなどもあったが，現在使用される回転切削器械はマイクロモーター，エアタービンである．いずれも動力の発生部，動力伝導部，そしてハンドピース handpiece によって構成される．

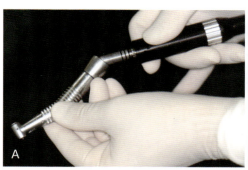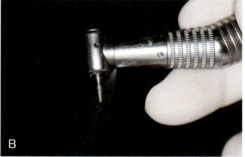

図 4-45 マイクロモーター
A：右側がモーターのある本体．B：マイクロモーターでも高速回転する場合は注水することが望ましい．

1）マイクロモーター micromotor

　超小型の電気モーターをハンドピースに直結し，そのモーターの回転動力を直接ハンドピースに取りつけられた切削器具に伝達するものである（図 4-45A）．最近では，より精巧で高性能なモーターとギアが開発され，より高速で回転し，耐久性にも優れたものが用いられている．

　回転速度は無段階に調節でき，また現在の最高速のものは毎分 40,000 回転の回転速度をもち，さらに高速ギアをもつハンドピースを取りつけることによってその 5 倍にも回転数を上げることができる．ただし回転数の上昇は，切削器具と切削部分との間に高い摩擦熱を発生し，また切削器具に目詰まりも生じるので，毎分 10,000～20,000 回転以上の高速回転で使用する場合は，切削部分に冷却用の注水を行うことが望ましい（図 4-45B）．

　マイクロモーターはその構造や動力の発生原理から，原則的に切削器具の回転方向を"正・逆"の両方向に自由に切り換えられ，また回転数も無段階に調節できるので，切削，研磨を行うとき，必要に応じて積極的にこの利点を利用すべきである．

2）エアタービン air turbine

　エアコンプレッサーで圧縮したエアをハンドピース内の超小型タービン（回転翼）に吹きつけ，このタービンを回転させて切削器具に回転力を与える装置である．

　現在用いられているエアタービンの回転数は毎分 350,000～500,000 回転である．したがって，切削器具と切削部分との間には非常に高温の摩擦熱が発生し，また切削器具の目詰まりも生じるので，冷却と清掃用の注水が必須である．

　切削器具はタービンの回転中心部分（ローター）に直接取りつけて使用する（図 4-46）．

3）ハンドピース handpiece

　電気モーターやエアによる動力を，実際に切削器具に回転力として伝え，術者が手で保持する装置部分のことをハンドピースという．電気エンジンやマイクロモーターでは，ハンドピースはストレート，コントラアングル（慣用的に略してストレートは"HP"，コントラアングルは"コント

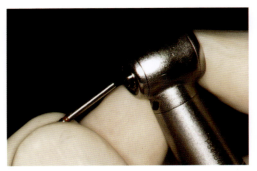

図 4-46 ワンタッチボタンで切削器具をエアタービンのチャックに締めつける．

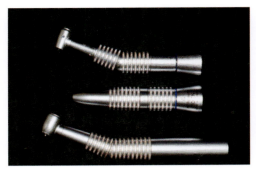

図 4-47 ハンドピース
上からコントラ（CA），ストレート（HP），エアタービン用．

ラ""CA"などという）などの形態がある（**図 4-47**）．

4）回転速度と切削力

　回転速度は一般に，1分間の回転数 rpm（revolutions per minute）で表される．したがって，歯科治療で用いられる回転切削器具は毎分数千〜50万の回転数をもつことになる．
　一般に回転数が増加すると切削力は加速度的に上昇する．しかし，ここでいう回転数は回転中心軸の回転数ではなく，切削器具の外周の回転数で，この切削器具の外周と中心軸の回転数は比例するが，切削器具に切削圧などの負荷が加わるとこの回転数は低下して結果的に切削力は減少する．そこで，回転切削器械には回転数の性能とともに回転力（トルク torque）が必要となる．

5）回転切削器具 rotary cutting and grinding instruments

　回転切削器具はマイクロモーター用とエアタービン用とに大別される．前者はさらにストレートハンドピース用とコントラアングルハンドピース用とに分類され，それぞれ HP 用，CA 用と略記される．
　エアタービン用のものは FG（friction grip：エアタービンのローターのなかで特別な保持機構なしで静置，保持されることからこの名称がつけられた）と略称される（**図 4-48**）．
　これらすべての切削器具はバー bur といい，その基材によってスチールバー steel bur，カーバイドバー carbide bur に分けられる．スチールバーは鋼材でつくられ，主に低速スピードの切削，すなわちマイクロモーターによる切削に使用される．一方，カーバイドバーは超炭素鋼粉末をコバルトとともに成型，焼結してつくられ，きわめて強くまた硬い切削器具であるので，主に高速切削，つまりエアタービンに用いられる．
　これらのバーは基本的に，**表 4-6** に示す形態に分類され，それぞれサイズ，刃のつけ方によってさらに細かく分類される．
　一般にいうバーのほかに，ダイヤモンドや硬い鉱物粉末をバーの基材に塗布して成形した切削器具がある．これを慣用的にポイント（正式には pointed bur）という．ポイントは塗布する鉱物の種

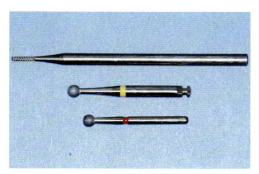

図 4-48 回転切削器具
上から HP 用，CA 用，FG 用（把柄の形態，サイズが異なる）．

類とポイントの形状によって分類される．

　バーとポイントは原理的には異なった切削法をとる．すなわち，バーは本質的に"刃物"であり，歯の硬組織を"切り開き"切削する．ポイントは歯を"摩耗"，"すり減らし"て研削する．

(1) スチールバーの種類と用途

　慣習的に S. S. White の番号〔米国歯科医師会（ADA）の規格にもなっている〕を用いて分類してきたが，最近は，国際標準化機構（ISO）規格も取り入れられてきた（**表 4-6**）．以下に用途，形状別に代表的なバーを示す．

(a) デンテイトバー dentate bur, crosscut bur（鋸歯状バー）

①球状バー round bur：小窩の拡大，穿孔（#502, 504）
②平頭裂溝状バー fissure flat end bur：裂溝の開拡，窩洞の側壁形成，隅角形成（#556〜562）

(b) エキスカベーティングバー excavating bur

①球状バー round bur：齲蝕象牙質の除去，アンダーカットや起始点の付与（#1/2, 1〜9）
②倒円錐形状バー inverted cone bur：窩底の平坦化，アンダーカット付与（#33 1/2〜39）
③平頭裂溝状バー fissure flat end bur，横目切痕なし：側壁の形成，修正（#56, 57, 59）
④先端裂溝状バー end cutting bur：歯肉側壁の掘り下げ，ショルダー形成（#957, 958, 959）
⑤車輪状バー wheel：歯車状の形態，アンダーカット付与など（#12, 14）

(c) テーパードフィッシャーバー tapered fissure bur（尖形裂溝状バー）

①尖形裂溝状バー tapered fissure crosscut，横目切痕付き：インレー窩洞外形設定，保持溝形成（#699〜703）
②尖形裂溝状バー tapered fissure fine cut plain，横目切痕なし：窩壁の仕上げ，修正（#600, 601）

(d) インレーバー inlay bur

箱型インレー窩洞の形成，窩壁の修正（#1, 2）

(e) ドリル drill

エナメル質，象牙質への穿孔，ピン孔形成（#100〜106, 107）

第4章 硬組織疾患の処置

表4-6 バー頭部の形態と大きさ（ISO規格表記例）

形　状	ADA規格	ISO規格				
		A	B	C	D	E
ラウンド（CA）*	1/2	310	20	4	001 001	006
	1	310	20	4	001 001	008
	2	310	20	4	001 001	010
	3	310	20	4	001 001	012
	4	310	20	4	001 001	014
	5	310	20	4	001 001	016
インバーテッドコーン（CA）*	33 1/2	310	20	4	010 001	006
	34	310	20	4	010 001	008
	35	310	20	4	010 001	010
	36	310	20	4	010 001	012
	37	310	20	4	010 001	014
	38	310	20	4	010 001	016
クロスカットストレートフィッシャー（CA）*	556	310	20	4	107 002	008
	557	310	20	4	107 002	010
	558	310	20	4	107 002	012
	559	310	20	4	107 002	014
	560	310	20	4	107 002	016
クロスカットテーパードフィッシャー（CA）*	699	310	20	4	168 002	008
	700	310	20	4	168 002	010
	701	310	20	4	168 002	012
	702	310	20	4	168 002	016
	703	310	20	4	168 002	021
ダイヤモンド（FG）	401	806	31	4	168 524	010

ISO規格
A：バー頭部の材質（310：スチール，500：カーバイド，806：ダイヤモンド）
B：バーの装着方式（10：HP，20：CA，31：FG）
C：バーの全長（4：スタンダード，3：ショート）
D：バー頭部の形状（001 001：球状，横目切痕付き，107 002：ストレートフィッシャー横目切痕付き，168 002：テーパードフィッシャー横目切痕付き）
E：バー頭部の最大直径（006：0.6 mm）
*CA用で例示してあるがHP用もある

(f) 仕上げバー finishing bur

金属修復物の仕上げ，研磨．次の形態がある．
①ラウンド（#200〜202），オーバル（#218, 219），バッド（#224），ペア（#231）
②フレーム（sugar loaf #242, 245）

(g) バーニッシャー burnisher

インレー，直接金修復の辺縁の擦り合わせ（仕上げバーと同じ形態であるが，溝がない）．

(2) カーバイドバー carbide bur

主にエアタービン用として使用される．刃部の形態はスチールバーとほぼ同じで，ラウンド，イ

Ⅳ 硬組織の切削

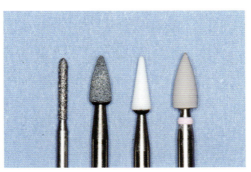

図 4-49 各種ポイント
左からダイヤモンドポイント，アブレーシブポイント，ホワイトアブレーシブポイント，シリコーンポイント．

ンバーテッドコーン，フィッシャーフラットエンド，テーパードフィッシャーなどがあり，エナメル質，象牙質，各種修復物を同じように切削することができる．

またスチールバーにはない独特の形状，たとえばドーム状 dome，洋ナシ状 pear もある．さらに 8 枚刃，12 枚刃，24 枚刃などの仕上げ，研磨バーがあり，コンポジットレジン修復などに多く用いられる．

(3) ポイント point, stone pointed bur

バーの金属製の軸に鉱物微粉末などを，結合材を用いたり，焼結法や電気的溶着法を利用して圧縮，固着させて整形した研削器具である．CA，HP，FG 用があり，それぞれ広く利用される．

固着する材料によって，ダイヤモンドポイント diamond point, diamond instrument，アブレーシブポイント abrasive point またはカーボランダムポイント carborundum point，ホワイトアブレーシブポイント white abrasive point，シリコーンポイント silicone point などがある（**図 4-49**）．

ダイヤモンドポイントは工業用ダイヤモンド微粉末を電着したもので，粉末の粒径によって medium，fine，super fine に分類される．歯の硬組織の切削のほか，修復物の調整，研磨などに広く使用される．

アブレーシブポイントは炭化ケイ素，長石末を，ホワイトアブレーシブポイントはアルミナの粉末を，シリコーンポイントはアルミナや炭化ケイ素などの微粉末をシリコーンゴムに練り込んだものを使用している．

それぞれさまざまな形態，たとえば球状，フレーム，シリンダー，テーパードシリンダー，ナイフエッジ，シャンファーなど，あるいはさまざまなサイズがあり，修復物の研磨に使用されている．

(4) その他の回転切削器具

その他の回転切削器具には CA，HP 用として各種素材によるディスク disk，ホイール wheel があり，歯の硬組織切削以外の用途でも広く利用されている．

（千田　彰）

3 レーザー LASER

　レーザーとは「light amplification by stimulated emission of radiation：放射（輻射）の誘導放出による光の増幅」の英語表記の頭文字に由来しているものであり，通常の光（太陽光や蛍光灯の光など）と同じく電磁波の一種ではあるが，単一波長のため通常の光とは異なる特徴を有している．レーザー光を発振する元となる物質（レーザー媒質）によって複数の種類に分けられ，また出力によっても高出力レーザーと低出力レーザーに分けられている．これらのなかで，歯の切削，蒸散に用いるレーザーはEr：YAG（エルビウム：ヤグ）レーザー，Er, Cr：YSGG（エルビウム，クロミウム：ワイエスジージー）レーザー，CO_2（炭酸ガス）レーザーなどの組織表面吸収型レーザーがあるが，齲蝕除去・窩洞形成レーザーとして認証されているのはEr：YAGレーザーだけであり，Er，Cr：YSGGレーザーは「歯牙の蒸散」として認証されている．

　レーザーによる歯の切削の原理は，レーザーの種類によって異なる．Er：YAGレーザーの場合は特に水への吸収が高く，硬組織にある水分や注水された水にエネルギーが集中して，急激に膨張して水分子内部の圧力が高まり小爆発（蒸散）が起こり周囲の組織が破壊されることで硬組織の切削が可能となる（**図 4-50**）．回転切削による機械的な切削とは異なり，切削時の振動は少なく，切削中の疼痛も回転切削と比較するとはるかに少ない．光で切削するため回転切削器具と異なりスミヤー層はほとんど形成されないが，変性層が生じることがある．また，エアタービン特有の回転音はなく，患者への不快感や恐怖感は少ない．しかし，より細かな窩洞形態をつくることが困難であり，切削効率も劣る．

1) Er：YAGレーザー

　波長は 2.94 μm で，中赤外線領域の固体レーザーである．レーザーそのものは視認できないが，可視光領域のガイド光が通常，付属しており，照射しやすいようになっている．Er：YAGレーザーは硬組織が切削できるレーザーである．通常は注水下で切削する．水に対する吸収特性がきわめて

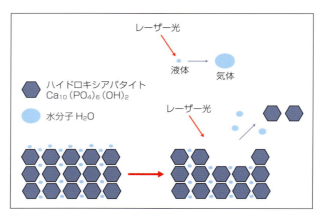

図 4-50　Er：YAGレーザーによる歯質の切削原理
アパタイト結晶周囲の水和殻にエネルギーが集中し，アパタイト結晶周囲に小爆発が生じて歯質が崩壊する．

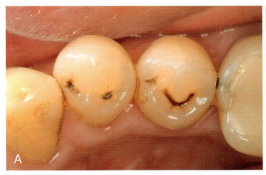
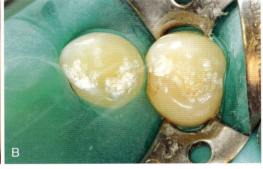

図 4-51 Er：YAG レーザーによる齲蝕の除去
A：術前の状態．
B：Er：YAG レーザーを照射直後の状態．照射面には白斑状の痕跡が観察される．

高いため，照射されたエネルギーは水分に集中し歯質への蓄積が起こりにくいので，周囲組織の熱的損傷は少なく，また残存する歯質の炭化や肉眼で確認できる亀裂はほとんどみられず，白斑状の照射した痕跡が認められる（**図 4-51**）．

2）CO_2（炭酸ガス）レーザー

CO_2 レーザーには複数の種類の波長が存在するが，薬事承認されている CO_2 レーザーの波長は 10.6 μm のみである．通常は非注水下で行うが，熱が発生するため，エアなどを用いて照射部位を空冷する．以前から軟組織である口腔粘膜，歯肉などの外科的処置に用いられることが多く，その理由として照射表面での吸収率が高く，組織深達性がないことがあげられる．歯の硬組織に対して使用すると，その熱的な作用が強いため照射部位では蒸散がみられるが，残存する周囲組織に炭化や亀裂などが生じやすい．齲蝕象牙質に対して使用すると炭化，乾燥して除去が容易になるため，齲蝕象牙質除去の補助として利用されている．

3）半導体（ダイオード）レーザー

低出力（ソフト）レーザーには複数の種類の波長が存在し，創傷治癒促進や疼痛の緩和に使用されている．高出力用として薬事承認されているのは 808，810 nm のみで，止血効果が非常に高いことから主に切開・切除などの外科用として使用されている．近赤外線領域のレーザーであるためレーザー光は視認できないが，可視光領域のガイド光が付属していて照射しやすいようになっている．装置を小型化できる利点がある．

4）Nd：YAG レーザー

波長 1.064 μm の近赤外線領域のレーザーである．主に切開，止血，凝固，蒸散などの軟組織の外科処置に用いられている．水に吸収されにくいため組織深達性が高く，また色が濃いものほど吸収されやすい色素選択性がある．レーザー光を伝達するファイバーを細く（200 μm 程度）できるため，根管内や歯周ポケット内でも容易に照射でき，補助的な殺菌に使用されることもある．

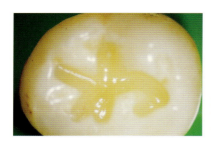

図 4-52 エアブレーシブによる窩洞　アンダーカット部分があるものの，おおむね箱型の窩洞が形成できる．

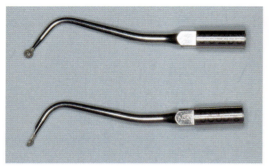

図 4-53 超音波切削に使用するチップ　球状のもの（上）と半球状のもの（下）がある．

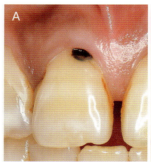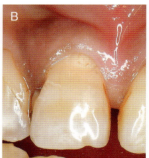

図 4-54 超音波切削による齲蝕の除去
A：術前の状態．黒色の着色を主訴として来院．
B：超音波切削による除去直後の状態．

4 エアブレーシブ（図 4-52）

　エアブレーシブ airbrasive（air＋abrasive の合成語）はアルミナの粉末を高圧で噴射して，歯の硬組織を切削する方法である．この切削法は 1945 年に発表されたが，アンダーカットができやすく正確に箱型に形成することが難しいことや，高速エアタービン，マイクロモーターの普及などの理由で広まらなかったが，接着性レジン修復法の発達で窩洞形成に厳密に箱型をつくる必要がなくなったことから再び注目，開発されて製品化されるようになった．アルミナは人体に毒性はなく無害な物質とされており，使用するアルミナの粉末の直径は 50 μm（fine）と 27 μm（extra-fine）の 2 種類があり，噴射する圧力は機種により少し異なるが 40～160 psi の範囲で 6 段階程度の選択式になっている．

5 音波・超音波切削

　音波・超音波切削 sonic・ultrasonic cutting とは，切削器具に音波または超音波振動を加えて切削器具の振動によって歯の硬組織を摩耗，切削する方法である．音波切削では罹患歯質のみを選択的に切削でき，歯質を最大限に残すことが可能で，ミニマルインターベンションのコンセプトに基づく修復処置を容易に行うことができる．専用チップの先端の形状にはサイズが数種類あるが球状のものが主流であり，ダイヤモンド粒子がコーティングされている．隣接面を傷つけないよう半球状で断面にダイヤモンド粒子がコーティングされていないものもある（図 4-53）．音波・超音波切削，浅在性の齲蝕または着色に有用である（図 4-54）．

Ⅳ 硬組織の切削

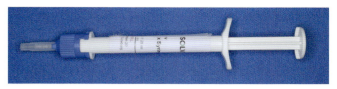

図 4-55 薬液溶解剤
次亜塩素酸ナトリウムとアミノ酸が入っており，先端部分のオートミキサーで直前に混合して使用する．

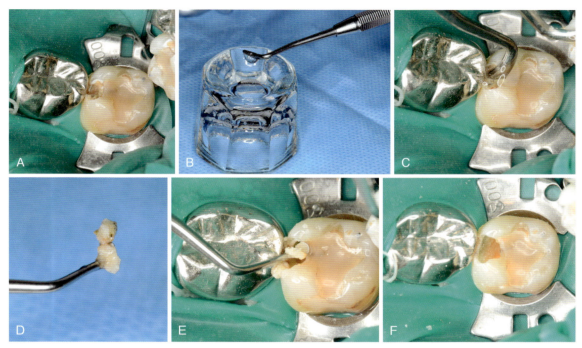

図 4-56 Carisolv の使用手順
A：齲窩を開拡し齲蝕象牙質を露出させる．B：Carisolv の無色透明のペーストを準備する．C：専用器具を用いてペーストを作用させ，30 秒間放置する．D：Carisolv により軟化した象牙質を除去する．E：専用器具を用いてさらに軟化した象牙質を除去する．F：軟化象牙質を除去した状態．Carisolv で軟化しなくなるまで繰り返し操作する．

6 化学的溶解（薬液溶解）

　齲蝕歯質，特に罹患象牙質に薬剤を塗布することにより齲蝕歯質の軟化を化学的に亢進させて除去する化学-機械的齲蝕除去法（chemomechanical caries removal：CMCR）法がある．本法は 1975 年に次亜塩素酸ナトリウムを齲蝕除去に応用する方法として Habib らによって紹介され，その後改良が加えられ 1999 年に Ericson らによって Carisolv という製品名で販売された（図 4-55）．Carisolv の主要成分は 1.0％次亜塩素酸ナトリウムと 3 種類のアミノ酸（グルタミン酸，リジン，ロイシン）であり，使用直前に各成分を混合した薬剤を齲窩に 30 秒ほど作用させて軟化させた後，専用の手用器具で軟化した象牙質を除去する（図 4-56）．この方法は回転切削とは異なり，振動，不快感，発熱はまったく生じず，齲蝕除去時の疼痛もほとんどない．そのため回転切削器具による齲

蝕治療に対して強い恐怖心をもつ患者，あるいはインフラ整備等の問題で回転切削器具が使用できない場合が適応とされる．海外では次亜塩素酸ナトリウムの代わりにパパイアの酵素であるパパインを主成分とした齲蝕除去剤が開発され，いくつかの国で使用されている．化学-機械的齲蝕除去法の欠点としては，回転切削器具を使用する場合に比べて治療時間が長くなることや間接修復窩洞には使用できず直接修復のみが適用となることがあげられる．また本法はエナメル質齲蝕には対応せず，象牙質齲蝕の除去が使用の対象となる．近年国内でも新たな齲蝕除去剤の開発が進められており，今後普及が期待される方法の1つである．

（木村裕一，山田嘉重）

Ⅴ 窩洞

　窩洞 cavity とは，歯の硬組織疾患の修復において，罹患歯質を除去した後に生じる実質欠損を，修復の目的に沿うように加工した形態のことである．

　従来，罹患歯質を除去後，その部分を修復するにあたっては，修復材料を窩洞に長期間保持するため，また辺縁漏洩による二次齲蝕の発生を防止するための種々の配慮が要求され，そのためには健全歯質の削除はやむをえないものと容認されてきた．しかし，時代とともに従来からの窩洞の概念は大きく変化し，健全歯質の切削を必要とするこれらの配慮は大きく見直す必要が生じている．ここでは主に，歯科医学の基礎知識として，伝統的な窩洞すなわち非接着性修復を前提とした窩洞について解説する．

1 窩洞の分類

　窩洞はその形態，形成された歯質の組織，歯面の数や名称，歯面の解剖学的形態，修復に使用する材料などによっていくつかに分類される．またこれらの分類は組み合わせて使用されることも多い．

1）窩洞の形態による分類（図4-57）

①内側性窩洞 internal cavity：周囲が歯質に囲まれている，すなわち歯質の中に掘り込まれた形態の窩洞
②外側性窩洞 external cavity：修復物によって歯質を覆うような形態の窩洞．補綴学では支台歯とよばれる

2）歯質組織による分類

①エナメル質窩洞 enamel cavity
②象牙質窩洞 dentin cavity

3）歯面の数による分類（図4-58）

①単純窩洞 simple cavity：一つの歯面に限局している窩洞
②複雑窩洞 complex cavity：二つ以上の歯面にまたがる窩洞．咬合面頬面窩洞 occluso- buccal cav-

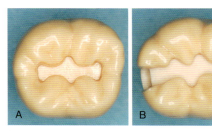

図 4-57　内側性窩洞と外側性窩洞
A：内側性窩洞，B：外側性窩洞．

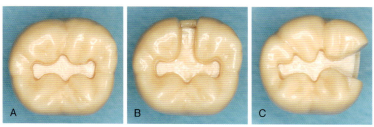

図 4-58　歯面の数による分類
A：単純窩洞，B，C：複雑窩洞．

ity（OB 窩洞），近心咬合遠心面窩洞 mesio- occluso- distal cavity（MOD 窩洞）など

4）歯面の名称による分類

①咬合面窩洞 occlusal cavity
②隣接面窩洞 approximal cavity
③唇（側）面窩洞 labial cavity
④頰（側）面窩洞 buccal cavity
⑤舌（側）面窩洞 lingual cavity
⑥根面窩洞 root surface cavity

5）歯面の解剖学的形態による分類

①小窩裂溝窩洞 pit and fissure cavity：小窩や裂溝，すなわち歯の凹んだ部分に位置する窩洞
②平滑面窩洞 smooth surface cavity：隣接面，頰側面，近心面など，歯の平滑面に位置する窩洞

6）修復材料による分類

　使用する修復材料の特性に応じて窩洞の形態が異なる．メタルインレー窩洞，コンポジットレジン窩洞など．

7）Black の窩洞分類

　G. V. Black は，齲蝕の好発部位ならびに修復時の技術的特性から，窩洞を 1〜5 級に分類した（図

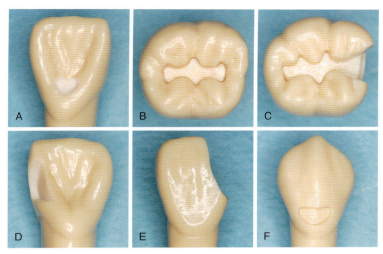

図 4-59 Black の窩洞分類
A：1 級窩洞，B：1 級窩洞，C：2 級窩洞，D：3 級窩洞，E：4 級窩洞，F：5 級窩洞．

4-59）．この分類は現在も世界中で広く用いられている．なお，Black の分類は歯冠部における窩洞を対象としており，根面窩洞，くさび状欠損窩洞などは含まれない．

①1 級窩洞 class 1 cavity：小窩裂溝に位置する窩洞．臼歯の咬合面，大臼歯の頰側面や舌側面の咬合側 2/3，前歯舌面小窩に存在する
②2 級窩洞 class 2 cavity：臼歯の隣接面における窩洞
③3 級窩洞 class 3 cavity：前歯の隣接面における切縁（切端）隅角を含まない窩洞
④4 級窩洞 class 4 cavity：前歯の隣接面における切縁（切端）隅角を含む窩洞
⑤5 級窩洞 class 5 cavity：歯冠部の唇側，頰側，舌側の歯頸側 1/3 における窩洞

2 窩洞の構成と各部分の名称

窩洞は窩壁，窩縁，隅角の 3 つの要素で構成される．

1) 窩壁 cavity wall

窩洞を構成している壁である．側面の壁を側壁とよび，底面，特に窩洞のおもな開放方向に対して垂直の壁を窩底 cavity floor とよぶ．窩壁の名称は通常，対応する歯面の名称に基づいている．
また窩底のうち，歯髄に対向し，かつ歯の長軸に直交する窩底を髄側壁 pulpal wall，平行な窩底を軸側壁 axial wall ともよぶ（図 4-60）．

2) 窩縁 cavity margin

窩縁と歯面の境界線である．修復の種類によってはこの部分に直線状あるいは凹状の形態（ベベル bevel）が付与される．直線状のベベル（窩縁斜面 marginal bevel）が付与された場合，斜面と歯質とのなす角を窩縁隅角 cavo-surface angle，斜面と窩洞側壁のなす角を斜面隅角 bevel angle と

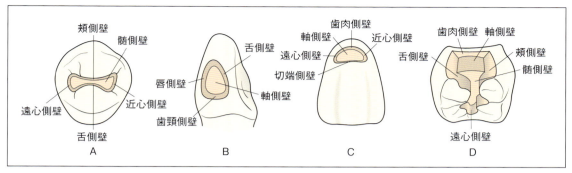

図 4-60 窩壁の名称
A：単純窩洞（咬合面窩洞），B：単純窩洞（隣接面窩洞），C：単純窩洞（唇側窩洞），D：複雑窩洞．

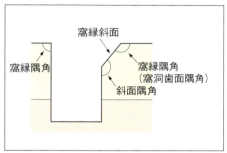

図 4-61 窩縁部の名称

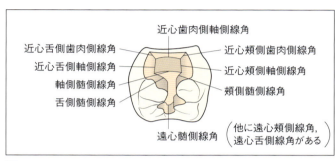

図 4-62 線角の名称

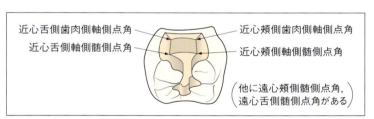

図 4-63 点角の名称

よぶ（**図 4-61**）．

3）隅角 angle

　窩壁と窩壁が接する部分にできる角である．二つの窩壁で形成されるものを線角 line angle，三つの窩壁で形成されるものを点角 point angle とよぶ．窩壁と窩壁との境界が移行的な場合でも，隅角は箱のような形として考える．また，突出したものを凸隅角 convex angle，凹んだものを凹隅角 concave angle とよぶ．隅角の名称は，角を構成する壁の名称を連ね，その後に「線角」あるいは「点角」をつける．例として，**図 4-62** に下顎左側第一大臼歯近心 2 級窩洞の線角の名称を，**図 4-63** に点角の名称を示す．

3 接着性・非接着性修復の窩洞

冒頭で述べたように，窩洞の概念は大きく変化してきており，窩洞形成にあたっては，その後に使用する修復材料が歯質接着性を有するか否かを考慮する必要がある．

非接着性修復の場合には，Black によって提唱された窩洞の原則を遵守する．すなわち，従来どおり術者が原則に則り窩洞を設計する必要がある．一方，接着性修復，特にコンポジットレジンに代表される直接接着修復の場合には，窩洞の概念はまったく異なったものとなる．まず考慮すべきは，健全歯質の削除量を最小限にとどめ，それによって歯および歯髄の延命に努めることである．つまり，機械的保持形態や予防拡大のような健全歯質の犠牲を強いる形態は極力排除し，修復物の保持や窩縁の辺縁封鎖の役割を接着が担うこととなる．すなわち，直接接着修復の窩洞形成においては，罹患歯質を除去し終わった状態がほとんどそのまま窩洞形態となるため，窩洞の形を決めるのは術者ではなく，罹患歯質の形そのものということができる．

(山本一世，谷本啓彰)

VI 窩洞に具備すべき諸条件

保存修復学は 19 世紀末に G. V. Black に代表される先駆者によって体系化され，そのときに窩洞形態や窩洞に具備すべき諸条件についても確立された．当時，保存修復治療で使用できる接着性材料はなく，いかにして機械的に修復物を窩洞に保持するかを基本としていた．

Black が提唱した窩洞の原則は保存修復治療における窩洞の意味や修復材料の特性に応じた窩洞形態を理解するうえで重要である．伝統的に用いられている窩洞の条件（窩洞外形，保持形態，抵抗形態，便宜形態，窩縁形態，窩洞の清掃）を基礎として，現在の接着システムに対応した窩洞に具備すべき諸条件を理解する必要がある．

1 窩洞外形

窩洞外形 cavity outline とは，窩洞範囲の形態，すなわち，歯の表面における窩洞の範囲を示す外形線を連ねたものをさす．窩洞外形は硬組織疾患の位置と範囲，使用する修復材料の種類によって決定される（**図 4-64**）．

1) 疾患の位置と範囲

齲蝕の発症部位あるいはその範囲によって，窩洞外形が異なる．

2) 咬頭隆線の保存

咬頭隆線は最も歯質の厚みのある部位であることから可及的に保存することとし，それが不可能な場合は咬頭隆線を修復材料で覆う窩洞外形とする．

Ⅵ　窩洞に具備すべき諸条件

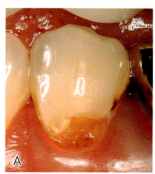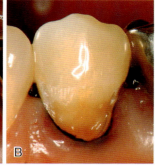

図4-64 ［4の頬側歯頸部齲蝕に対するコンポジットレジン修復時の窩洞外形
A：術前．B：窩洞形成後．歯頸部歯肉溝には歯肉排除用コードが挿入されている．罹患歯質をすべて含むように窩洞外形が設定されている．

3）円滑な曲線の付与

　外形の円滑化は歯質や修復物の破損防止のために必要である．窩洞外形をなめらかな曲線で構成するとともに対合歯との咬合関係に留意する．またセラミックインレー等では，インレー体の破折を防止するため意図的に狭窄部を少なくした窩洞外形にする．

4）審美性の配慮

　前歯部，上顎臼歯の近心頬側部，下顎臼歯部咬合面などは開口時に見える部位である．臼歯部においても患者は審美性を気にする．金属材料を用いる際には審美性に配慮した外形とする．あるいは審美性に優れた修復材料を用いる（**図4-65**）．

5）遊離エナメル質への対応

　遊離エナメル質 free enamel とは齲蝕およびその後の感染歯質除去や窩洞形成によって象牙質の支持を失ったエナメル質をさす（**図4-66**）．遊離エナメル質自体は外部からの力に弱く破壊されやすいので，インレー修復では遊離エナメル質を確実に除去した窩洞外形とする．
　一方，コンポジットレジン修復では窩洞内側からコンポジットレジンによって補強することが可能なため，審美性などの理由から遊離エナメル質を保存することがある（**図4-67**）．

6）予防拡大

　予防拡大 extension for prevention とは，修復物辺縁からの二次齲蝕発生を防止するために窩洞外形を二次齲蝕の発生しにくい自浄域に拡大することをさす．近年，接着技術の発展により辺縁封鎖性が向上したため，コンポジットレジン修復およびインレー修復における予防拡大は不要あるいは必要最小限にとどめるようになっている．

第4章　硬組織疾患の処置

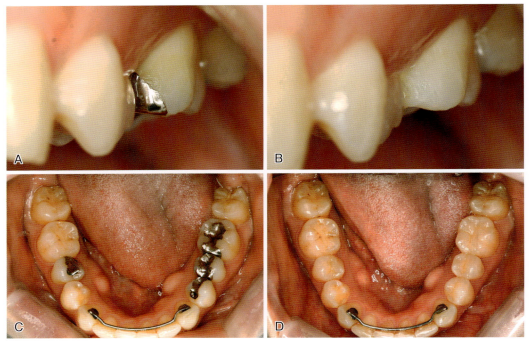

図 4-65　|6（A，B）と下顎両側臼歯部（C，D）に対する審美性の配慮
A，C：術前．B，D：コンポジットレジン修復後．

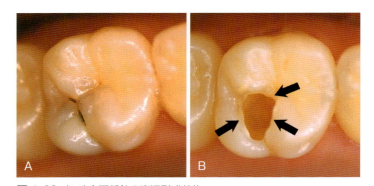

図 4-66　|6咬合面齲蝕の窩洞形成前後
A：術前．B：窩洞形成後．矢印部は遊離エナメル質を示す．

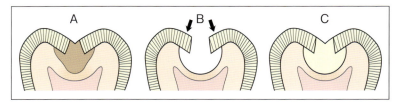

図 4-67　遊離エナメル質を残したコンポジットレジン修復
A：術前．エナメル象牙境に沿って齲蝕が進行している．
B：遊離エナメル質（矢印）を残した感染象牙質除去後．
C：コンポジットレジン修復後．窩洞側からコンポジットレジンで補強する．

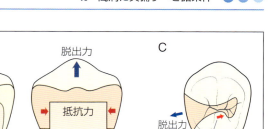

図 4-68 修復物の保持原理
A：安定効力．B：把持効力．C：拘止効力．

7）対咬関係の配慮

対合歯の接触点は，外形線には含まれないように配慮する．

2 保持形態

保持形態 retention form とは，修復物が窩洞から脱落しないよう窩洞に付与する形態である．基本的保持形態は箱型で，保持形態を補うために補助的保持形態がある．箱型の変形として内開き型，外開き型がある．

以前は窩洞深さを象牙質内 0.5～1.0 mm 程度に設定するのが保持形態の原則であったが，接着技術が発展した現在では修復材料と方法によって窩洞深さを保持形態の要件とするか否かが変わってくる．

1）修復物の保持原理

修復物が窩洞内に保持されるための効力として，安定効力 stabilizing effect（修復物の転覆や滑りを防止する形態），把持効力 nipping effect（修復物を把持するための相対する２つの窩壁），拘止効力 clasping effect（修復物が窩洞開放側に脱出しない形態．補助的保持形態が含まれる）がある．修復材料によって変わるが，基本的保持形態は３効力を有している必要がある（**図 4-68**）．

2）基本的保持形態 basic retention form

（1）箱型 box form

保持形態の基本であり，すべての窩壁を外力に直角な底面と平行な側壁で構成し線角・点角を明瞭に形成した形態をさす．箱型では平行な窩洞側壁による高い把持効力と明瞭な隅角による安定効力が発揮され，修復物が窩洞内に保持される（**図 4-69**）．

（2）内開き型 undercut form

箱型の変形で，窩洞の入口から窩底に向けて広くなる窩洞形態をさす．接着による保持が期待できない成形修復物に対して用いられる．

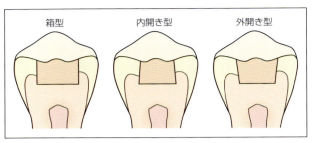

図4-69 基本的保持形態

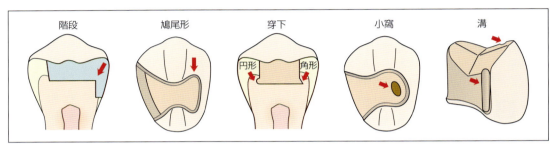

図4-70 各種補助的保持形態

(3) 外開き型

箱型の変形で，窩底から窩洞の入口に向けて広くなる窩洞形態をさす．間接法であるインレー修復で用いられる．

3) 補助的保持形態 auxiliary retention form

安定効力や拘止効力を高め保持力が増加することを期待して基本的保持形態に加えて窩洞に設定される形態を補助的保持形態という（**図4-70**）．

(1) 階段 step

窩洞内に形成する階段状の形態をさす．窩壁の面数や隅角数を増すことで箱型保持の安定効力を増大させる．

(2) 鳩尾形 dovetail form

2級窩洞の修復時に咬合面に付与される形態をさす．修復物の側方脱出力に抵抗する水平性拘止効力となる．

(3) 穿下 undercut，小窩 pit，溝 channel

穿下・小窩は成形修復材の保持を高めるための形態である．穿下は窩底隅角に，小窩は窩底の任意の場所に付与され，垂直あるいは側方脱出力に抵抗する拘止効力となる．溝は3/4冠や4/5冠などの窩壁に付与され，修復物の側方脱出力に抵抗する拘止効力となる．

接着システムが発達した現在では窩洞に付与されることはほとんどないが，十分な歯冠部の高さが得られないアンレー修復や全部被覆冠などで溝や小窩が付与されることがある．

Ⅵ 窩洞に具備すべき諸条件

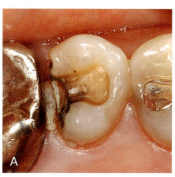
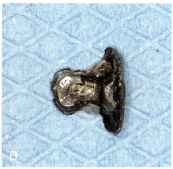

図 4-71 辺縁性二次齲蝕によるインレー脱落
A：脱落後の患歯．B：脱落したインレー．

(4) ピン，ポスト

ピンは接着システム確立以前に窩洞内に形成した小孔に植立して成形修復材料保持に用いられていた．ポストは無髄歯インレー修復時の保持形態として用いられることがある．

(5) 被覆把持形態

窩洞形成後に咬頭が菲薄になり修復後の破折が予測される場合，歯冠部の一部あるいは全部を修復物によって被覆するとともに歯冠を外側から把持する形態をさす．

4）コンポジットレジン修復における保持形態

コンポジットレジン修復では必ずしも窩洞深さは保持形態の要件となっていない．コンポジットレジン修復では確実な接着を行うことで保持が期待できるため，保持形態を考慮する必要はない．

5）インレー修復における保持形態

インレー修復においては，基本的保持形態としてインレー体の材質に応じた箱型と窩洞深さ，窩洞側壁による脱落防止効果を伴った適切な外開き形態を必要とするが，窩洞面およびインレー体内面の接着処理と接着性レジンセメントの使用により保持力は大きく向上する．

6）修復物の脱落因子

保持形態を窩洞に付与しても修復処置後に生じるさまざまな因子によって修復物は脱落することがある．

(1) 辺縁性二次齲蝕の発症

修復物と歯質との境界に発症した辺縁性二次齲蝕が進行すると修復物が脱落する（図4-71）．辺縁性二次齲蝕は不適切な修復物形態や接着材の損耗などによる歯質の段差，修復物と歯質の結合不良などによってプラークが沈着することで発症・進行する．

(2) 歯質や修復物の破損

抵抗形態が不適切な場合，歯質あるいは修復物が破壊され結果的に修復物が脱落する．また，不適切な窩縁形態によって生じた窩縁部歯質や修復物辺縁部の破折から二次齲蝕が進行し修復物が脱

119

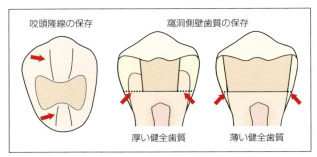

図 4-72 抵抗形態
咬頭および窩洞側壁部における健全歯質の保存．

落する．

(3) 修復物と歯質の合着・接着不良

修復物と歯質の合着・接着が不良な場合，二次齲蝕の発症・進行や食物の粘着力などによって修復物が脱落する．コンポジットレジン修復での接着処理が不適切だと充填物が脱落する．インレー体装着に経時的に溶解する合着材を用いた場合，セメントラインが広いと溶解が進みインレー体が脱落する．インレー体装着が接着性レジンセメントの場合には，材料溶解はほとんどないが，セメントラインの幅が広いとセメントライン損耗で生じた段差から二次齲蝕が発症しやすくなる．

(4) 不適切な修復物形態

修復物と歯質の合着・接着が不十分でかつ修復物辺縁と窩洞辺縁が適合していないと，歯ブラシやフロスなどの口腔清掃器具が修復物辺縁にかかることで修復物に外力が加わり脱落する．また，形態不良部に二次齲蝕が発症し，結果として修復物が脱落する．

(5) 外傷などの外力

スポーツを含む偶発的な外傷によって歯質や修復物が破壊され脱落することがある．

(6) 咬合力

修復時には咬合調整を行うが，これが不十分だと過剰な咬合力や側方に向かう咬合力が修復物に加わり，結果として修復物を脱落させることがある．

3 抵抗形態

抵抗形態 resistance form とは，歯質や修復物が外力で破壊されないよう窩洞に付与する形態である．歯質が破壊されないよう咬頭隆線を含む健全歯質を保存し，窩洞側壁となる歯質も厚くなるよう可及的に残す．抵抗形態を考慮する際は，健全歯質（量・厚さ）と修復物（強度・形態）の両面に配慮する必要がある（**図 4-72**）．

4 便宜形態

便宜形態 convenience form とは，窩洞形成や修復操作を行いやすくするために窩洞に付与される形態である．

インレー修復時の窩洞形態である外開き型 tapered form，窩壁・窩底部に存在する凹凸面の整

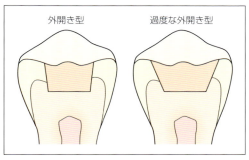

図4-73 外開き型
過度な外開きにすると把持効力が低下する．

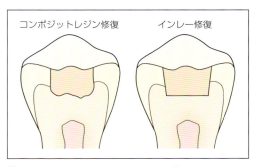

図4-74 窩洞内における凹凸面の整理

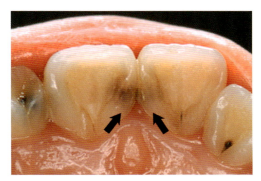

図4-75 隣接面齲蝕（矢印）
便宜的に口蓋側から窩洞形成する必要がある．

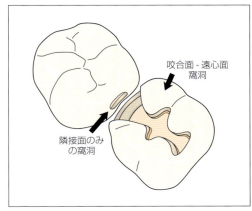

図4-76 隣接面に限局した窩洞
隣接歯の窩洞形成によって開放された近心面からアクセスする．

理，軸側の整理は便宜形態である．外開きの度合が著しくなると保持形態による把持効力が減弱するので注意を要する（図4-73）．また，コンポジットレジン修復窩洞と異なり，インレー窩洞では修復物不適合の原因となる窩底部の凹凸面を整理する（図4-74）．

隣接面齲蝕の治療に際し，そのままでは病変にアクセスできないため，咬合面や唇舌側面の健全歯質を便宜的に切削し病変にアクセスする（図4-75）．病変部に直接アクセスできる場合は，隣接面に限局した窩洞形成を行いコンポジットレジンにより修復する（図4-76）．

5 窩縁形態

窩縁形態 marginal form とは，窩縁部歯質や修復物辺縁が外力により破壊されるのを防止し，辺縁封鎖性を向上させるために付与される形態をさす（図4-77）．窩縁形態は修復材料の種類によって異なる．

メタルインレー窩洞では金属材料の特性である縁端強さを最大限に生かすために窩縁形態として窩縁斜面 marginal bevel を付与する．窩縁斜面をメタルインレー体辺縁が覆うことでエナメル質窩縁の保護と辺縁封鎖性の向上がはかられるとともに，メタルインレーの鋳造収縮による不適合を補正できる．

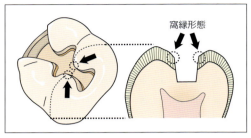

図 4-77 窩縁形態（矢印）

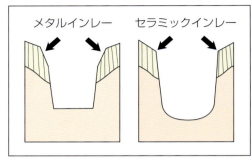

図 4-78 メタルインレー修復における窩縁斜面とセラミックインレーにおけるバットジョイント

一方，コンポジットレジンインレー修復やセラミックインレー修復では，インレー体の縁端強さは低いため窩縁斜面は付与せずバットジョイント butt joint にし，インレー体辺縁部が厚くなるようにする（図 4-78）．

6 窩洞の清掃

　感染歯質除去および修復材料に適した形態付与後の窩洞は，修復物によって確実に封鎖されるまで無菌的に取り扱われる必要がある．窩洞形成後の修復操作では唾液等で汚染されないよう防湿を行うなど可及的に術野を隔離する．

（北村知昭，諸冨孝彦）

VII 象牙質・歯髄複合体の保護

1 象牙質・歯髄複合体の保護の目的

　歯髄への外来刺激は，象牙質という物理的バリアの存在下でも象牙細管などを経由して到達可能である．この刺激が過大となった場合は，歯髄が不可逆的に傷害され，修復治療の予後は不良となる．また，修復治療には歯の切削をはじめ，さまざまな歯髄傷害のリスクがある．

　本項で述べるさまざまな象牙質・歯髄複合体 dentin-pulp complex の保護法は，歯髄への外来刺激を軽減させるための対策を歯髄のみならず象牙質にも施し，修復治療を成功に導くことを目的とする．

2 歯髄傷害の原因

1）歯の切削

　歯の切削は，硬組織のみならず歯髄をも損傷する可能性がある．修復治療では歯の切削に伴う象牙質・歯髄複合体の傷害を最小限とすることに十分な配慮が必要である．

(1) 歯の切削に伴う傷害

（a）エナメル質の傷害
高速切削によってエナメル窩縁に亀裂が生じることがある．エナメル質のみの切削が歯髄に直接影響を及ぼす可能性は低い．

（b）象牙質の傷害
切削により表層数 μm の範囲でコラーゲン線維の変性層が形成される．また，象牙質表面にはスミヤー層（微細な削片で構成された挫滅層で，ときに細菌を含む）が形成される．象牙細管開口部は，削片が押し込まれて形成されたスミヤープラグで封鎖される．

（c）歯髄の傷害
象牙質の切削により，歯髄に種々の組織学的変化がさまざまな程度で生じる．象牙芽細胞は最も傷害を受けやすく，配列の乱れ，細管内への吸引，消失などの変化を示し，その下層の歯髄でも血管拡張，出血，炎症性細胞浸潤などの変化を生じることがある．

(2) 切削において歯髄傷害を誘発する因子

（a）窩底象牙質の厚さ（窩底と歯髄腔との距離）
歯髄傷害の程度を規定する主要な因子で，窩底象牙質が薄い場合に著しい歯髄傷害が発現する可能性がある．

（b）切削時の発熱
注水冷却は発熱による象牙質や歯髄の損傷（火傷）を避けるため有効である．

（c）切削圧
フェザータッチ（切削圧 30〜120 gf 程度）での切削が推奨される．

（d）切削器具の直径
直径の小さい器具よりも大きい器具で傷害の程度が大きい．

（e）連続切削と間欠切削
連続切削のほうが傷害の程度が大きい．

（f）その他
切削時の振動，切削面積，器具の鋭利さなど．

(3) 切削による歯髄傷害への対策
高速切削では，鋭利な器具を軽圧かつ確実な注水下で用いて，間欠的に切削を行うことが推奨される．また，過剰な切削を避けるため，感染象牙質の除去は鋭利なエキスカベーターや球形スチールバー（低速回転）を用いて，齲蝕検知液での染色を指標として選択的に行う．透明象牙質は物質透過性の低い，いわば天然の保護層であるため，その切削は慎む．

2）歯面処理材，修復材料の化学的刺激

(1) 歯面処理材
かつては接着性修復で用いられる酸性プライマーやコンディショナー（エッチング材）の歯髄刺激が懸念されていたが，現在ではこれらの象牙質中への浸透は少なく，歯髄傷害のリスクは低いと考えられている．むしろ，これらの使用には接着性や封鎖性の向上により歯髄傷害を少なくする意

義がある.

（2）修復材料

　かつてはレジン系材料に含まれる未反応モノマーや重合開始剤が歯髄刺激性を示すと考えられていた．しかし現在ではレジン系材料自体による歯髄傷害は軽微であることが明らかになっており，後述の微小漏洩が術後の歯髄刺激の主体と考えられている．

3) 術後の細菌性刺激（微小漏洩 microleakage）

　修復物と窩壁との界面の封鎖が不良な場合，ここに存在する微小な隙間に口腔内の細菌や刺激物質が侵入する現象を微小漏洩という．刺激物質が象牙細管を経由して歯髄に影響を及ぼすため，修復後の歯髄刺激の主因とされる．

4) その他の原因

　修復処置中に窩洞清掃剤，塡塞圧，修復材料の硬化熱などの影響が歯髄に及ぶ可能性があるが，いずれも一過性とされる．また，窩洞の過度な乾燥により象牙芽細胞の細管内吸引が生じることがある．

　金属修復物は歯質と比べて熱，電気の良導体であるため，歯髄に温熱刺激やガルバニー電流による電気的刺激が加わる場合がある．

3 象牙質・歯髄複合体の保護法

　象牙質・歯髄複合体の保護法は，外来刺激の影響の物理的遮断を主目的とする裏層法（**図 4-79**）と，歯髄への薬理学的効果（修復象牙質形成促進など）を主として期待する覆髄法（**図 4-80**）に分類される．

1) 裏層法（図 4-79）

（1）ベース base

（a）目的

　中等度から深在性の齲蝕を除去したのち，温度などの外来刺激の遮断，窩洞形態の修正（アンダーカットの埋め立てなど），歯質の補強などを目的として，やや厚い層の材料で露出象牙質を物理的に封鎖・保護する方法である．

（b）使用材料・術式

　グラスアイオノマーセメント（従来型もしくはレジン添加型），コンポジットレジン（ペーストもしくはフロアブル）などが用いられる．間接修復では，ベース材を塡塞，硬化させたのち窩洞形成と印象採得を行う．

（2）ライニング lining

（a）目的

　露出象牙質表面に材料の薄層を塗布して外来刺激を遮断することを目的とする．コンポジットレジン修復では，重合収縮応力の緩和，コントラクションギャップの発生防止，気泡の迷入防止，微

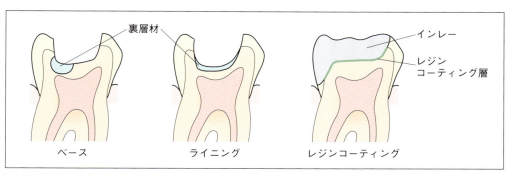

図 4-79 各種裏層法

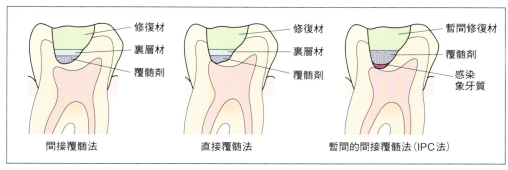

図 4-80 各種覆髄法

小漏洩による歯髄刺激を軽減することなどが期待される.

　（b）使用材料・術式

　グラスアイオノマーセメント（従来型もしくはレジン添加型）やフロアブルコンポジットレジンが主として用いられる．窩洞の最深部を含む象牙質にこれらの薄層を塗布し，硬化させたのち修復を行う．

(3) レジンコーティング resin coating

　（a）目的

　間接法で接着性修復を行う際に，修復物の接着性や適合性の向上，あるいは露出象牙質の保護による知覚過敏の発症防止を目的として，歯面にレジンの薄膜をコーティングする方法である．

　（b）使用材料・術式

　ボンディングレジン，フロアブルコンポジットレジン，あるいはレジン系コーティング材が用いられる．窩洞形成終了後，これらを塗布，光硬化させたのち印象採得を行う．

2）覆髄法（図 4-80）

(1) 間接覆髄法

　（a）目的・適応症

　齲蝕，歯の切削，歯の破折などによって残存象牙質が菲薄となった症例に対して，修復象牙質の

形成を促すことを目的として薬剤で象牙質面を被覆する処置法である．感染象牙質の完全除去後に適用される．健康歯髄もしくは可逆性歯髄炎と診断された症例が適応である．

コンポジットレジン修復では，間接覆髄の有無が予後成績に影響しないとの臨床研究結果が報告されている．したがって，原則として接着性修復に間接覆髄法をあえて併用する必要はない．

（b）使用薬剤・材料

①水酸化カルシウム製剤

アルカリ性を示し，優れた修復象牙質形成促進作用，および抗菌作用を有する．非硬化のペースト状の製品，2種のペーストの練和により硬化するセメント状の製品などがある．

水酸化カルシウム製剤は接着性や封鎖性が劣るため，不必要に広範な塗布を避ける．

②酸化亜鉛ユージノールセメント

薬理作用の主体はユージノール（チョウジ油より得られるフェノール誘導体）で，歯髄鎮静・鎮痛作用を示す．セメント硬化後も未反応のユージノールが薬効を示すと考えられている．

コンポジットレジンの重合を阻害することに注意が必要である．

（c）術式

①術野の防湿

②齲窩の開拡，感染象牙質の完全除去

③窩洞の洗浄，清掃，乾燥

④覆髄剤の貼付

裏層器などを用いて窩洞の最深部に覆髄剤を一層塗布する．

⑤最終修復

直接修復（コンポジットレジン修復，グラスアイオノマーセメント修復）を選択する場合は，通常はただちに行う．間接修復の場合はグラスアイオノマーセメントなどで裏層したのち，窩洞形成や印象などの一連の操作を行う．

グラスアイオノマーセメントなどで仮封して数日間経過観察後，症状の消退を確認したうえで最終修復に移る場合もある．

（2）直接覆髄法

（a）目的・適応症

小範囲に露出した歯髄を薬剤・材料で直接被覆して保護し，治癒をはかる処置法である．経過が良好な場合は，露出部がデンティンブリッジ（被蓋硬組織）で閉鎖される．

健康歯髄あるいは可逆性歯髄炎と診断された歯に，外傷による露髄（新鮮創）や切削中の偶発露髄（露髄部径2mm未満）が生じた際に適用される．根未完成歯または若年者の歯であることが望ましい．

（b）使用薬剤・材料

①水酸化カルシウム製剤（125ページ，「間接覆髄法」の項参照）

水酸化カルシウムを露出歯髄に適用すると，一層の壊死層の形成と炎症性細胞浸潤が生じる．その後，創傷治癒に伴い歯髄で前駆細胞の増殖・分化が活発となり，最終的に覆髄部直下で新生象牙芽細胞様細胞の配列が生じ，デンティンブリッジが形成される．

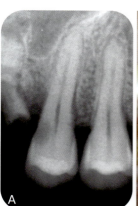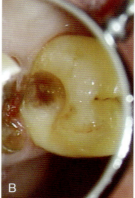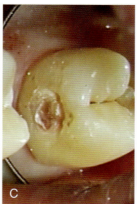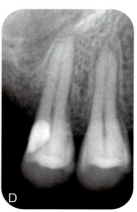

図4-81 暫間的間接覆髄法（IPC法）
A：術前のエックス線像（5⏋）．
B：術中（ミラー像）．窩洞最深部に感染象牙質を残置させた状態で水酸化カルシウム製剤を貼付後，グラスアイオノマーセメントで暫間修復する．
C：3か月後のリエントリー時（修復物，覆髄剤除去後，ミラー像）．残置させた感染象牙質の乾燥・硬化を認める．
D：リエントリー時のエックス線像．

②MTA（mineral trioxide aggregate）セメント

ケイ酸三カルシウム（$3CaO \cdot SiO_2$），ケイ酸二カルシウム（$2CaO \cdot SiO_2$）を主成分とする水硬性セメントで，直接覆髄法で良好な臨床成績が報告されている．

水酸化カルシウム製剤と比べて機械的性質や封鎖性も良好である．

（c）術式
①術野の防湿
②齲窩の開拡，感染象牙質の完全除去
③露髄部の洗浄，止血

露髄の位置，大きさを確認後，滅菌生理食塩液で洗浄し止血を確認する．3～10％次亜塩素酸ナトリウム水溶液を5～10分間作用させ，窩洞と露髄部の清掃（ケミカルサージェリー）を行うこともある．
④覆髄剤の貼付

裏層器などを用い，露髄部と周囲の象牙質に貼付する．歯髄に圧をかけないよう注意する．
⑤裏層・暫間修復（グラスアイオノマーセメントなど）
⑥経過観察・最終修復

術後少なくとも1か月以上経過観察し，痛みの症状がないことを確認する（125ページ，「間接覆髄法」の項参照）．

(3) 暫間的間接覆髄法 indirect pulp capping（IPC法，図4-81）

（a）目的・適応症

深在性齲蝕を有する生活歯で，齲蝕の完全除去により露髄する可能性がある場合に，感染象牙質深層を意図的に残して暫間的に覆髄を行い，感染象牙質の再石灰化や修復象牙質形成を促す方法で

ある．露髄による過大な歯髄傷害を避けるため段階的な齲蝕除去を行う点に特徴があり，直接覆髄法よりも高い成功率が報告されている．

　健康歯髄と診断された歯，あるいは自発痛や持続時間の長い誘発痛がなく可逆性歯髄炎と診断された歯が適応となる．一方，数か月間の経過観察が必要であるため，これが不可能な場合は適用できない．

　なお，健康保険には歯髄温存療法という用語で収載されている．

（b）使用薬剤・材料
①水酸化カルシウム製剤（125ページ，「間接覆髄法」の項参照）

　暫間的間接覆髄法では，修復象牙質形成促進作用に加えて，抗菌作用，軟化象牙質の再石灰化促進作用を期待して適用する．

②タンニン・フッ化物合剤配合ポリカルボキシレートセメント

　タンニン・フッ化物合剤（フッ化亜鉛50％，フッ化ストロンチウム25％，タンニン酸20％，酸化亜鉛5％の粉末製剤）の作用で，抗菌性および軟化象牙質再石灰化誘導が期待される．

（c）術式
①術野の防湿

②齲窩の開拡，感染象牙質除去（**図4-81B**）

　窩洞深層に感染象牙質を意図的に残置させる．一方，暫間修復物の封鎖性を維持するため，窩洞の浅層では感染象牙質を完全に除去する．

③覆髄剤の貼付

　裏層器などを用い，残置させた感染象牙質および周囲の象牙質に覆髄剤を貼付する．

⑤暫間修復（グラスアイオノマーセメントなど）

⑥経過観察

　術後3か月以上経過後，歯髄電気診，温度診，打診などで不可逆性歯髄炎，歯髄壊死あるいは根尖性歯周炎を示唆する所見がないことを確認する．経過良好例では，エックス線像で修復象牙質形成が確認できることがある．

⑦リエントリー（再開拡，**図4-81C**）

　暫間修復物と覆髄剤を注意深く除去したのち，残置させた感染象牙質の着色の程度を視診で確認するとともに，スプーンエキスカベーターなどで硬さを触診する．経過良好例では乾燥・硬化しており，色調が濃くなる場合もある．硬化不十分な部位は削除する．

　なお，軟化象牙質が多量に残存している症例では，再度覆髄剤の貼付と暫間修復を行う．

⑧最終修復（125ページ，「間接覆髄法」の項参照）

（興地隆史）

Ⅷ 修復治療の前準備・補助法

1）修復時のイニシャルプレパレーション

(1) 歯面清掃
　救急処置を必要とする場合を除き，修復にあたってはプラークおよび歯石を除去し，研磨材を用いて歯面研磨用ブラシおよびラバーチップを用いたPMTC（professional mechanical tooth cleaning）を行う．これによりステインなどを除去する．

(2) 咬合調整
　原則として，正常な歯列と咬合では，咬合力は全歯に均一に分散され，臼歯では歯軸方向に力が伝わるとされる．しかし，個人の生涯でこのバランスが保たれるのはまれで，齲蝕，咬耗，摩耗，歯周疾患，歯の欠損などによってバランスが崩れやすい．したがって，修復処置を施す際にも十分な咬合状態の検査，診断を行い，歯の動揺を減少させ，正しい歯の接触関係を保ち，安静をはかることが必要である．

(3) MTM（minor tooth movement）
　歯の小移動のことで，限局矯正ともよばれる．もともとは歯周治療の効果を向上するために数歯を小移動する処置をMTMとよんでいたが，現在では補綴的処置，口腔外科的処置，小児歯科治療のほかに，保存領域でもしばしば応用されている．保存修復では，正常な歯間距離の回復，あるいは適正な接触点の回復が要求される場合に用いられる．さらに，プラークコントロールの確立のためにMTMが行われることもある．

(4) 歯肉のマネジメント
　歯の健康を保つためにはプラークコントロールがきわめて重要である．プラークコントロールを行うことにより修復時の辺縁歯肉からの出血を抑え，修復治療を成功に導くことができる．したがって，修復処置後は歯表面だけでなく歯肉の状態も定期的に観察し，患者の刷掃法の適否を綿密にコントロールして適正な指導を行う必要がある．

2）術野の隔離と防湿法

　術野の隔離とは，歯の処置を施す際に，舌，頬粘膜および歯肉を術野（患歯）から隔て，また唾液など水分との接触を防ぎ（防湿），術野を明示して快適な作業野を得るための方法である．これによって患歯を無菌的かつ乾燥状態に保つことができる．

(1) ラバーダム法
　ラバーダムシートを歯頸部に被せて歯冠部だけを露出させ，術野を他の口腔内組織や湿気などから隔離する方法である．ラバーダム法の長所と短所を**表4-7**に示す．

(a) 器具
（ⅰ）ラバーダムシート（**図4-82**）
　ラバーダムシートは一般的にラテックスが用いられ，約15×15 cmまたは15×12 cmのシートが

表4-7 ラバーダム法の長所と短所

長　　所	短　　所
・患歯を唾液や呼気による湿潤から隔離できる ・頬粘膜，舌，周囲歯肉を排除し，保護できる ・術野を明示することができ，操作が容易になる ・患歯の乾燥状態を保つことができるので，薬剤の貼布や修復操作を完全にすることができる ・貼薬の不要部への流出，小器具の誤飲など偶発事故を防止できる	・操作に多少の時間を要する ・歯軸方向が不明瞭になる ・鼻呼吸困難な患者には不適である ・クランプ装着により脆弱な歯質の破折を招くことがある ・ラバーのにおいに不快感を訴える場合がある

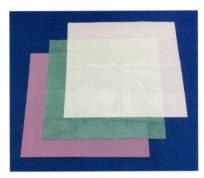

図4-82 ラバーダムシート

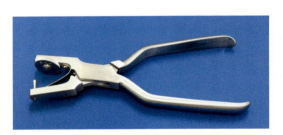

図4-83 ラバーダムパンチ

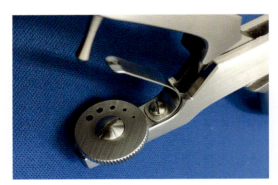

図4-84 ターレット

標準的である．ラテックスアレルギーの患者にも対応できるニトリルゴム製のラバーダムシートも市販されている．修復治療の際には，厚手のものを用いると粘膜や歯肉などの排除効果が高く，より広い術野が得られる．

　（ⅱ）ラバーダムパンチ（**図4-83**）

　ラバーダムシートに穿孔するために用いる器具で，ターレット（**図4-84**）を回して歯の大きさに合った孔の大きさを選択する．

　（ⅲ）ラバーダムクランプ

　ラバーダムシートを歯に固定するために用いる．同時に歯肉排除，舌の保護の役割も果たす．歯

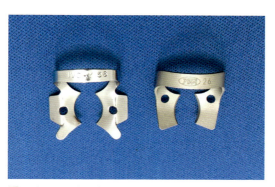

図 4-85 ラバーダムクランプ
有翼型（左）と無翼型（右）.

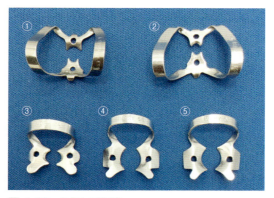

図 4-86 クランプ各種
①上顎前歯用，②下顎前歯用，③小臼歯用，④下顎大臼歯用，⑤上顎大臼歯用.

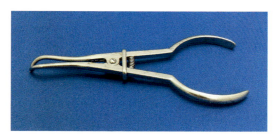

図 4-87 クランプフォーセップス

頸部に接触する二つのジョーと，ばねの作用で歯に固定するボウとに分けられる．有翼型と無翼型（図 4-85）があり，各歯種に対応するよう，さまざまな形態（図 4-86）が用意されている．

（ⅳ）クランプフォーセップス（図 4-87）

ボウにより閉じているクランプを広げ，歯の最大豊隆部を越えてラバーダムクランプを歯に固定したり，取り外したりするための器具である．

（ⅴ）ラバーダムフレーム

ラバーダムシートを張る枠で，Young のラバーダムフレーム（図 4-88）が代表的である．

(b) 術式

（ⅰ）ラバーダムシートの穿孔

ラバーダムシートへの穿孔位置を決定する際にはラバーダムテンプレート（図 4-89）を用いることもある．広い術野を求める場合や，歯間分離法や隔壁法を併用する場合は，多数歯を露出する必要がある（図 4-90）．

（ⅱ）ラバーダムクランプの試適

クランプのジョーが歯面に適合していることを確認するため，シートを装着する前に患歯に試適する．この際，フロスを結紮し，クランプの誤飲対策を行う．

（ⅲ）装着

ラバーダムシートにクランプをつけたのち，フォーセップスでクランプを把持し，所定の歯を確

第 4 章　硬組織疾患の処置

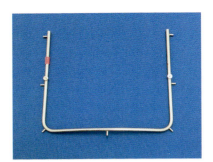

図 4-88　Young のラバーダムフレーム

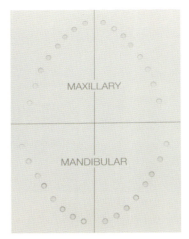

図 4-89　ラバーダムテンプレート

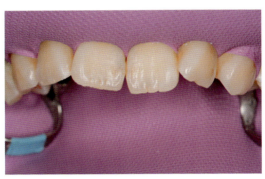

図 4-90　ラバーダムによる多数歯の露出

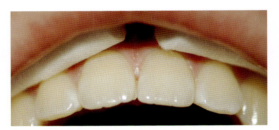

図 4-91　簡易防湿

認しながら装着する．

（iv）撤去

ラバーダムの撤去には，クランプをフォーセップスで把持して取り外し，フレームごと撤去する．多数歯露出の場合，歯間部のシートやシートを結紮したフロスをはさみで切断してから撤去する．

(2) 簡易防湿

綿花をロール状にしたコットンロールや，ガーゼなどを患歯の唇（頰）側や舌側におき，一時的に唾液から隔離する方法である（**図 4-91**）．固定に有翼型クランプを用いることがある．しかし，呼気による湿気や歯肉溝滲出液による汚染は完全には防止できない．上顎前歯部の唇側部や上顎臼歯部の頰側部では比較的固定しやすいが，下顎唇頰側や舌側では固定が困難なため，頰・舌側に大きな翼をつけたクランプを使用して固定することもある．なお，患歯の頰・舌側だけではなく，大唾液腺からの唾液の流れを考慮してコットンロールをおくことが必要である．

Ⅷ 修復治療の前準備・補助法

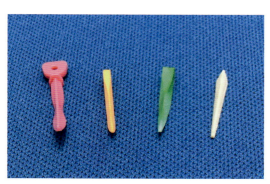

図 4-92 ウェッジ

3）歯間分離法

歯間分離法とは，隣接する歯間を分離し，隣接面の検査，修復操作を的確に行うための方法である．その目的は次のとおりである．
①隣接面の検査を容易にする
②窩洞形成，塡塞，仕上げ研磨を容易にする
③隣接歯の接触の回復を容易にする

歯間分離の方法は即時歯間分離法と緩徐歯間分離法に大別できる．

(1) 即時歯間分離法

分離効果がただちに得られる方法で，臨床上，頻用される．この分離法には，くさび wedging の原理と牽引 traction の原理によるものがある．いずれも使用に際しては，歯や歯周組織に損傷を与えないように分離操作をゆっくりと慎重に操作する必要がある．

（a）くさび分離型セパレーター

くさび状の木片（ウッドウェッジ）やプラスチック製ウェッジ（図 4-92）を歯間に挿入して使用する．光硬化型コンポジットレジンで，透明なストリップスを用いる場合には，ウェッジ内部に光が透過することにより効果的な重合を可能とする光透過型ウェッジ（トランスルーセントウェッジ，トランスライトウェッジ）も応用される．歯間分離の効果をより高めることと歯間乳頭の保護を目的として，窩洞形成前に，特にウッドウェッジを歯間に挿入する方法（プレウェッジ）もある．

くさび分離型セパレーターとしては，前歯用に用いる Ivory（アイボリー）のシンプルセパレーター（図 4-93）と前・臼歯用の Elliot（エリオット）のセパレーター（図 4-94）がある．両者ともねじを回して中央部のウェッジを進めることにより歯間距離を拡大することができる．

（b）牽引分離型セパレーター

牽引型セパレーターとしては Ferrier（フェリアー）のセパレーター（図 4-95）が代表的である．使用する部位に制限があまりなく，確実な歯間分離が可能である．4 本あるセパレーターのビーク（嘴部）を歯に掛け，専用工具でねじを回すことによって弱い力で歯間分離がなされる．

(2) 緩徐歯間分離法

患者の次回来院時までなど，時間をかけて歯間を分離する方法である．ストッピングやデンタル

133

第4章 硬組織疾患の処置

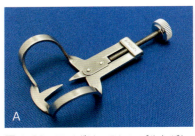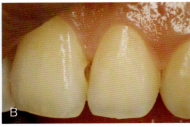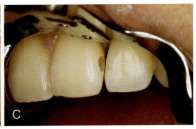

図 4-93 アイボリーのシンプルセパレーターによる歯間分離
A：セパレーター本体，B：分離前，C：分離後．

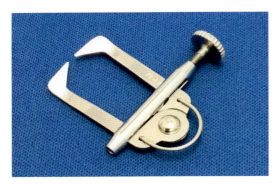

図 4-94 エリオットのセパレーター

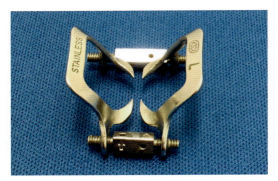

図 4-95 フェリアーのセパレーター

フロスなども用いられていたが，プラークの付着があるためあまり用いられなくなっている．矯正用弾性ゴムを歯間に挿入する方法もある．

4）歯肉排除法

歯肉縁に接する歯面，あるいは歯肉縁下の硬組織疾患の検査や修復操作を容易にするために，一時的に歯肉を排除する方法をいう．歯肉の状態によって外科的に切除することもある．
歯肉排除の目的は次のとおりである．
①歯肉縁下の歯面の検査を容易にする
②歯肉縁下までの窩洞外形の拡大を容易にする
③歯肉縁下の修復を容易にする
④歯肉縁下の印象採得を容易にする

（1）即時歯肉排除法

（a）クランプ，ガムリトラクターによる排除法

クランプ，ガムリトラクターなどを用いて唇（頰）側や舌側歯肉を排除する方法で，主に前歯の5級窩洞またはくさび状欠損窩洞の修復時に用いられる．歯肉排除用のクランプとしては，#212あるいは#212SA（図4-96）などが用いられる．ガムリトラクター（図4-97）は歯面切削に際し損傷するおそれがある辺縁歯肉を一時的に押し下げ，保護するものである．

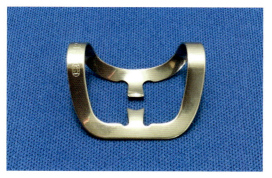

図4-96 歯肉排除用クランプ（#212SA）

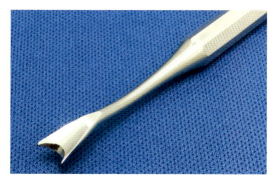

図4-97 ガムリトラクター

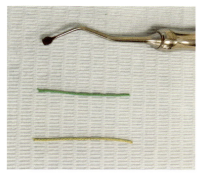

図4-98 歯肉排除用コードとジンパッカー

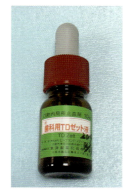

図4-99 収斂薬の例（歯科用TDゼット液）

（b）歯肉排除用コード（リトラクションコード）による排除法

防湿下で歯肉排除用コード（**図4-98**）を歯肉溝に挿入し，しばらくの間静置することにより患歯辺縁の歯肉を排除する．綿糸にタンニン酸，塩化アルミニウムなどの収斂薬（**図4-99**）やアドレナリンなどの血管収縮薬を含有させたものも用いられている．これにより患歯の辺縁を明瞭にし，修復物の適正なマージン形態の修復が可能となる．

（c）歯肉の外科的切除法

齲蝕が歯肉縁下深く進行している場合や，歯肉の増殖が著しい場合，齲窩に歯肉息肉が入り込んでいる場合には，高周波電気メス，レーザーなどによりこれを外科的に切除する必要がある．ただし，高周波電気メスは心臓ペースメーカーを装着している患者への使用は禁忌である．

（2）緩徐歯肉排除法

患者の次回来院時までに歯肉排除の効果を得ようとする場合に用いられる．

（a）暫間修復物による歯肉排除

暫間インレーなどの辺縁を歯肉縁下に入れて，次回来院時まで歯肉を排除する方法である．

（b）ストッピングなど仮封材による歯肉排除

隣接面を含む窩洞や歯頸部窩洞で，窩洞形成後，次回来院時までにストッピングなどの仮封材をやや過剰に塡入して歯肉を排除する．

第4章 硬組織疾患の処置

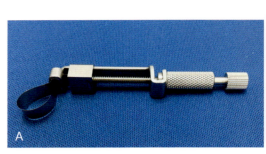
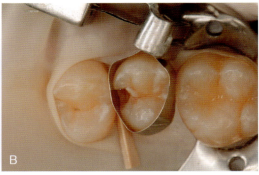

図4-100 トッフルマイヤー型リテーナーとマトリックスバンド
A：本体，B：装着時．

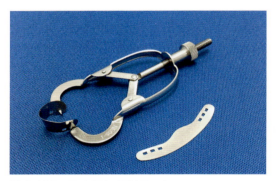

図4-101 アイボリー型リテーナー

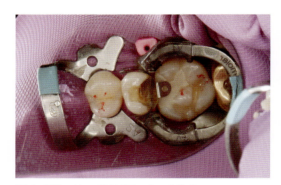

図4-102 リング状リテーナーの装着

5）隔壁法

　複雑窩洞を一時的に単純窩洞化し，修復操作を容易にする方法である．隔壁の目的は以下のとおりである．
①側方に開放された複雑窩洞を単純化する
②成形修復材の側方または歯肉側への溢出を防ぐ
③修復物の賦形を容易にする
④隣在歯を保護する
⑤ラバーダムシートや歯肉の窩洞内への侵入を防ぐ

（1）隔壁の種類

　2級窩洞の修復ではTofflemire（トッフルマイヤー）型リテーナー（図4-100）やIvory（アイボリー）型リテーナー（図4-101），リング状リテーナー（図4-102）が隔壁の保持装置（リテーナー）として用いられる．これらには歯の大きさ，豊隆および窩洞開放部の位置に合わせたステンレススチール製のマトリックスバンドを装着して使用する．また，隔壁の固定には歯間乳頭部に

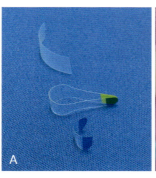
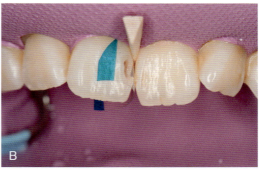

図 4-103 プラスチック製マトリックス
A：種々の形態を有するプラスチック製マトリックス．B：プラスチック製マトリックスによる隔壁（前歯部）．

ウッドウェッジを挿入する．最近ではレジン修復が多くなってきたことに伴い，より薄く，隣接面豊隆をあらかじめ付与した隔壁が用いられるようになっている．

　コンポジットレジン修復やグラスアイオノマーセメント修復ではプラスチック製マトリックス（プラスチックストリップス，**図 4-103**）を用いることが多い．接触点を回復する場合には，他と同様に歯間分離を行う必要がある．

　切縁およびその隅角を含む修復では，プラスチック製のクラウンフォーム（**図 4-104**）やコーナーマトリックスを用いることがある．

　唇面歯頸部の修復にはサービカルマトリックスが使用されることもある．

6）除痛法

　生体の痛みの受け止め方を減弱あるいは遮断させることを除痛というが，ここでは修復処置の前準備として，窩洞形成時，深部齲蝕病変の除去時の疼痛を避けるための方法を述べる．

(1) 局所麻酔法

　生体の一定部位を支配する末梢神経の機能を一時的に麻痺させて，その部分からの知覚刺激の伝導を遮断する方法である．末梢神経が遮断される部位によって，表面麻酔法，浸潤麻酔法，周囲麻酔法，伝達麻酔法に分類される．

(a) 表面麻酔

　局所麻酔薬を粘膜表面に作用させ，その部分の知覚神経終末を麻痺させる方法で，液状，ゼリー状などがある．

(b) 浸潤麻酔

　麻酔薬を注入，浸潤させて，局部の知覚神経終末を麻痺させる方法である．歯科臨床では根尖相当部あるいは歯肉頰移行部または歯間乳頭部に刺入する．薬液の浸潤によって歯根膜，根尖孔を経て知覚神経終末に作用させるアミド型のリドカイン塩酸塩が用いられることが多く，また，効果の持続や止血作用をはかる目的でアドレナリンが添加されている．高血圧患者の場合にはフェリプレ

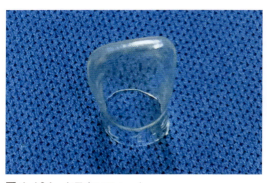

図 4-104　クラウンフォーム

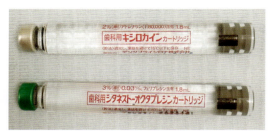

図 4-105　局所麻酔薬

シンを添加したプロピトカイン塩酸塩や血管収縮薬を含んでいないメピバカイン塩酸塩を用いることがある（図 4-105）．

（c）伝達麻酔
神経の伝導路の途中に局所麻酔薬を作用させ，その部分から末梢側を麻痺させる方法である．

（2）全身麻酔法
治療に非協力的な患者，局所麻酔薬に対するアレルギーのある患者，不随意運動のある心身障害者などでは全身麻酔法を応用することがある．

（3）鎮静法
治療に対して恐怖心や不安感のある患者には精神的安静を得るために精神鎮静法が行われる．静脈内鎮静法ではベンゾジアゼピン系薬物とプロポフォールが多く用いられる．前者としてはジアゼパム，フルニトラゼパム，ミダゾラムが用いられる．

IX 修復物の具備すべき形状と面の性質

修復物形態の良否は，その修復治療の予後に重大な影響を及ぼす．歯面と等高平坦になる辺縁形態をもち，機能的，審美的な歯冠外形が回復されるような形態である必要がある．さらに隣接面形態については適切な接触点の回復と，隣接面歯頸部の歯面との平滑な移行がなされなければならない．

1）歯冠形態

（1）咬合面形態
咬合面形態は，上下顎の綿密な咬合検査を行い決定する．咬合の高低，対合歯との接触部位および面積，咬頭斜面の形状，小窩裂溝の形態，辺縁隆線の高さなどに注意する．

咬合面形態が不良であると，咬合異常，歯周疾患の誘発，食片圧入，修復物の破折や対合歯の摩耗，頰粘膜や舌の咬傷，さらに咬合運動が妨げられ，顎関節に障害を与えるようになる．

（2）辺縁形態
修復物辺縁は窩洞周囲の歯面と段差のないように等高平坦にかつ滑沢に移行させなければならな

Ⅸ 修復物の具備すべき形状と面の性質

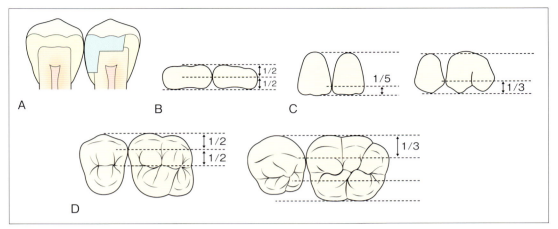

図 4-106 接触点の位置関係
A：隣接面の接触関係．接触点の位置が適正であれば，歯間の自浄域が増加し，隣接面齲蝕の防止となる．
B：接触点の頰舌的位置関係（前歯）．接触点は歯の厚みのほぼ中央にある．
C：接触点の上下的位置関係．前歯では歯冠寄り 1/5 に位置する．臼歯では咬合面寄り 1/3〜1/4 に位置する．
D：接触点の頰舌的位置関係（臼歯）．通常は，頰側寄り約 1/3 の位置にある．上顎臼歯では，主溝と頰側外形の 1/2 に位置する．下顎臼歯では，頰側寄り 1/3 に位置する．

い．過剰溢出あるいは不足で段差が存在すると食片圧入を生じることになり，二次齲蝕，歯肉炎，破折，変色の原因となる．

(3) 唇（頰）面形態

修復物は解剖学的，審美的配慮のほかに，食物の流動を円滑にし，歯肉への傷害を防ぎ，不潔域をつくらない形態であることが必要である．歯冠豊隆が不足すると歯肉縁に食物が衝突しやすくなり，歯肉炎や歯肉退縮を起こす．逆に豊隆が強すぎると歯肉縁に食物の停滞が起こり，プラークが沈着し，齲蝕の原因となる．

(4) 隣接面形態

隣接面形態では，隣在歯との位置関係および接触点の位置が重要である．

(a) 隣在歯との位置関係

正常歯列では，両隣接歯の歯頸部間における距離を歯間距離 interdental distance とよび，接触点を頂点として，歯頸部間を底辺とするプリズム形の空隙を形成している．これを歯肉側（下部）鼓形空隙とよび，正常な場合は健康な歯間乳頭で満たされている．一方，接触点の上部に形成されるものを歯冠側（上部）鼓形空隙とよぶ．

歯間距離を短縮させる要因としては，歯列不正，隣接面齲蝕，隣接面や咬合面の摩耗などがある（図 4-106A）．

(b) 接触点（コンタクトポイント contact point）

両隣在歯の接する部分を接触点とよび，正常歯列では点状であるが，加齢とともに摩滅して接触面積が増大してくる．歯冠隣接面の最大膨隆部にあるが，歯の捻転，摩耗，傾斜などによって移動する．

正常な接触点の位置として，前歯では唇舌的に歯のほぼ中央にあり（**図4-106B**），長軸方向では歯冠歯頂側1/4〜1/5の部分にある（**図4-106C**）．臼歯部では頬舌的に頬側寄り1/3の部分（**図4-106D**）にあり，長軸方向では咬合面寄り1/3〜1/4の部分（**図4-106C**）にある．

また接触点の具備すべき要件として，点状で滑沢であることがあげられる．臨床的には$50\,\mu\mathrm{m}$の厚さのコンタクトゲージが一定の抵抗感をもって通過できるのが適切である．

接触点が不良であると食片圧入を生じ，歯肉炎，歯肉の退縮，歯槽骨吸収などを誘発する．

（5）修復面の性状と仕上げ研磨

（a）修復面の性状

修復物は歯冠形態が機能的，解剖学的に回復され，辺縁は残存歯面と等高平坦に移行しなければならない．

また，修復物は窩壁に適合し，緊密性を保つことが重要である．不十分であると，保持力低下による修復物の脱離，辺縁漏洩による二次齲蝕や歯髄刺激の原因となりうる．

（b）修復物の仕上げと研磨

仕上げおよび研磨は，修復物が生体の一部として適応し長期にわたり保持できるようにするために行うもので，仕上げ操作と研磨操作に分けて理解する必要がある．

仕上げ操作には，修復物の形態修正，過剰溢出部の除去，辺縁のすり合わせなどを行うトリミングtrimmingと，凹凸傷を除去して下地をつくるフィニッシングfinishingがある．研磨polishingは，仕上げの完了した修復物の表面粗さを小さくして滑沢にする操作で，荒磨きとつや出しの2段階がある．

（村松　敬）

第5章

直接修復

Ⅰ 直接修復の接着

1 レジン接着システム

1）歯質への接着機構

　接着とは，"同種または異種の二つの物体を，接着材を介して化学的あるいは物理的に結合した状態"である．

（1）エナメル質への接着

　化学的に不活性であるエナメル質を活性化する方法として，1955年にM.G. Buonocoreがリン酸を用いたエッチングenamel etching法を提唱した．エナメル質を酸でエッチングすることによって得られる効果としては，

①清掃作用

②粗糙化

③接着面積の向上

④極性化

⑤ぬれ性の向上

があげられる．すなわち，エッチングによって表層の汚染部を含めて約 $10\,\mu m$ が除去され，活性の高いエナメル質表面が露出する．さらに，エッチング面はぬれ性wettingが向上して接着材が広がりやすくなるとともに，エナメル質には微細な凹凸が形成され，ボンディング材が硬化して形成されるレジンタグ resin tag によって機械的嵌合を生じる（**図5-1**）．

　エナメル質の脱灰程度は，切削の有無，表層からの深さ，部位，年齢あるいは歯種などによって影響を受ける．また，エッチングパターン etching pattern は使用する切削器具の種類によっても影響を受け，使用する酸の種類，濃度および作用時間も影響因子となる（**図5-2**）．

（2）象牙質への接着

　象牙質の状態は多様であり，歯面処理やプライミング後の様相もさまざまである．したがって，象牙質の部位によって接着強さも異なる．象牙質への接着は，表層のスミヤー層を除去し，レジン成分が象牙質に浸透硬化して形成される微小機械的嵌合 micromechanical retention と，機能性モノマー functional monomer（接着性モノマー adhesive monomer）による化学的接着 chemical

第 5 章　直接修復

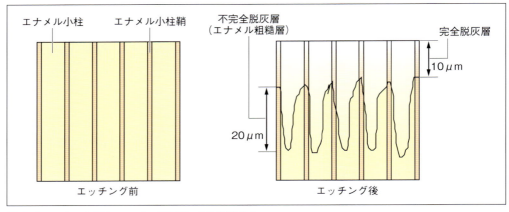

図 5-1　エナメル質のエッチング処理による形態変化

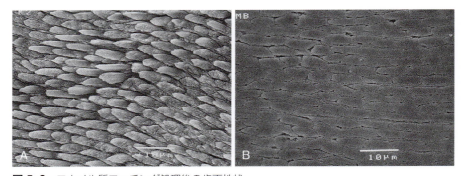

図 5-2　エナメル質エッチング処理後の歯面性状
A：リン酸エッチング処理，B：セルフエッチングプライマー処理．
リン酸を用いた場合では，エナメル質面の粗糙化が著明である一方，セルフエッチングプライマーで脱灰した歯面では，スミヤー層は除去されているが，歯面の凹凸は少ない．

adhesion によって獲得される．歯質接着獲得の過程は，以下の 3 つのステップでとらえると理解しやすい（図 5-3）．
①歯面処理：スミヤー層を除去するとともに象牙質表層を脱灰する．
②プライミング：有機質と水分に富んだ被着歯面のぬれ性を向上させる．
③ボンディング：レジンモノマーを象牙質に拡散浸透，硬化させる．

（a）歯面処理 dentin conditioning

　象牙質への接着は，その組成が有機質と水分に富むため，エナメル質接着と比較して困難であった．さらに，歯質を切削した後に象牙質面に残留するスミヤー層 smear layer の処理に関しては，接着機構との関連もあり，多くの議論があった．

　スミヤー層は，歯質の切削後にその表層を覆う厚さ 1〜5 μm の切削層であり，水洗によって除去できない．また，この層は細菌感染層であるとともに歯質接着の阻害因子となるため，酸あるいはキレート剤を用いて除去する必要がある．歯面処理材としては，リン酸，マレイン酸，クエン酸あるいは EDTA などが用いられ，酸性の機能性モノマーを用いたセルフエッチングプライマー

I 直接修復の接着

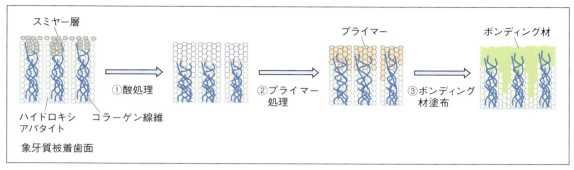

図 5-3 象牙質への接着における各ステップ
酸処理によってスミヤー層が除去され，それとともに象牙質表層も脱灰される．露出したコラーゲン線維と疎水性であるレジン成分とのぬれ性を向上させるために，プライマー処理が行われる．その後，接着材であるボンディング材が塗布され，硬化させたのちにコンポジットレジンを塡塞する．

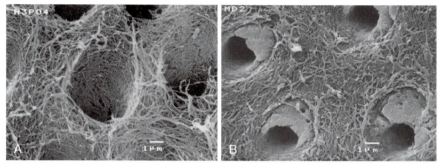

図 5-4 象牙質エッチング処理後の歯面性状
A：リン酸エッチング処理，B：セルフエッチングプライマー処理．
リン酸エッチングを行うと，ハイドロキシアパタイトが溶出してコラーゲン線維が露出する．セルフエッチングプライマーで処理すると，スミヤー層は除去され，最表層のコラーゲン線維が露出するのみである．スミヤープラグも，象牙細管内に一部残留している．

self-etching primer も歯面処理材としての効果を有している（**図 5-4**）．

(b) **プライミング priming**

エナメル質と比較して，水分と有機質を多く含む象牙質に対して，疎水性であるレジン成分が接着するためにはなんらかの前処理が必要とされた．そこで，HEMAなどの分子量が低いモノマーや機能性モノマーといった溶質を，水およびアルコールやアセトンといった溶媒とともに混和させたプライマー primer が導入された．この目的は象牙質の改質であり，コラーゲン線維の収縮を防ぎ，ボンディング材の浸透性を向上させることができる．

歯面処理にリン酸を用いるシステムでは，HEMAなどの親水性に富むモノマーがプライマーに用いられ，象牙質表面を改質する効果を発揮する．2ステップセルフエッチングシステムでは，歯面の酸処理とプライミングとの機能をあわせもったセルフエッチングプライマーが使用される．セルフエッチングプライマーの主成分は機能性モノマーであり，これが水分と共存して酸として機能するが，リン酸と比較すると歯質の脱灰量は少ない（**図 5-4**）．

表5-1 歯面処理の違いによる歯質接着性システムの分類

歯面処理材として，リン酸を用いるのか，機能性モノマーを使用したセルフエッチングシステムとするかで分類すると理解しやすい．

(c) ボンディング bonding

ぬれ性が向上した歯面に，ボンディング材 bonding agent が浸透し，重合硬化することで強固な接着系が形成される．ボンディング材の基本組成は，コンポジットレジンのそれとほぼ同様であり，これに機能性モノマーなどが含有されている．

機能性モノマーの構造は，親水性基（カルボキシ基，リン酸基など），疎水性基および重合基からなり，歯質への接着に寄与している．機能性モノマーとしては，Phenyl-P，4-META，MDP，4-AET，4-MET あるいは MAC-10 などがあり，歯質のハイドロキシアパタイトと化学的結合を形成する．また，重合方式は，化学重合 chemical cure，光重合 light cure および光化学重合 dual cure が採用されている．

(3) 歯質接着システムの構成

歯質接着システムの分類法にはいくつかあるが，歯面処理の違いによる分類が臨床的にも理解しやすい．すなわち，歯面処理にリン酸エッチング材を使用するシステム（エッチ＆リンスシステム）と，セルフエッチングの機構によるシステム（セルフエッチングシステム）とに分類し，さらにそれらをステップ数で細分するというものである（**表5-1**）．

(a) エッチ＆リンスシステム etch & rinse system

エナメル質と象牙質に対して，30〜40%リン酸を用いてエッチング（トータルエッチング）を行い，その後，水洗をするシステムである．トータルエッチング後に，プライミングおよびボンディングを行う3ステップシステムと，プライマーとボンディング材の機能をあわせもったプライミングアドヒーシブ priming adhesive を塗布する2ステップシステムとに分けられる．プライミングアドヒーシブシステムでは，水洗後の酸処理象牙質面を乾燥させることなく，水分が存在する湿潤状態でプライミングアドヒーシブを塗布するウェットボンディング法 wet bonding technique が推奨

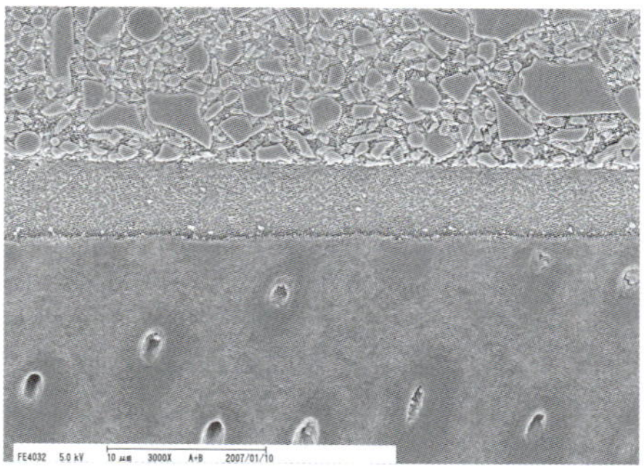

I 直接修復の接着

図5-5 ワンステップセルフエッチングシステムで形成された
象牙質接着界面の走査電子顕微鏡（SEM）写真
アドヒーシブ層と象牙質との界面に形成される層はきわめて薄い．

されている．このテクニックをブロットドライ blot dry とよぶが，水洗後のコラーゲン線維が乾燥によって収縮するのを防ぎ，アドヒーシブの浸透を容易にするために行う．

（b）セルフエッチングシステム self-etching system

機能性モノマーを含有するセルフエッチングプライマーの pH は 1.5〜2.5 であり，これを塗布することによってエナメル質と象牙質とをエッチングし，歯質に対するぬれ性を獲得する．エッチングとプライマーの機能を有したセルフエッチングプライマーとボンディング材から構成される2ステップのものを，セルフエッチングプライマーシステムとよんでいる．セルフエッチングプライマー中には，酸性を示す機能性モノマーと水などが配合されており，歯面処理後には水洗することなくエアで乾燥させ，ボンディング材を塗布する．

エッチング，プライミングそしてボンディングというステップを1回の操作で行う，1ステップセルフエッチアドヒーシブシステム one-step self-etch adhesive system も，セルフエッチングシステムの一つであり，2ボトルを混合するタイプと1ボトルタイプとがある．基本的組成は，機能性モノマー，ベースレジン，水，重合開始剤ならびにフィラーから構成されており，耐久性に優れた接着界面を形成するとされている（**図5-5**）．また，セルフエッチング，トータルエッチングおよびセレクティブエッチングという異なるエッチングモードで使用可能なユニバーサルアドヒーシブ universal adhesive も市販されている．この接着システムは，歯質のみならず，ジルコニアなどのセラミックスや，金属に対しても接着性を有しており，汎用性の高いシステムであるとされている．

2 グラスアイオノマーセメントの接着

1）歯質への接着機構

コンポジットレジンが歯質への接着性を有さないところから接着材を必要とするのに対して，グラスアイオノマーセメントは，この材料自体が歯質に対する化学的接着性を有している．その接着機構は複雑であり，従来型とレジン添加型グラスアイオノマーセメントでも異なると考えられている．基本的には，液成分に含有されているポリアクリル酸のカルボキシ基とエナメル質および象牙質のカルシウムイオンとのイオン反応であると考えられ，その化学反応が確認されている．また，

145

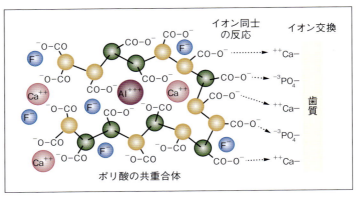

図 5-6 グラスアイオノマーセメントと歯質との接着機構を示す模式図
ポリ酸のカルボキシ基と，歯質のリン酸およびカルシウムイオンとの反応が形成され，接着に寄与している．

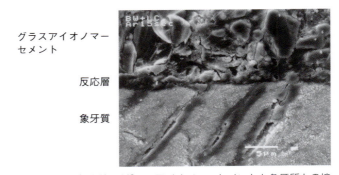

図 5-7 レジン添加型グラスアイオノマーセメントと象牙質との接着界面の走査電子顕微鏡（SEM）写真
象牙質との界面には，グラスアイオノマーセメントとの間で形成された反応層が観察される．

接着機構としては，イオンの交換ion exchangeという相互作用あるいは歯質との反応層interaction zone形成なども関与すると考えられている．

(1) 従来型グラスアイオノマーセメント

従来型グラスアイオノマーセメントの練和物が歯質に接触すると，最表層のスミヤー層が溶解され，その下層の象牙質へも酸の影響が及ぶ．しかし，歯質との反応によってそのpHは中和されるとともに，ポリ酸は弱い酸であるため，脱灰の程度は深部には及ばない．次いで，ハイドロキシアパタイトから溶出したリン酸やカルシウムイオンがセメント層に吸着しながら，イオン同士の反応とともにイオン交換を示す層が形成される（図5-6）．

窩洞の清掃を目的として，ポリアクリル酸水溶液あるいはこれと塩化アルミニウムの混合水溶液をコンディショナーconditionerとして用いることを指示する製品もある．

(2) レジン添加型グラスアイオノマーセメント

従来型グラスアイオノマーセメントの欠点である脆性を補うために，HEMAなどの親水性の高

いレジン成分を液成分に含有させたセメントが開発された．これによって，従来型グラスアイオノマーセメントが有する酸-塩基反応にレドックス系あるいは光重合系の硬化反応が付加されるとともに，硬化物の機械的性質が向上した．歯質接着性に関しても，ぬれ性とともに靱性の向上が得られたことにより，その接着性は飛躍的に向上した．(**図5-7**)．

(宮崎真至)

Ⅱ　コンポジットレジン修復

1　コンポジットレジン修復の特徴

1) コンポジットレジン修復の特色

コンポジットレジンは合成樹脂（レジン）とフィラーとを組み合わせた複合的（composite）な成形修復材である．コンポジットレジン修復の最大の特徴は，天然歯と調和するその色調と歯質に対する高い接着性である．

しかし，基本的にコンポジットレジン自体は歯質とは接着しない．コンポジットレジンを化学的・物理的に歯質に接着させるためには，塡塞に先立ちレジン接着システムを用いて窩洞内を処理する．この処理によって歯質とコンポジットレジンが一体化し強固な接着が得られる．

2) コンポジットレジン修復の歴史

コンポジットレジン以前の歯冠色成形修復材は，ケイ酸セメントやアクリルレジンなどが主流であったが，これらは種々の欠点を有していたことから，それらを補うため，Bis-GMAを主成分とするマトリックスレジンにフィラーを配合したコンポジットレジンが1962年R. L. Bowenによって開発された．その結果，アクリルレジンと比較し重合収縮は1/4程度に減少し，また熱膨張係数も1/3程度に低下し，さらに機械的強度や耐摩耗性も大幅に改善された．

当初，コンポジットレジンの重合方式は化学重合型が主流であったが，今日では色調安定性，操作性あるいは物性などに優れる可視光線重合型コンポジットレジンにその座を譲った．現在では多くの症例をコンポジットレジン修復で対応できるようになり，最も適応症例が豊富なMID（最小限侵襲の歯科医療）コンセプトに基づく修復法となっている．

2　コンポジットレジンの組成

コンポジットレジンは，マトリックスレジン，シラン処理されたフィラー，重合開始剤・重合促進剤，およびその他の成分を主な組成とした構造（**図5-8**）を有している．

1) マトリックスレジン matrix resin

ベースレジン base resin，基質・基材レジンともいう．

近年のコンポジットレジンの多くは，マトリックスレジンとしてBis-GMAを用いている．

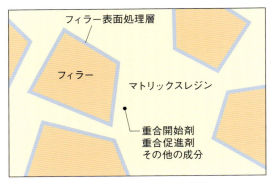

図 5-8 コンポジットレジンの組成と構造

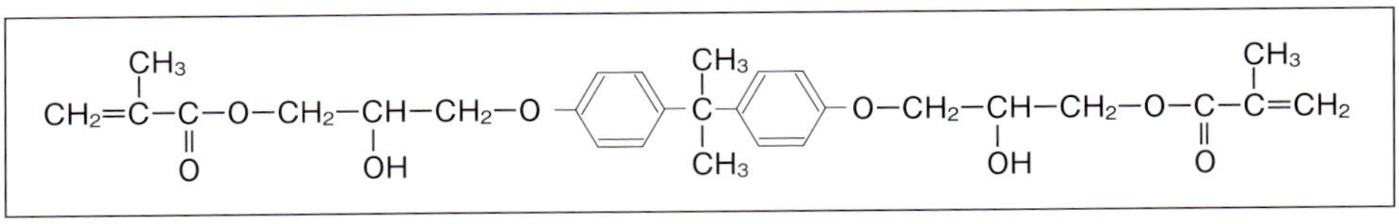

図 5-9 Bis-GMA の化学構造

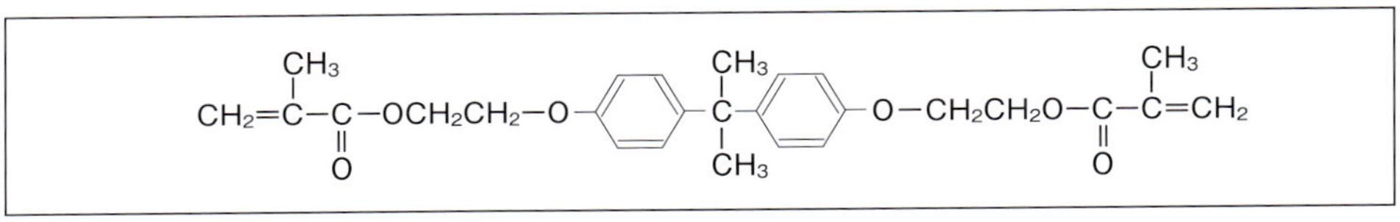

図 5-10 Bis-MEPP の化学構造

　Bis-GMA（図 5-9）は，アクリルレジンのグリシジルメタクリレート glycidyl methacrylate とエポキシレジンのビスフェノール A bisphenol-A との合成によって得られた 2 官能性メタクリレートであり，その性状は粘稠度の高い水飴状を呈している．重合によって，構造式両端の二重結合が解離・架橋し，網目状のポリマーとなることから，1 官能性の MMA 系線状ポリマーより強く硬く，重合収縮の少ない硬化物となる．分子中に親水基である水酸基を有しているため，性質としては親水性であると同時に，吸水性が高くなる．

　そこで，水酸基をなくし吸水性を抑えることによって物性や接着安定性を高めることをはかった Bis-MEPP〔2,2-ビス（4-メタクリロイルオキシジエトキシフェニル）プロパン〕（図 5-10）や，構造内にウレタン結合（―NHCOO⁻）を有し強靱な基質を形成する UDMA（ウレタンジメタクリレート）（図 5-11）などの疎水性レジンが開発され，マトリックスレジンとして用いられている．

　また，Bis-GMA をはじめとするマトリックスレジンの高い粘稠度の調整やフィラーとのなじみ向上をはかるため，TEGDMA（トリエチレングリコールジメタクリレート，別称：3 G）（図 5-12）が希釈剤として添加されている場合が多い．

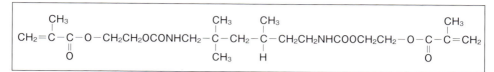

図 5-11　UDMA の化学構造

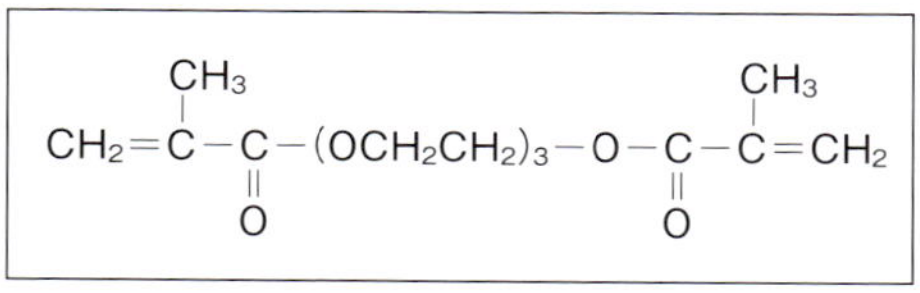

$$CH_2=C(CH_3)-C(=O)-O-(OCH_2CH_2)_3-O-C(=O)-C(CH_3)=CH_2$$

図 5-12　TEGDMA の化学構造

2) フィラー

(1) フィラーの役割と材質

複合材料であるコンポジットレジンの特徴的な物性は，マトリックスレジンに配合するフィラー filler によって大きな影響を受けている．

フィラーの役割としては，
① 機械的強度の向上
② 重合収縮の減少
③ 耐摩耗性の向上
④ 熱膨張率の低下
⑤ 吸水膨張量の低下

などがあげられ，熱膨張係数が小さい無機物の石英，水晶（クォーツ），シリカ，コロイダルシリカ，ガラスなどが用いられている．

また，エックス線造影性を付与させるために，バリウムガラス，ストロンチウムガラス，アルミノシリケートガラス，ジルコニアシリカなどもフィラーとして用いられている．

(2) フィラーの種類

(a) マクロフィラー

無機質ガラスなどを 100 μm 以下に粉砕した不定形のフィラーが当初用いられた．近年の製品では，平均粒径数 μm〜数十 μm のフィラーが配合されており，その配合量は約 70〜80 wt%（重量%）である．

(b) マイクロフィラー

平均粒径約 0.04 μm のコロイダルシリカが主に用いられている．コロイダルシリカは，マトリックスレジンへの配合に際し，その表面積の大きさから粘稠性が高まり，配合量は約 40 wt% にとどまった．そこで，コロイダルシリカ配合コンポジットレジンの優れた研磨性を保ちつつ，物性の向上を目的として，当該レジンブロック調整後に微粉砕して得たフィラー，すなわち有機質のマトリックスレジンと無機質のコロイダルシリカからなる「有機質複合フィラー」を追加配合すること

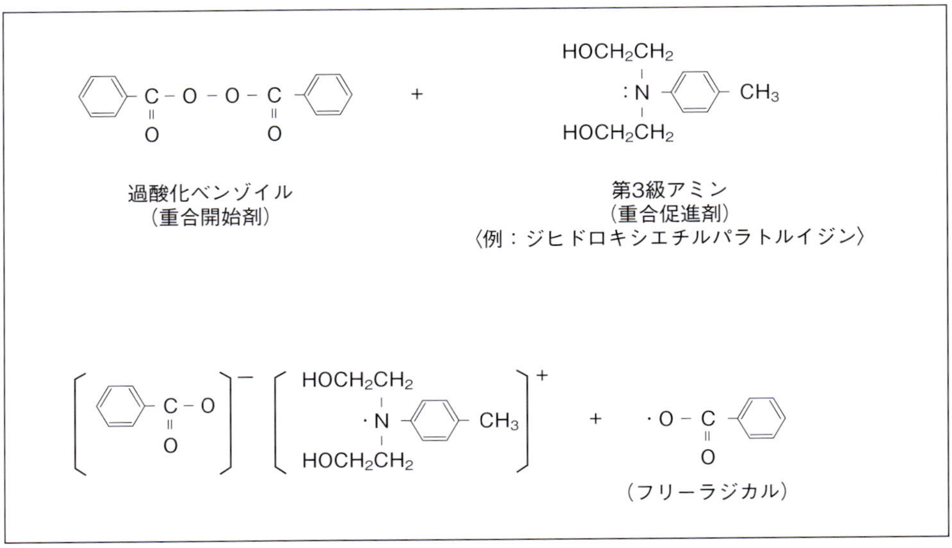

図5-13 過酸化ベンゾイルとジヒドロキシエチルパラトルイジンによるラジカル発生機序

によって，フィラー配合量は約60 wt%に向上している．

(c) サブマイクロフィラー

サブミクロンフィラーともいう．平均粒径約0.2～0.3 μm の球形あるいは不定形のフィラーが用いられている．

(d) ナノフィラー

粒径がナノメーターサイズ（約5～75 nm）のフィラーを活用している．また，これらのフィラーを凝集・非凝集で群体のようにクラスター化したフィラーが配合されている．

(3) フィラーの表面処理

無機質のフィラーと有機質のマトリックスレジンとを化学的に結合させ，複合材料としての機械的性質を向上させるために，フィラー表面にシランカップリング剤によるシラン処理が施されている．代表的なシランカップリング剤としては，ビニルトリクロロシラン vinyl trichlorosilane やγ-メタクリロイルオキシプロピルトリメトキシシラン γ-methacryloyloxypropyltrimethoxysilane（γ-MPTS）などがあげられる．

3）重合開始剤・重合促進剤

(1) 化学重合方式

化学重合方式のコンポジットレジンでは，重合開始剤としての過酸化ベンゾイル（BPO）と重合促進剤としての第3級アミンによる重合起媒方式（BPO-アミン起媒方式，redox system）が一般的である．代表的な第3級アミンとしては，ジメチルパラトルイジン（DMPT）やジヒドロキシエチルパラトルイジンがあげられる．

本方式によるラジカル発生機序は，①第3級アミンによる BPO の分解，②フリーラジカル（一次ラジカル）の生成（**図5-13**)，③マトリックスレジンモノマーの活性化，④活性化レジンモノマー

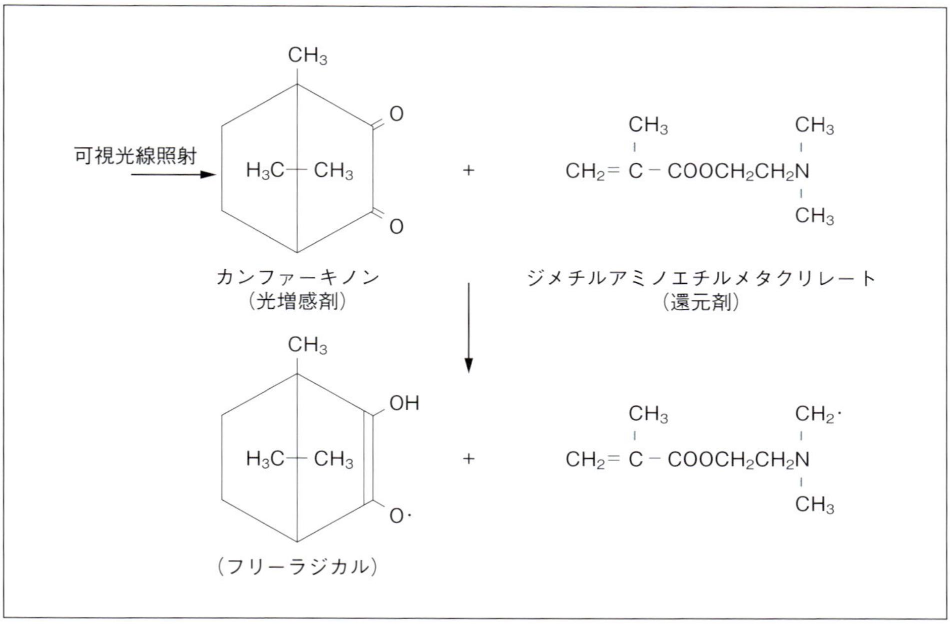

図 5-14 カンファーキノンとジメチルアミノエチルメタクリレートによるラジカル発生機序

の網目状連結，⑤高分子化，⑥重合・硬化という過程を経る．

（2）光重合方式

　光（可視光線）重合方式のコンポジットレジンでは，470 nm 付近の波長をピークとする可視光線を吸収し，フリーラジカルを発生させる光増感剤（重合開始剤として働く）と還元剤（重合促進剤として働く）による重合起媒方式が一般的である．

　代表的な光増感剤としてはカンファーキノン camphor quinone（CQ）が，還元剤としては第3級アミンのジメチルアミノエチルメタクリレートがあげられる．なお，紫外線重合型コンポジットレジンの光増感剤としてはベンゾインメチルエーテルが用いられていた．

　本方式によるラジカル発生機序は，①カンファーキノンが 470 nm 付近の可視光線を吸収，②カンファーキノンの励起，③還元剤が励起カンファーキノンに作用，④フリーラジカルの生成（**図 5-14**），⑤重合促進，⑥レジンモノマーの高分子化，⑦重合・硬化という過程を経る．

4）その他の成分

　コンポジットレジンに含まれるその他の成分としては，重合禁止剤，色素（顔料），酸化防止剤，紫外線吸収剤，エックス線造影剤などが微量配合されている．

3　コンポジットレジンの種類

1）フィラーによる分類（**図 5-15**）

　フィラーの材質，粒径，形状，配合量，およびその表面処理法は，コンポジットレジンの材料学

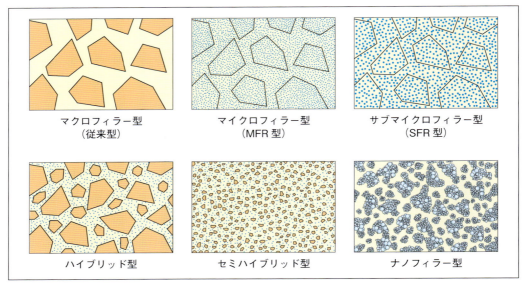

図 5-15　コンポジットレジンのフィラーによる分類

的性質に影響を及ぼす．

(1) マクロフィラー型（従来型）

　コンポジットレジン開発当初の形式で，石英やアルミノシリケートガラスなどを粒径約数〜50 μm の不定形に微粉砕し，約 70 wt% のフィラー配合量としていた．フィラーの配合によって従来のレジンより機械的強度は向上したが，前歯部への応用に際してはフィラー粒径が大きいため研磨性に劣り，また臼歯部への応用に際しては耐摩耗性に劣る欠点があった．

(2) マイクロフィラー型（MFR 型）

　平均粒径 0.04 μm のコロイダルシリカと有機質複合フィラーを添加することによってフィラー配合量は約 60 wt% となった．機械的強度が向上し，研磨性・表面滑沢性を含め審美性が重視される前歯部用として主に使用されている．

(3) サブマイクロフィラー型（SFR 型）

　平均粒径約 0.2〜0.3 μm の球形または不定形のフィラーを有機質複合フィラーとして活用しながら，約 60〜70 wt% のフィラー配合量としている．MFR 型レジンと同様に審美性を優先する部位に使用される場合が多い．

(4) ハイブリッド型

　マクロフィラーとマイクロフィラーを混合させることで，約 70〜80 wt% のフィラー配合量としている．マイクロフィラーの配合は，コロイダルシリカをマトリックスレジン中に分散させる方法，あるいは有機質複合フィラーとして配合させる方法をとっている．異種のフィラー配合によって機械的強度と審美性の両立がはかられ，前歯・臼歯部両用として使用されている．

(5) セミハイブリッド型

　マクロフィラーの粒径を約 0.1〜数 μm に微粉砕し，さらにその間隙を埋めるフィラーを添加す

ることによって，フィラー間距離の減少をはかり，配合量を約 80〜85 wt％に高めた．高密度充填型コンポジットレジンとも呼称され，頻用されている．

(6) ナノフィラー型

平均粒径数十 nm のフィラーと，それを集合体としたクラスターを配合し，機械的強度と審美性の両立をはかっている．また，粒径数 μm のフィラーとナノサイズのフィラーを配合したレジンを，ナノハイブリッドレジンとよぶことがある．

2）修復部位による分類

(1) 前歯部用

前歯部用としては，研磨性や色調再現性などをはじめとする優れた審美性が機械的強度や耐摩耗性よりも重視される．

(2) 臼歯部用

臼歯部用としては，咬合・咀嚼力に対応できる機械的強度や耐摩耗性が審美性よりも重視される．

(3) 前歯・臼歯部両用

良好な研磨性や色調再現性に加え，優れた機械的強度や耐摩耗性も求められることから，これらをあわせもつ材料が適応となる．

(4) 築造用

化学重合方式と光重合方式に加え両重合方式をあわせもつデュアルキュア型がある．

(5) 小窩裂溝填塞用

流動性を高めることによって，小窩裂溝や微細な部分まで填塞可能となっている．

3）重合方式による分類

(1) 化学重合型コンポジットレジン chemical-cured resin composite

重合開始剤の過酸化ベンゾイルと重合促進剤の第 3 級アミンによる重合起媒方式をとる常温重合型のコンポジットレジンで，粉・液型，あるいはペースト・液型が市販されていた．現在は 2 ペースト型が一般的である．

(2) 光重合型コンポジットレジン light-cured resin composite

1970 年代初頭に，紫外線の照射によって重合硬化する紫外線重合型コンポジットレジンが照射器とともに開発されたが，紫外線による生体為害性と，浅い硬化深度などの問題が指摘された．その後，可視光線重合型コンポジットレジンが照射器とともに製品化された．

(3) デュアルキュア型コンポジットレジン dual cured resin composite

照射光が不十分となる症例において，化学重合と光重合の両起媒方式をあわせもつ 2 ペーストのデュアルキュア型が用いられている．

4）稠度による分類

(1) フロアブルコンポジットレジン flowable resin composite

流動性を特徴としたコンポジットレジンである．操作性や窩壁適合性の向上を目的としている．

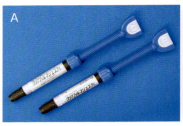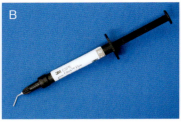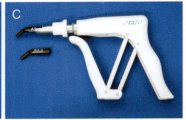

図 5-16　供給形態による分類
A：シリンジタイプ，B：ダイレクトアプリケーションシリンジタイプ，C：コンピュールタイプ．

一般的にフィラー配合量を少なく，希釈モノマー量を多く設定し，物性的には低い傾向にあった．しかし，最近では，インジェクタブルコンポジットレジン（注入可能なコンポジットレジン）として臼歯部修復に応用可能な製品も市販されている．供給形態としては，シリンジから直接応用部位に対しレジンペーストを直接填塞するダイレクトアプリケーションシリンジが一般的である．

(2) コンデンサブル（パッカブル）コンポジットレジン condensable（packable）resin composite

フィラー配合量とマトリックスレジン粘稠度の調整によって，加圧填塞を行いやすくしたコンポジットレジンである．

5）供給形態による分類

(1) シリンジタイプ（図 5-16A）
　多くのコンポジットレジンが採用している供給形態である．
(2) ダイレクトアプリケーションシリンジタイプ（図 5-16B）
　シリンジから窩洞や応用部位へ直接注入填塞することが可能である．
(3) コンピュールタイプ（図 5-16C）
　コンポジットレジンが封入されたチップをシリンジに装填して応用する供給形態である．ダイレクトアプリケーションシリンジタイプと同様に窩洞へ直接填塞することも可能である．

4　光重合型コンポジットレジン修復の特徴

1）光重合型コンポジットレジン修復の臨床的特徴

(1) コントラクションギャップ（重合収縮）
　窩洞に填塞されたコンポジットレジンは重合時に収縮する．その際，歯質/レジン間の接着力とコンポジットレジンの重合収縮応力との間で"綱引き"が生じる．そして，重合収縮応力が接着力を上回ると歯質とレジンの間に隙間が生じる．これをコントラクションギャップという（図 5-17）．
　コントラクションギャップが生じると細菌，口腔液などが侵入し，二次齲蝕や歯髄炎の原因となる辺縁漏洩が生じる（図 5-18）．この辺縁漏洩は，口腔内における咬合力やサーマルサイクリング（温度の繰り返し変化）によって加速される．

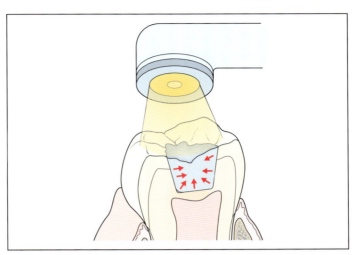

図 5-17 コントラクションギャップの発生メカニズム

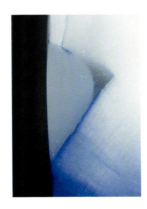

図 5-18 辺縁漏洩
小臼歯歯頸部 V 字状窩洞にレジン修復後，サーマルサイクリングと繰り返し荷重同時負荷後の辺縁漏洩．青い色素がギャップや象牙細管に浸透している．

　コントラクションギャップの原因となる重合収縮応力は窩洞形態によって異なる．重合収縮応力は C-factor（configuration-factor）という概念によって説明されており，これは接着面積と非接着面積の割合（C-value）によって大きな影響を受ける（**図 5-19**）．具体的には，レジンと窩洞が接着していない面（非接着面積）が広いほど C-value の値は小さくなり，重合収縮応力の影響を受けにくい．逆に，多くの面が窩壁と接する 1 級窩洞や 5 級窩洞は C-value の値が大きくなり，重合収縮応力の影響を受けやすい．したがって，C-value の値が大きい窩洞を修復する場合には，レジンの積層填塞法やフロアブルコンポジットレジンを併用することにより，重合収縮応力の緩和に努める．
　また，修復当日は接着界面部，すなわちボンディング材層やコンポジットレジン内では，重合収縮によるひずみが生じ，残留しているため，修復当日の研磨については避けることが望ましい．
　一方，唇側壁あるいは舌側壁が残存する 3 級窩洞修復などでは，レジンの重合収縮が光の照射方向に向かって収縮するという特性を逆に利用し，残存壁を透過した光（歯質透過光）によって窩洞内のレジンを重合させることで，窩壁側への密着収縮をはかり，同部でのコントラクションギャッ

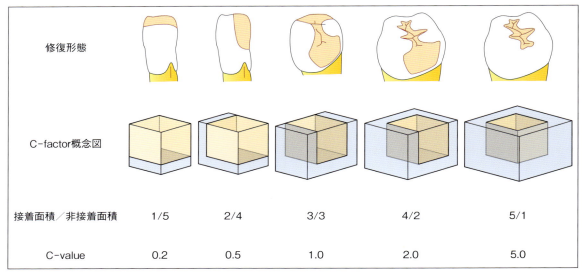

図 5-19　C-value と修復形態との関係

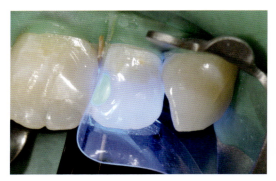

図 5-20　歯質透過光による3級窩洞内レジン重合硬化

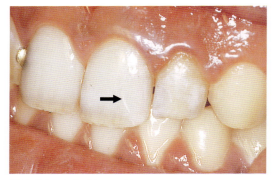

図 5-21　ホワイトマージン
矢印の部位にホワイトマージンが認められる．

プの発生を抑制する一助となる（**図 5-20**）．

また，コントラクションギャップが窩縁部付近に生じたときの対処法は，リン酸処理液などによるエッチング，水洗，乾燥を経て，ギャップに毛細管現象を利用してボンディング材を含浸させるレジンインプレグネーション法が効果的である．

(2) ホワイトマージン

レジンと歯質，特にエナメル質との接着が強固であり，かつレジンの重合収縮応力が窩縁部のエナメル質自体の引張強さより大きい場合には，窩縁のわずか外側に沿って亀裂が生じ，白線として認められることがある．これをホワイトマージンという（**図 5-21**）．

予防法は窩縁部にベベルを付与し，窩縁部コンポジットレジンを薄層化することにより重合収縮応力の緩和をはかり，さらに分割積層填塞法の活用や修復当日の研磨回避が望ましい．また，ホワイトマージンが生じたときの対処法はレジンインプレグネーション法が有効である．

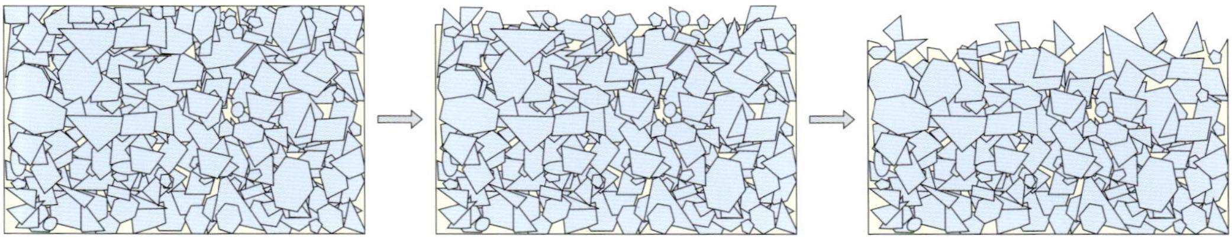

図 5-22　コンポジットレジンの摩耗メカニズム

（3）耐摩耗性

　コンポジットレジンの摩耗メカニズムは，まずマトリックスレジンに摩耗が生じ，次いでフィラーとマトリックスレジン間のシランカップリング層が加水分解し，さらにフィラーが脱落することによって進行する（図 5-22）．しかし，現在ではコンポジットレジンのフィラー粒径の微細化およびフィラー表面処理技術の向上によって，以前に比べ摩耗量が臨床的に問題となることは少なくなった．摩耗への対応としては，補修修復などが行われる．

（4）色調と色調安定性

　コンポジットレジンの色調安定性が向上したことから，レジン自体の変色は少ない．しかし，修復物表面に気泡や研磨不足による粗糙面が存在すると，飲食物などの色素が付着しやすくなる．また，窩縁外にレジンが溢出し過剰填塞となると，レジンと歯質表面の間に着色物が侵入沈着し，褐線が生じることがある．これらは形態修正や研磨などで対処することができる．

　一方，辺縁漏洩による窩壁部への着色物沈着や辺縁性二次齲蝕などの原因によって審美障害が生じたときは，症例に応じ，着色部や感染歯質部の部分的除去を経た補修修復や，修復物の完全除去による再修復を行う．

（5）歯髄刺激性

（a）酸処理

　歯質との接着を獲得するためには歯質の脱灰が必須であり，特にエナメル質にはリン酸などを用いた積極的な酸処理が有効である．一方，象牙質面への酸処理は，象牙細管の漏斗状拡大や透過性亢進を生じ，歯髄への刺激性を高める危険性がある．したがって，作用時間を厳守し，その後十分な水洗を行う．

（b）ボンディング材/コンポジットレジン

　以前は未反応モノマーをはじめ，重合開始剤・促進剤により歯髄刺激が惹起され，覆髄や裏層が必須と考えられていた．しかし，現在では重合硬化したボンディング材やコンポジットレジン自体による歯髄刺激はないことが確認されている．また残存象牙質の厚さが十分な場合や，象牙細管が無機質の結晶で狭窄・封鎖されていれば，刺激は抑制・遮断される．したがって，通常のコンポジットレジン修復に際しては裏層も必要ない．

（c）細菌

コンポジットレジン修復時の歯髄刺激は当初レジン成分が疑われていたが，Brännström らにより，歯髄刺激の原因は辺縁漏洩に伴う象牙細管への細菌侵入であることが判明した．

今日では，スミヤー層内の細菌，再発性齲蝕やレジン填塞前に窩洞内へ侵入した細菌なども歯髄刺激の原因であると考えられるようになった．

2）コンポジットレジン修復窩洞の特徴

コンポジットレジン修復は MID 概念を治療法として具現化できる接着性に優れ，審美性に長けた成形修復であると同時に，脆性の修復材料を用いた修復であることを念頭において対応することが求められる．したがって，従来の窩洞の原則に照らして特徴をあげると，以下のようになる．

（1）窩洞外形

接着性修復は基本的に予防拡大を行わず，齲窩の開拡を経て，感染歯質を取り除いた状態が窩洞外形となる．また窩洞外形は円滑な曲線とし，歯肉側窩縁は歯肉縁上にとどめ，対合歯との咬合接触部位に設定しない．

（2）保持形態

接着性を有するため，保持形態を考慮する必要はない．

窩縁へのベベル付与は，エナメル小柱の横断面あるいは斜断面を露出させることによって，接着強さや辺縁封鎖性の向上に寄与する．

（3）抵抗形態

（a）歯質に対する抵抗形態

遊離エナメル質はレジンと接着させることによって補強されるので保存する．ただし，咬合力などの外力が直接加わるような部位では除去を行う場合がある．

（b）修復物に対する抵抗形態

体部破折や辺縁破折が生じないように，レジンにある程度の厚みをもたせる．

（4）便宜形態

齲蝕除去，填塞，仕上げ研磨が行いやすいように，3 級窩洞では唇面あるいは舌面に窩洞を開放し，また 2 級窩洞では咬合面あるいは頬舌面に窩洞を開放することもある．

（5）窩縁形態

エナメル小柱の縦断面は劈開性を有し，脆弱である．エナメル質窩縁部では窩壁をエナメル小柱と平行とせず，ベベルを付与し横断面を露出させることによって小柱の剝離を防ぐようはかる．またエナメル小柱の横断面は，縦断面よりも酸処理による効果が得られやすく，高い歯質接着性が獲得できる．

咬合力が直接作用しない部分では，接着性の向上と色調移行性を得るためにストレートベベルが有効である．一方，咬合力が直接作用しやすい部分では，窩縁部レジンの破折防止をはかったノンベベル（バットジョイント）の付与が一般的である（**図 5-23**）．

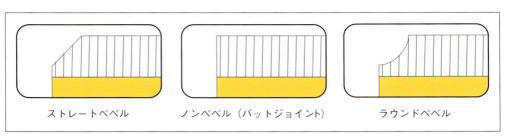

図 5-23 コンポジットレジン修復窩洞の窩縁形態

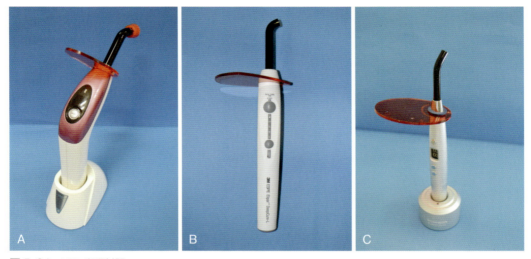

図 5-24 LED 光照射器
A：多機能照射モード設定可能照射器．B：広範囲光均一深部到達性照射器．C：高照射強度軽量照射器．

5 光照射器

　光重合型コンポジットレジンの重合硬化には可視光線範囲に含まれる波長 400～500 nm の光を発する光照射器が必要である．
　光照射器の光源としてはハロゲンランプ，LED（light emitted diode，発光ダイオード）などがあげられる．

1）種類

（1）光源による分類

（a）ハロゲン光照射器
　ハロゲンランプを光源とする光照射器である．ハロゲンランプは安価であり，発する光の強度は高いが，発熱や消費電力が多いことが難点とされる．

（b）LED 光照射器（図 5-24）
　LED を光源とする現在主流の光照射器である．LED はフィルターを必要とせず，寿命が長く，

発熱量が少ないことに加え，コードレス化が可能であることを特長とする．

2）臨床における留意点

レジンへの光照射が不十分であると重合硬化に影響を及ぼす．口腔内に挿入する先端部分の滅菌・消毒をはじめ，同部へのレジン系材料の付着や破損などの確認，光量計（ラジオメーター，ライトチェッカー）による照射強度などの確認を行う．

6 コンポジットレジン修復の適応

コンポジットレジン修復は，修復用レジンならびにレジン接着システムの目覚しい開発・改良によって，その適応は従前に比べ格段に広がり，多種多様な症例に対し適応可能となっている．Blackの窩洞分類に基づき，その概要について解説する．

1）1級

（1）前歯舌面1級症例
盲孔に生じた齲蝕は外観より深く進行している場合が多く，感染歯質除去の際には露髄を念頭におきつつ，小径の切削器具を用いながら慎重に行うことが求められる．

（2）臼歯1級症例
罹患歯質の除去をもって外形とし，予防拡大は必ずしも必要でなく，窩洞幅も可及的に狭くする．咬合面小窩裂溝部の齲蝕症例では，エナメル小柱の走向に基づき，罹患歯質が内開き形を呈し，さらに象牙質へ進行した症例では，部位にかかわらずエナメル象牙境に沿って側方へ齲蝕が波及しており，感染歯質の除去の際には注意を要する．広く大きな窩洞や深い症例では，レジンペーストの重合収縮や硬化不全に配慮し，分割積層塡塞を行う．

2）2級

臼歯隣接面の罹患歯質除去に際し，直接的アプローチが不可能な症例では齲窩を咬合面に開拡して修復を行う場合が多い．しかし，非接着性修復とは異なり予防拡大の必要性はなく，咬合力などの外力に対する抵抗形態を考慮した窩洞に仕上げる．咬合面の窩縁形態はノンベベル（バットジョイント）あるいはラウンドベベルとし，隣接面では辺縁封鎖性の向上を期待してエナメル小柱横断面を有するストレートベベルの付与が望まれる．修復に際しては，透明ストリップスを用いた隔壁を設け，ウェッジによって歯間分離と歯肉側壁窩縁部の圧接をはかり，適切な接触点の回復と歯肉側窩縁部の移行的適合に努める．

3）3級

齲窩の開拡に際しては，小径のラウンド（球形）ダイヤモンドポイントやペア（洋ナシ）型カーバイドバーを用いる．開放の向きは，実質欠損側あるいは歯質削除量を抑えることができる唇・舌側いずれかとする．遊離エナメル質が隅角部に生じやすいが，審美性の向上，解剖学的形態の再現性，修復物の保持増強，咬合接触部の保存などの観点から保存する場合が多い．

4）4級

窩縁には良好な接着の獲得を期待し，エナメル小柱横断面を有する幅広のストレートベベルを付与する．切縁隅角部の実質欠損が大きな症例では透明ポリエステル製のコーナーマトリックスやクラウンフォームの併用が有効である．

5）5級

エナメル質に限局する症例では，窩洞を浅い皿型とする．エナメル象牙境を越えて罹患部が進行している症例では，齲蝕検知液を併用しながら，齲蝕象牙質外層を完全に除去し，進行程度によってお椀型やさらに深く広い窩洞とする．

6）その他の適応

（1）根面齲蝕

感染歯質の完全除去をもって窩洞外形とするが，齲蝕が隣接面に波及した症例では，感染歯質の取り残しに注意する．修復に際しては，ラバーダム装着が困難な場合も多く，歯肉溝からの滲出液や血液による汚染を受けやすい．このような症例では，既製の透明ストリップスにU字形の切り込みを入れたサービカルフェンスの設置が有用である．

（2）くさび状欠損

修復に先立ち，象牙質知覚過敏の有無を確認する．良好な接着獲得を見据え，露出面に対し新鮮面を得る程度の一層削除や保持安定溝の付与が有効である．

（3）前歯切端部破折

修復に先立ち，歯髄電気診による歯髄の生死の確認が大切である．また，露髄の有無や破折面の歯髄近接状態について精査し，必要に応じて直接または間接覆髄を行う．4級修復と同様に，修復後に比較的大きな外力負荷を予測できることから，窩洞全周にわたりエナメル小柱横断面を有する長めのベベルを付与する．実質欠損が大きな症例の修復に際しては，透明クラウンフォームの併用が有効である．

（4）咬耗症

修復後の咬合力をはじめとする比較的大きな外力の負荷を想定し，修復物の破折・脱落などを抑制する対応が求められると同時に，修復後の咬合調整を必ず行う．窩縁部エナメル質にはベベルを付与する．象牙質陥凹部に齲蝕が存在する症例では感染歯質の完全除去をはかる．

（5）変色歯

患歯の生死や変色の範囲について確認し，対応をはかる．変色が唇面・頬面の一部に限局する症例では，平滑面の修復に準じた修復を行う．前歯部唇面の全面にわたる症例では，エナメル質内にとどめた形成を経て，コンポジットレジン直接法によるベニア修復が可能である．修復用レジンには，患歯の背景色を遮断するオペークレジンが効果的である．

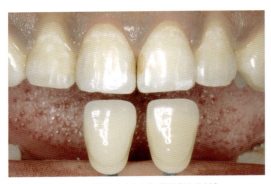
図 5-25　シェードテイキング（視感比色法）

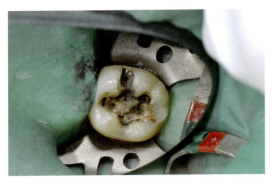
図 5-26　術野隔離（防湿）

7　コンポジットレジン修復の手順

1）基本的修復手順

（1）修復前の前準備
　良好な予後を得るために，緊急処置を要する場合を除き，修復に先立ち，まず口腔衛生指導を行う．歯肉の状態が不良であると，歯肉からの出血や歯肉溝からの滲出液によって窩洞は汚染されてしまう．必要に応じてブラッシング指導，プラークコントロール，スケーリング，さらには着色や沈着物の除去などを行い，口腔内環境を改善してから修復処置を行う．

（2）修復時の前準備
（a）歯面清掃・口腔内消毒
修復直前にはポリッシングブラシやラバーカップなどを用いて歯面清掃を行う．
（b）咬合検査
窩洞外形は，窩縁を対合歯と咬合接触させないように設定する必要があり，修復に先立ち，咬合紙などを用いて対合歯との咬合関係をチェックする．
（c）除痛法
除去すべき齲蝕象牙質外層は知覚を伴わないので，基本的には除痛は不要である．しかし，患者が痛みを訴え，除痛を希望する場合にはこれに応じて行う．
（d）シェードテイキング
コンポジットレジンには多数の色調がそろえられており，シェードテイキング（色合わせ）は，シェードガイドや各製品の色見本を指標として行う（視感比色法）．
　色合わせは，①ラバーダム装着前に行う，②歯面を濡らした状態で行う，③自然光が望ましく，④短時間で行う，などの点に留意する（図 5-25）．
（e）術野隔離（防湿）
コンポジットレジン修復を行う際にはラバーダム法による術野隔離を行うことを原則とする（図 5-26）．その設置が困難な場合は，簡易防湿を行う．

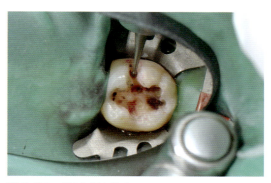
図 5-27　感染歯質の除去

(f) 歯間分離

隣接する歯と歯を分離することにより，隣接面の検査を容易にし，窩洞形成時の隣在歯隣接面や歯間乳頭の損傷を防ぐ．さらに隔壁の厚み分の隙間を補償し，確実な接触点の回復を行うことができる．くさびを用いた事前の歯間分離をプレウェッジという．

(g) 歯肉排除

歯肉側窩縁部の修復では，歯肉溝からの滲出液や歯肉からの出血などにより窩洞が汚染されるので，歯肉排除を行う．

(h) 圧子の調整

光が透過するように透明な材料を用いて圧子を製作・調製することがある．

(3) 窩洞形成

(a) 齲窩の開拡

齲窩の開拡は，エアタービンに装着したラウンド（球）形あるいはペア（洋ナシ）型ダイヤモンドポイントやペア型カーバイドバーを用いて注水下で行う．齲蝕病巣の拡がり（齲蝕円錐）を考慮して行う．

(b) 感染歯質の除去

齲蝕象牙質の削除は，齲蝕検知液による染色を経て，マイクロモーターにスチールラウンドバーを装着し，低速回転で行う（**図 5-27**）．スプーンエキスカベーターなどの手用切削器具の併用も有効である．開拡されたエナメル象牙境に沿って側方に進展した罹患歯質を完全に除去することが重要である．

(4) 歯髄保護

歯質接着システムを用いた場合は，特に裏層を考慮する必要はない．残存象牙質の齲蝕象牙質内層の象牙細管は無機質の結晶で封鎖または狭窄されている場合が多く，外来刺激は遮断される傾向にある．

(5) コンポジットレジンペースト塡塞

(a) 隔壁の準備

通常，隣接面を含んだ複雑窩洞では隔壁を設け窩洞を単純化する（**図 5-28**）．

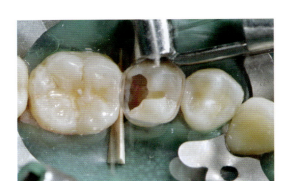

図 5-28　隔壁の準備

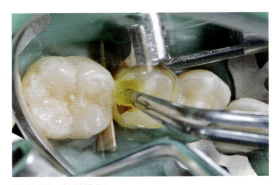

図 5-29　接着操作

(b) 接着操作

　コンポジットレジン自体には歯質接着性はないので接着操作を行う（**図 5-29**）．歯面処理中に唾液や血液などによって窩洞が汚染されると接着は著しく減弱する．この場合の対応としては，窩壁表面を再度一層削除し，新鮮面を得た後に歯面処理を再び行うことが望ましい．

(c) レジン塡塞

　コンポジットレジンをシリンジから適量採取し，レジン充塡器を用いて窩洞に塡塞する．レジンの重合深度は 2〜3 mm 程度である．深い窩洞では重合収縮応力を緩和する目的でフロアブルコンポジットレジンなどを象牙質へ一層塗布することや分割積層塡塞法によるレジン塡塞を行う．

(d) 賦形

　充塡（賦形）器をレジン側から歯質側へ軽くたたくように移動させ，レジンを窩縁に対しわずかに被覆（ラップジョイント）させるように操作し，賦形を行う．圧子を用いる場合には，塡塞したレジンの上から圧接する．

(e) 光照射

　光照射に際しては，術者，アシスタントおよび患者は遮光板や保護用眼鏡で目を保護する．また光照射時には，①被照射面に対して垂直に，②可能なかぎり近接させ，③多方向から複数回の照射

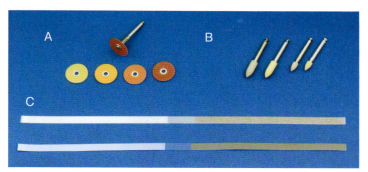

図 5-30 各種仕上げ研磨用器具
A：平滑面に有用なディスクタイプ.
B：咬合面などに有用なポイント類.
C：隣接面に有用なストリップスタイプ.

を行い，④窩洞が深い場合は照射時間の延長や分割積層填塞法を活用することによって確実な重合をはかる．

(6) 仕上げ研磨

レジンを填塞した当日は重合反応が完全には終了していない．さらに，重合収縮応力が界面部に作用し，ボンディング材層やコンポジットレジン内にはひずみが生じ，残留している可能性があることから，填塞当日に界面部へさらにストレスを加えることは避けるべきである．

填塞当日はレジンナイフ，超微粒子ダイヤモンドポイント，カーバイドバーなどを用いて，窩洞から大幅に溢出したレジンの除去と咬合調整にとどめることが推奨される．

最終的な形態修正・仕上げ研磨は，原則として填塞後24時間以上経過してから行うことが推奨される．

仕上げ研磨は，修復部位に応じて研磨用ディスク，コンポジットレジン専用シリコーンポイント，研磨用ストリップスなどを，砥粒（目）の粗いものから細かいもの（図5-30）へと順に用いて行う．なお，仕上げ研磨用の器具は製品により湿式（注水）研磨用と乾式研磨用とがあるので，確認してから使用する．

(7) 予後・術後管理

第8章「修復治療の術後管理」を参照．

2）修復に使用される器材

(1) 回転切削器具

通常のポイントと比べ，ミニマルインターベンション用に頭部が小さく，頸部軸が細いスリムシャンクのラウンドやペア（洋ナシ）型ダイヤモンドポイントがある．また，齲蝕象牙質のみを選択的に削除するポリマー樹脂製のバーも市販されている．

(2) 隔壁，圧子

隣接面を含む2面以上の複雑窩洞の修復に際し，側方開放面に隔壁を設けることにより窩洞を単

第 5 章　直接修復

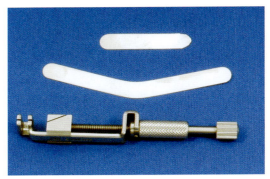

図 5-31　マトリックスバンド（上）とトッフルマイヤー型リテーナー（下）

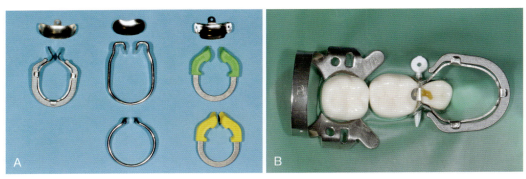

図 5-32　セクショナルマトリックスとリング状リテーナーによるマトリックス装置
A：セクショナルマトリックスとリング状リテーナー，B：装着時．

純化し，修復操作や形態回復の簡便化をはかることができる．また，1面窩洞に填塞されたコンポジットレジンに対し，既製または自製の透明圧子を圧着させることによって，解剖学的形態の付与と同時に周囲歯質との等高移行的な填塞が行える．

（a）2級窩洞

隔壁は保持装置と組み合わせて用いる．最も代表的な組み合わせとして，マトリックスバンドとトッフルマイヤー型リテーナー（図 5-31）あるいはアイボリーのリテーナーなどがある．操作性がより簡便で，歯間分離も同時に行えるセクショナルマトリックスとリング状リテーナーによる装置（図 5-32）が複数製品化されている．

（b）3級窩洞

プラスチック製の透明ストリップスなどが用いられる．

（c）4級窩洞

3級窩洞と同様に透明ストリップス，あるいはコーナーマトリックスやクラウンフォームなどが有用である．

Ⅱ　コンポジットレジン修復

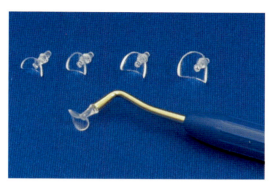

図 5-33　サービカルマトリックス

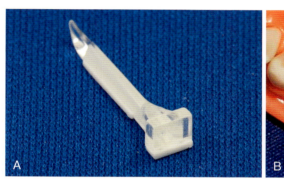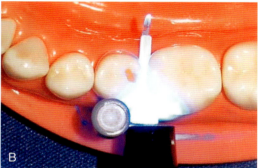

図 5-34　光導型ウェッジの応用
A：光導型ウェッジ，B：光導型ウェッジ併用の光照射．

（d）5級窩洞・くさび状欠損

透明サービカルマトリックス（図 5-33）などを用いる．

(3) 光導型ウェッジ

　光導型ウェッジは透明性に優れることから，照射器からの照射光を透過させ側室部に填塞されたレジンを確実に重合させ，適合性を高めることができる（図 5-34）．

3）適応時の留意点

　コンポジットレジン修復は，齲蝕性・非齲蝕性硬組織疾患に応用できる低侵襲かつ審美的な接着性修復である．以下に臨床において修復頻度の高い2級修復（図 5-35），歯頸部修復（図 5-36），咬耗歯への修復（図 5-37）についての留意点を示す．

第5章　直接修復

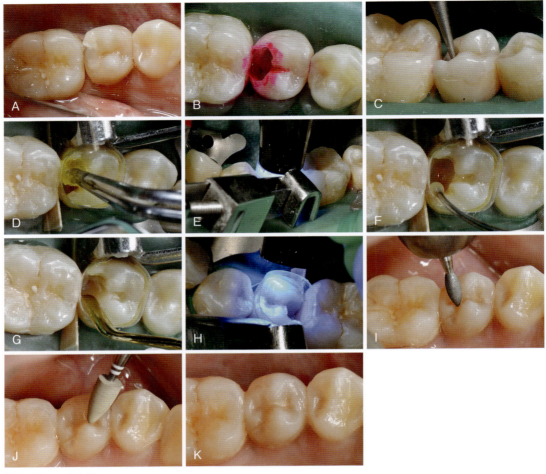

図 5-35　2級修復
A：|5 の遠心隣接面に齲蝕を疑う変色を認める．
B：齲窩の開拡を経て，齲蝕検知液による齲蝕象牙質外層の染め出しを行う．
C：赤染象牙質の除去⇒再度の染色⇒除去を繰り返し，MID に基づく外層の除去をはかる．
D：レジン接着システム指定の適切な歯面処理を行う．
E：歯面処理された窩壁に対し，十分な光照射を行う．
F：窩洞内の象牙質窩壁に対するフロアブルコンポジットレジンの貼付，光照射によってコントラクションギャップの発現予防をはかる．
G：分割積層填塞によってコントラクションギャップ，ホワイトマージンの発現予防をはかる．
H：歯質透過光による窩洞内レジンの重合硬化によってコントラクションギャップの発現予防をはかる．
I：修復当日は，過剰溢出部の除去と咬合調整にとどめる．
J：24 時間以上経過後の次回来院時に，仕上げ研磨を行う．
K：修復後には定期的な予後観察によって機能的・形態的・色彩的変化を見守り，必要に応じた対応をはかる．

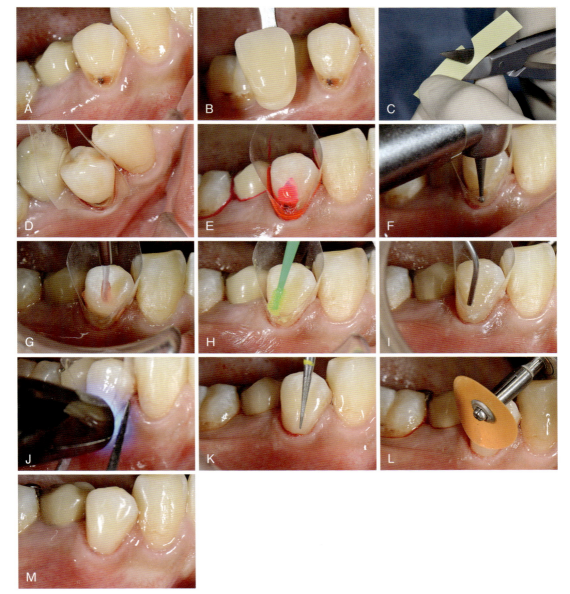

図 5-36 歯頸部修復

A：4̲ の頬側歯頸部に齲蝕症第2度を認める．
B：患歯を湿潤させ，自然光下の短時間でシェードテイキングを行う．
C：透明プラスチック製ストリップスにU字形の切り込みを入れる．
D：患歯の両隣接面と歯肉溝へのストリップス挿入によってフェンスを設置し，歯肉排除と同時に防湿効果を得る．
E：齲蝕検知液による齲蝕象牙質外層の染め出しを行う．
F：赤染象牙質の除去⇒再度の染色⇒除去を繰り返し，MIDに基づく外層の除去をはかる．
G：エナメル窩縁部への幅広のベベル付与を経て，セレクティブ（エナメル）エッチングをはかる．
H：レジン接着システム指定の適切な歯面処理を行う．
I：フェンス内の窩壁に対しフロアブルコンポジットレジンを填塞する．
J：ピンセットによって両隣接面部のフェンスを挟みながら，十分な光照射を行う．
K：修復当日は，過剰溢出部の除去にとどめる．
L：24時間以上経過後の次回来院時に，仕上げ研磨を行う．
M：定期的な予後観察によって修復の経過を見守り，必要に応じた対応をはかる．

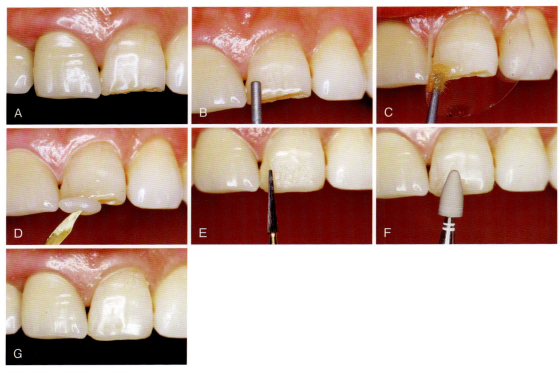

図 5-37 咬耗歯への修復
A：咬耗によって，エナメル質とともに象牙質の一部が欠損している．
B：鋭端部はダイヤモンドポイントを用いて整理する．
C：隣在歯を保護しながら接着操作を行う．
D：対合歯の摩耗を考慮したレジンペーストを選択する．
E：コンポジットレジンの形態修正には，カーバイドバーあるいは超微粒子ダイヤモンドポイントを用いる．
F：研磨には，コンポジットレジン研磨用シリコーンポイントを用いる．
G：咬合調整を十分に行うことも，怠ってはならない．

（奈良陽一郎，柵木寿男）

Ⅲ　グラスアイオノマーセメント修復

1　グラスアイオノマーセメントの組成と特徴

1）グラスアイオノマーセメントとは

　グラスアイオノマーセメント glass ionomer cement は，A. D. Wilson と B. E. Kent が 1969 年に開発した歯科用セメントである．

　開発当初は，粉末のアルミノシリケートガラス alumino-silicate glass と液のポリアクリル酸 polyacrylic acid の頭文字をとって ASPA と略され，ASPA セメントの名称で修復用として欧米で普

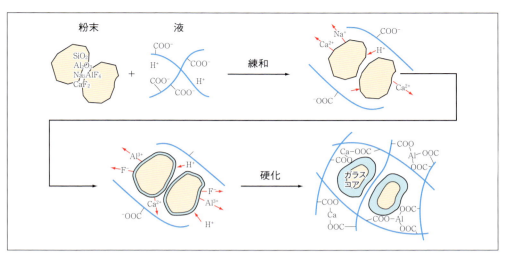

図 5-38 グラスアイオノマーセメントの硬化模式図

及した.

　粉末成分の基本はカルシウム・アルミノシリケートガラスが中心であるが,使用目的によって着色剤やエックス線造影性のあるバリウムガラスなどを混入したり,アマルガム用合金である銀粉末やタンニン・フッ化物合剤を含有した製品もある.また,液の成分はポリアクリル酸水溶液であるが,イタコン酸やマレイン酸が含まれている.

　グラスアイオノマーセメントは修復のみならず,合着,裏層,小窩裂溝填塞,支台築造など,臨床において多目的セメントとして使用されている.

2) グラスアイオノマーセメントの組成と硬化機構

(1) 従来型グラスアイオノマーセメント

(a) 粉末成分

　粉末の構成成分は,フルオロアルミノシリケートガラス粉末である.このセメントの粉末はシリケートセメントの粉末と同様に,主成分であるシリカ（SiO_2）とアルミナ（Al_2O_3）の混合物にフラックスとしてフッ化カルシウム（CaF_2,フルオライト）,氷晶石（Na_3AlF_6,クリオライト）,フッ化アルミニウム（AlF_3）,リン酸アルミニウム（$AlPO_4$）を混合して 1,100～1,300℃で溶融したものを冷却し,粉砕微細化したものである.

(b) 液成分

　セメントの液には,ポリアクリル酸の 50％水溶液を使用していたが,硬化時間が遅いこと,液の保存寿命が数か月と短いこと,液の粘稠度が高すぎて使用の際に不便であることなどから,種々の改良が加えられてきた.そして,ポリアクリル酸,イタコン酸,マレイン酸,酒石酸の共重合物の水溶液（約 50 wt％）が用いられるようになった.

(c) 硬化機構

　基本的には酸-塩基反応（イオン反応）であり,一般的に以下のように考えられている（図 5-38）.

塩基性の粉末と酸性の液を混合すると両者間で化学反応が起こり，液中のカルボキシ基（COOH 基）がイオン化してカルボキシレートイオン（COO⁻）と水素イオン（H⁺）に解離する．この H⁺ が，粉末表面を侵襲し，Na^+，Ca^{2+}，Al^{3+} などの金属陽イオンが AlF^{2+} や AlF^{2+} の錯体として液相中に放出され，液相の金属イオン濃度が上昇し pH も高くなる．これらの金属イオンとポリアクリル酸の COO⁻ が結合し，ポリカルボン酸カルシウムやポリカルボン酸アルミニウムが生成されて硬化する．

　粉末表層は金属イオンの消失によって水和シリカゲル層となり，中心部に未反応のガラス粉末が残存する．この粉末がコアとなってその周囲を架橋されたポリマーのマトリックス部が取り囲むような構造を形成する．また，ガラスから解離した陽イオンのなかにはフッ化物イオンを有するものがあり，マトリックス中にフッ化物イオンが遊離される．これらの反応は硬化後もわずかながら進行し，1 年以上持続する．

　このセメントの硬化反応中に特に注意すべきことは，初期凝結直後のセメントが水に影響されやすいということである．この初期のセメント内には，まだポリアクリル酸と反応しない金属イオン（特に Al^{3+}）やフッ化物，またはポリアクリル酸と反応途中のイオン，さらには生成したばかりのポリアクリル酸カルシウムなどが可溶性の状態にあり，ひとたび水に接触すると，それらが溶出して丈夫なマトリックス（基質）形成が妨げられる．その結果，セメントの白濁を生じる．

(2) レジン添加型グラスアイオノマーセメント

　従来型の欠点を克服するため，レジン成分を添加したセメントである．

（a）粉末成分

　レジン添加型グラスアイオノマーセメントの粉末は，従来型グラスアイオノマーセメントと同じフルオロアルミノシリケートガラスであり，化学硬化型の場合には重合開始剤（BPO）が配合されている．

（b）液成分

　液はポリカルボン酸に HEMA などの親水性レジン成分が配合され，さらに，光硬化型の場合には重合開始剤（カンファーキノン），光・化学硬化型の両者には重合促進剤（3 級アミン）が添加されている．また，カルボキシ基の側鎖をメタクリロイルオキシ化してラジカル重合を可能としている．

（c）硬化機序

　液と粉末の混和によって，グラスアイオノマーセメントの酸-塩基反応が開始し，さらにレジン成分のラジカル重合が進行し硬化する．硬化物はグラスアイオノマーセメントのネットワークとレジンのポリマーによるネットワークが，粉末であるガラスコアのまわりに均一化してマトリックスを形成していると考えられている（**図 5-39**）．

3）グラスアイオノマーセメントの性質

(1) 物理的・機械的性質

　本セメントは圧縮に強く，引張りに弱い脆性材料である．したがって，原則として咬耗など機械的摩耗の生じる臼歯の咬合面や切歯の切縁には適用しない．しかし，最近では，臼歯咬合面にも応

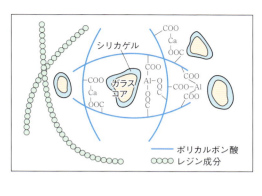

図 5-39　レジン添加型グラスアイオノマーセメントの硬化機序

用できるグラスアイオノマーセメントも市販されている．グラスアイオノマーセメントの熱膨張係数は $13×10^{-6}/℃$ と歯に近似しており，辺縁封鎖性に優れる．

(2) 歯質接着性

液成分のポリ酸が有するカルボキシ基の存在によって，本セメントはそれ自体が歯質あるいは歯科用合金への接着性を有している．しかし，その接着強さは，各種接着システムを用いるコンポジットレジン修復に比較すると低いものとなる．

(3) 歯髄為害性

グラスアイオノマーセメントは刺激性が少ないとされている．接着性も比較的良好であるため，微小漏洩による細菌侵入や象牙質・歯髄複合体への刺激リスクは低いと考えられている．

(4) 感水性

硬化途中のグラスアイオノマーセメントが水分に触れると硬化が阻害されて表面が白濁する．そのため，塡塞後はバーニッシュなどを薄く塗布して水分に触れるのを避ける．一方，セメント硬化体は水分を含んでおり，過度に乾燥すると硬化体表面に亀裂が生じやすいので注意する．そこで，修復直後のセメント表面にバーニッシュを塗布して被膜をつくることは，乾燥による亀裂防止にも有効である．

(5) フッ化物徐放性（リリース）

グラスアイオノマーセメントの粉末成分であるフルオロアルミノシリケートガラスにポリ酸が反応することによって，ガラス表面が溶解しフッ化物イオンが徐放される．徐放されたフッ化物イオンは唾液中や隣接する歯質に取り込まれて，歯質の耐酸性が向上すると考えられている．

(6) フッ化物イオンの取り込み（リチャージ）

グラスアイオノマーセメントから溶出するフッ化物イオンは，塡塞直後には多量の溶出がみられるが，徐々にセメント内部のフッ素濃度が低下するため，長期にわたってフッ化物イオンの溶出を期待することはできない．しかし，フッ化物の塗布あるいは歯磨剤などからセメント内部にフッ化物イオンを取り込む（リチャージ）ことができ，再びフッ化物イオンを溶出することが可能となる．

4）グラスアイオノマーセメント修復の特徴（接着性コンポジットレジン修復との比較）

グラスアイオノマーセメントにはコンポジットレジンとは異なる以下の性質があり，特徴を生か

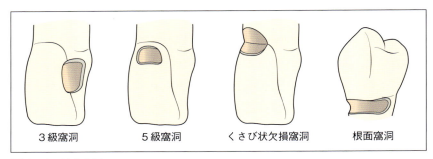

図 5-40　適応窩洞

した応用が求められる．
①材料自体に歯質接着性がある
②親水性で歯質となじみやすい
③硬化時の収縮が小さい
④フッ化物イオンの取り込み，溶出により抗齲蝕性を有する
⑤フッ化物イオンの溶出により再石灰化を促進する
⑥金属に対する接着性を有する

5）グラスアイオノマーセメントの用途（図 5-40）

（1）根面齲蝕
　根面齲蝕の治療にはコンポジットレジンあるいはグラスアイオノマーセメントが用いられ，症例によって選択する．防湿が容易で接着システムの性能を十分発揮することができる症例ではコンポジットレジン修復を適用する．齲蝕が歯肉縁下に達しているなど，完全な防湿が困難な場合はグラスアイオノマーセメントを適用する．グラスアイオノマーセメントはコンポジットレジンと異なり，多少の水分があっても比較的影響が少ない．また，グラスアイオノマーセメントから徐放されるフッ化物イオンによって根面齲蝕の再発防止も期待される．

（2）フィッシャーシーラント
　小窩裂溝の封鎖に使用する．フッ化物イオン溶出によるエナメル質の抗齲蝕性に重点をおいているため，修復用グラスアイオノマーセメントに比べて，粘性が低く被膜厚さは薄くなっている．

（3）合着用
　金属および歯質両方に接着性を有するので，合着用に用いられている．

（4）裏層用
　ライニング用として，歯髄に近接した窩洞の象牙質を被覆する目的で使用する．また，ベース，支台築造用として，応力のかかる部分を築造する場合などに使用する．

（5）ART
　ART（atraumatic restorative treatment，非侵襲的修復技法）は，歯質の犠牲を最小限に抑えた修復技法で，WHO が開発途上国で推進したものである．診療施設が不十分なところで，スプーンエキスカベーターなどの手用切削器具を用いて，軟化象牙質のみを除去してグラスアイオノマーセ

Ⅲ グラスアイオノマーセメント修復

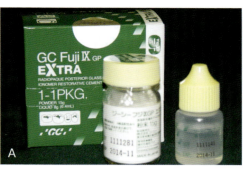
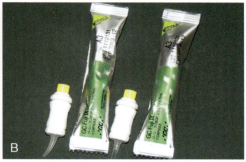

図 5-41　高強度塡塞用グラスアイオノマーセメント（従来型）
フジ IXGP エクストラ（ジーシー）．A：粉液タイプ．B：カプセルタイプ．

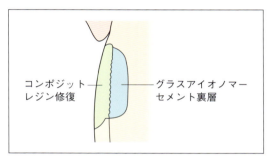

図 5-42　サンドイッチテクニック

メントで修復する緊急避難的な非侵襲的治療法である．開発途上国でのART修復の予後を調べると，単純窩洞での完全保持率が3年間で80％以上という報告もある．齲蝕の残存の可能性が高いにもかかわらず予後が良好なのは，グラスアイオノマーセメントの歯質接着性とフッ化物徐放性による二次齲蝕抑制効果によるものと考えられる．

近年は高い圧縮強度をもつ高強度塡塞用グラスアイオノマーセメント（**図 5-41**）が開発され，先進国においても応用されるようになってきた．特に高齢者の根面齲蝕や診療室以外での治療など，防湿が難しい場合や診療環境の問題で十分な治療が行えない場合によく利用されている．

付）サンドイッチテクニック

グラスアイオノマーセメントによるベース・ライニング後，エナメル質やセメント部分をエッチングしてコンポジットレジンで修復する術式をサンドイッチテクニックという．レジン添加型グラスアイオノマーセメントの登場や，コンポジットレジンの歯質接着性が向上したため，応用されることはまれになってきているが，欧米では現在でも用いられている（**図 5-42**）．

2　グラスアイオノマーセメント修復の手順（図 5-43）

(1) 窩洞

くさび状欠損の欠損部あるいは齲蝕の範囲にとどめ，窩縁部には厚みをもたせる．外形は明瞭で

175

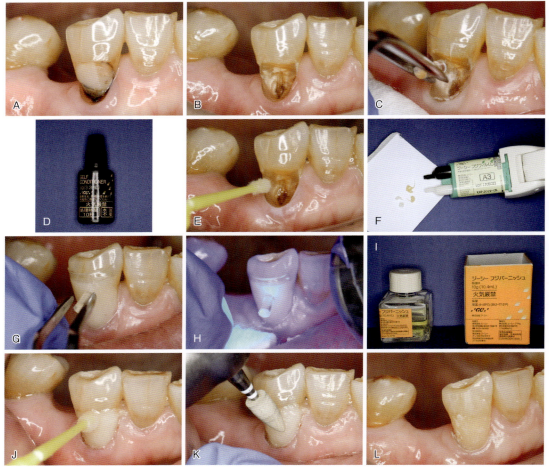

図 5-43 レジン添加型グラスアイオノマーセメントを用いた下顎犬歯二次齲蝕の臨床修復症例
A：歯頸部の二次齲蝕（窩洞形成前にシェードテイキングを行う）．B：齲蝕除去，窩洞形成後（必要に応じてラバーダムを装着する）．C：サービカルマトリックスの試適．D：コンディショナー．E：コンディショナーで歯面処理後，水洗・乾燥．F～H：練和したグラスアイオノマーセメントを多めに填塞してサービカルマトリックスを圧接，光照射．I：バーニッシュ．J：手用切削器具で余剰部を除去後，バーニッシュ塗布．K：仕上げ研磨（次回来院時）．L：修復完了後．

円滑な窩洞外形とする．

(2) 隔壁（マトリックス）

複雑窩洞を修復する際は，マトリックスなどを使用する．光硬化型のセメントでは，金属製マトリックスではなく透明プラスチック製マトリックスを使用する．5級窩洞では，透明のサービカルマトリックスを使用する．

(3) 歯面処理

スミヤー層を除去してセメントと象牙質の接着を確実にするために，ポリアクリル酸（デンティンコンディショナー）を10～20秒間塗布したのち，水洗，乾燥することが勧められている．また，製品によってはプライマー処理後，光照射を行うものがある．

(4) 練和・填塞

（a）練和

粉液比が機械的強さに影響するため，正確に計量する．粉末を 2 等分し，半分をすばやく液に加え，円を描くように練和する．残り半分の粉末を加えて，均一な乳泥状になるように十分練和する．2 ペーストを練和する製品もある．

（b）填塞

歯頸部修復ではサービカルマトリックスで圧接するとよい．レジン添加型グラスアイオノマーセメントは填塞後，可視光線照射器を用いて光照射を行う．填塞後には感水防止のためバーニッシュを塗布する．

（c）形態修正・研磨

セメント硬化後はコンポジットレジン修復に準じて形態修正・研磨を行う．

（米田雅裕・山田和彦）

IV　アマルガム修復と水銀の取り扱い

1　アマルガム修復の変遷

アマルガム修復は，金箔修復などの直接金修復の代替修復法とされたが（第 1 章 II「保存修復学の歴史（修復材料，修復法の変遷）」参照），19 世紀の初めの頃から近年に至るまで，物理・機械的性質，臨床操作性，経済性などのさまざまな面で優れた材料および修復法として長く使用されてきた．しかし，避けようのない欠点として，①水銀を使用する，②歯質の色調には適合しない，③腐食性がある，④歯質に接着しない，などがあげられ，20 世紀後半からその使用は少なくなった．

一方，北米や一部の発展途上国では，現在でも標準的な修復法として利用されている．特に耐食性の点で改良された高銅型アマルガムが開発されて（3 ページ，**表 1-2**），本修復法を支持する歯科医師がこれらの国では依然として多い．わが国では 1980 年頃からアマルガム修復の実施数は徐々に減少し，2016 年に健康保険による診療から外された．

2　アマルガム修復と水銀

アマルガム修復の最大の欠点は，水銀を使用することである．合金粉末と水銀を練和（混汞）し，これが硬化すると，水銀化合物として口腔内では安定し，安全であるとされる．しかし，水銀の製造，保管，合金との練和中，填塞後の余剰練和物の保管や処分，口腔内から撤去する際，その撤去アマルガム修復物を保管あるいは廃棄する際には，水銀が蒸気化する可能性，廃棄物が下水に廃棄された際の下水中への溶出の可能性は否定できず，他材料を用いた修復法（レジンやグラスアイオノマーセメント修復）が進んだ現在では，アマルガムを使用することはない．

3　アマルガム修復物の撤去・除去について

わが国では，水俣条約や水銀汚染防止法が施行され（下記参考欄参照），原則的にアマルガム修復

は行われることはない．しかし，1980年代前半までは非常に多くのアマルガム修復が実施されていて，なんらかの理由でこれらを除去する必要が生じた場合は，水銀の環境汚染を起こさないよう，以下に従って慎重に行う．なお口腔内にあるアマルガムは安定し，安全であるため不必要に除去することは極力避け，二次齲蝕などがある場合は，補修修復による対応も検討する．

①口腔外バキュームなどを備えた診療室で行う

②必ずラバーダム装着下で行う

③アマルガム修復物を切削せず，一塊にして手用器具などで除去する

④切削する場合は，アマルガム修復物に触れないように注意する

⑤切削においては，注水下で行い，口腔内バキュームでこれを吸引する

⑥除去したアマルガム修復物および削片は，水を入れた密封できる容器中に保管し，専門業者に回収を委託する（容器ごと冷暗所で保管する）

⑦ユニットにアマルガムセパレーターを設置することが望ましい．また，排水フィルターを頻繁に清掃し，アマルガム屑を回収して保管する

参　考

わが国では工場排水中の有機水銀により大規模な公害（水俣病）が起きた．地球規模での水銀による環境汚染を防止するための国際条約「水俣条約」が，2013年10月に採択され，国内では「水銀汚染防止法」が2015年6月に公布された．また，これをもってわが国も水俣条約を批准した（2016年2月批准，2017年8月発効）．これにより水銀汚染防止法が施行され水銀の掘採，輸入，製品などへの使用・製造，貯蔵・管理が大幅に制限または禁止されることとなった．

（千田　彰）

Ⅳ　アマルガム修復と水銀の取り扱い

コラム

直接金修復

　直接金修復とは純金を直接窩洞に填塞する修復法をいう．修復材料として，金箔のほかに粉末金，マットゴールド，スポンジゴールド（海綿金），金粉を金箔で包んだもの（ゴールデント）などがある（**図1**）．

　窩洞は箱形で，必要に応じて窩底の点画の1つに小窩（起始点）を付与する．金箔の場合は窩縁斜面を形成する．

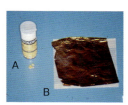

図1 A：金粉を金箔で包んだ小片，B：金箔

　修復方法は純金の小片を焼還して凝集性（互いがくっつき合う性質）にし，起始点（便宜形態），または点角に固着させる．その後，小片を追加し，圧接，槌打を繰り返し積み上げる．窩洞全体を填塞した後，窩縁部をバーニッシャーで圧接して形態修正，仕上げ研磨を行い完了する（**図2**）．

　直接金修復の特長は優れた窩洞適合性をもち，経年的摩耗に順応することである．欠点は修復に時間がかかること，槌打による患者の負担が大きいことである．
（寺下正道）

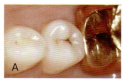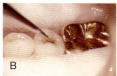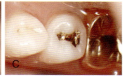

図2 A：術前，B：マレットで槌打中，C：術後

179

第6章

間接修復

Ⅰ 間接修復の合着と接着

1 合着と接着

　合着 luting/cementation とは，修復物表面と形成歯面の凹凸に介在するセメントが機械的に嵌合して修復物が保持されることである．したがって，合着力は両者間の摩耗抵抗性やセメントの機械的強度に大きく依存して得られるものである．一方，接着とは同種あるいは異なる物質がかぎりなく接近して物理化学的な結合によって接合することであり，ここでは歯質とセメントおよびセメントと修復物が接して結合することを意味する．

　一般的に合着の利点としては操作およびセメント除去の容易性が，欠点としては保持形態の必要性，微小漏洩の発生などがあげられる．一方，接着の利点としては，歯質削除量の減少，保持形態の省略，微小漏洩の減少などがあげられるが，テクニックセンシティブであることや煩雑な操作性，滲出液や湿度の影響を受けやすいことなどが欠点としてあげられる．

2 被着面の前処理

　接着性レジンセメントで修復物を装着する場合，その前準備として歯質や修復物表面を各種処理剤で前処理する必要がある．

1）形成歯面の処理

（1）エナメル質面

　リン酸，マレイン酸，クエン酸などの水溶液がエッチング材として使用されている．近年，セルフエッチングプライマーのみでも高い接着力を示すことが報告されており，各種プライマーが接着性レジンセメントとセットになって販売されている．酸や酸性モノマーがエナメル質表面を脱灰することにより凹凸が形成され，レジンセメントが浸透，重合することにより接着がもたらされる．

（2）象牙質面

　象牙質前処理材としては，EDTA，10％クエン酸と3％塩化第二鉄の混合液（10-3処理液）や，マレイン酸，クエン酸などの有機酸ならびに低濃度のリン酸などが用いられている．また，従来型グラスアイオノマーセメントおよびレジン添加型グラスアイオノマーセメントにおいてもポリアクリル酸処理により接着性が向上すると報告されている．また，セルフエッチング機能を有するプラ

```
                    金属との接着
  非貴金属：サンドブラスト → 金属接着性プライマー
  貴金属：サンドブラスト → 金属接着性プライマー
                または，スズ電析法
                    セラミックスとの接着
  シリカ系セラミックス：          サンドブラスト → シラン処理
  非シリカ系セラミックス（ジルコニア等）：サンドブラスト → MDP処理
            コンポジットレジンインレー，CAD/CAM冠との接着
        サンドブラスト弱圧もしくはリン酸処理 → シラン処理
```

図 6-1　接着性セメントを用いる際の修復物の試適後の表面処理法

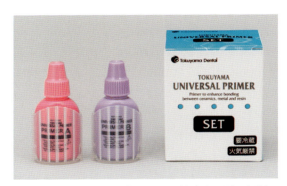

図 6-2　ユニバーサルプライマー（トクヤマデンタル）

イマーがレジンセメントとセットになっている製品も多い．酸性成分によりスミヤー層が除去され，脱灰された象牙質にレジンのモノマー成分が浸透，重合することにより樹脂含浸層が形成される．

2）修復物の表面処理

　金属，セラミックス，コンポジットレジンなどさまざまな材料からなる修復物や補綴装置を合着，接着させるためには，材料ごとに異なる前処理または表面処理が必要となる（**図 6-1**）．一方，近年では，被着体に接着する各種機能性モノマーを混合させることにより，1つのプライマーでさまざまな修復物の表面処理が可能なマルチプライマーやユニバーサルプライマー（**図 6-2**）と称される製品も開発されている．

（1）金属との接着

　金属に対しては，試適後，通常，50 μm のアルミナ粉末を用いたサンドブラスト（**図 6-3**）による金属表面の機械的な前処理が必要とされている．サンドブラスト処理は被着面に付着した汚れを除去し，接着に有利な極性の高い新鮮面を露出させて，表面エネルギーを上昇させるとともに，金属表面を粗糙化して接着面積を増大させ，凹凸による嵌合効果を向上させる効果がある．貴金属合金では接着面に非金属の酸化物を形成させ接着力を高めるスズ電析，加熱酸化処理，アドロイ改質

Ⅰ 間接修復の合着と接着

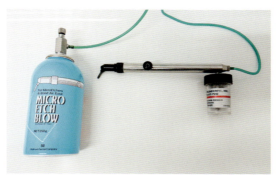

図 6-3 ハンディー型サンドブラスター

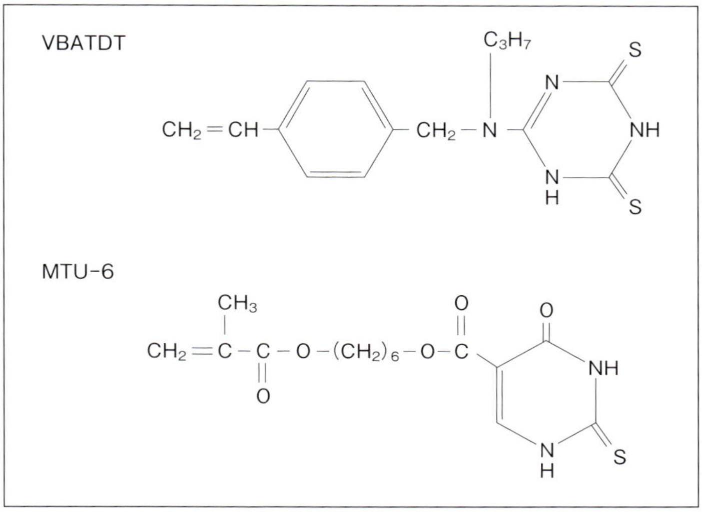

図 6-4 硫黄化合物モノマー（VBATDT および MTU-6）の構造式

図 6-5 シランカップリング剤の構造式

法などがある．また近年，貴金属あるいは貴金属・非金属両用の金属接着性プライマーが多数開発され，サンドブラスト処理との併用によりレジンセメントとの接着力が増強される．製品のほとんどが揮発性の1または2液性プライマーで，硫黄系（-SH 基）の機能性モノマー（VBATDT, MTU-6）（図 6-4）を含んでいる．

(2) セラミックスとの接着

セラミックスにレジンセメントを接着させるためには，試適後にサンドブラストによる被着面の処理を行ったのちに，十分な洗浄を行い，乾燥後，γ-メタクリロイルオキシプロピルトリメトキシ

183

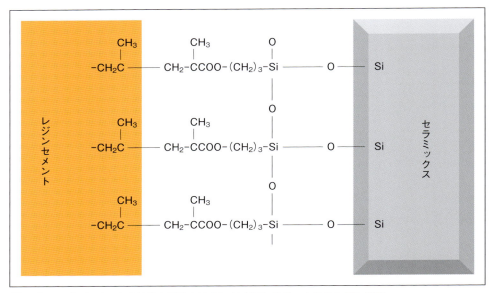

図6-6 レジンセメントの接着を得るためのシリカ系セラミックスのシラン処理

シラン（γ-MPTS）などのシランカップリング剤（図6-5）によるシラン処理を行う（図6-6）.
(3) コンポジットレジンインレーやCAD/CAM冠との接着
　コンポジットレジンインレーやCAD/CAM冠の装着では，サンドブラスト処理などでフィラーを露出したのち，シラン処理を行うことが推奨される．

Ⅱ　間接修復の合着材，接着材

1　合着材と接着材の所要性質

　合着・接着材料は形成歯面と修復物の間に介在し，両者を接合させるための材料であるため，一般の修復材料とは若干異なった性質が要求される（表6-1）．
①歯髄や口腔軟組織に対して為害性や刺激性がないこと
②歯質および修復物に対して優れた接着性を示すこと
③化学的に安定であり，唾液や飲食物に対して不溶性であること
④歯質に近似した物理的性質を有すること
⑤適度な流動性を有し，加圧によって薄い被膜になること
⑥適切な表面張力と親和性（ぬれ性）を有すること
⑦操作時間と硬化時間が適切であること
⑧色調が歯質と類似していること
⑨硬化過程における寸法変化が少ないこと
⑩抗齲蝕性あるいは抗菌性を有すること

表6-1 各種合着剤の特性

	硬化時間 （分）	被膜 厚さ （μm）	圧縮 強さ （MPa）	引張 強さ （MPa）	曲げ 強さ （MPa）	崩壊率 （蒸留水中） （%）	歯質 接着性	フッ化物 徐放性
リン酸亜鉛セメント	6〜8	中 18〜20	77〜147	4〜6	11	低 0.03〜0.05	無	－
ポリカルボキシレート セメント	5〜7	中 12〜17	53〜95	5〜6	12	低 0.02〜0.04	あまり ない	－〜±
グラスアイオノマーセ メント	5〜7	中 15〜20	102〜206	6〜10	6〜29	中 0.06〜0.28	有	＋＋
レジン添加型グラスア イオノマーセメント	3〜7	薄 10〜18	133〜155	23〜24	27	低 0〜0.07	有	＋＋
MMA系レジンセメント	4〜7	厚 20〜30	50〜70	30〜40	－	低 0.04	有	－
コンポジット系レジン セメント	3〜7 光照射に より短縮	薄 10〜19	206〜378	34〜65	80〜110	低 0.01〜0.03	有	－〜＋

2 リン酸亜鉛セメント

1）組成，用途

　粉末と液から構成される．粉末の主成分は酸化亜鉛（ZnO）であり，約90%を占めている．これに補助成分として酸化マグネシウム，酸化ビスマス，シリカが製造上の調整や硬化反応の調整のために10%程度含まれている．液の主成分は正リン酸（H_3PO_4）であり40〜60%含まれている．硬化後の物性向上ならびに反応速度を調節する（遅くする）ために，アルミニウムあるいは亜鉛が少量加えられている．

　用途は広く，合着，暫間修復，裏層材，築造，仮封材などに用いられている．

2）硬化反応

　練和初期にはZnOとH_3PO_4が反応して可溶性の第一リン酸亜鉛を生成し，これがさらに過剰なZnOと反応して，最終的に溶解度のきわめて低い第三リン酸亜鉛四水塩の結晶を生成して硬化すると考えられている．

3）材料の特性

（1）歯髄刺激性

　リン酸亜鉛セメントの液は強酸であるため，練和2〜5分後のセメント泥のpHは2〜3であるが，24時間後には中性に近づく．したがって，歯髄に近接した部分にセメント泥が適用されたような場合には，一過性の歯髄刺激を示すこともある．

4）用法

（1）粉末と液の採取

粉末をガラス練板上に採取し，液は環境湿度の影響を最低限にするために練和直前に採取する．操作時間および硬化時間を遅延させるためにはガラス練板の温度を低下させるが，露点以下には冷却してはならない．

（2）練和法

JIS や ISO 規格で規定されているような分割（区分）練和法が推奨されている．この方法には，次のような利点がある．

①練和によって生じる反応熱を放散させ，硬化反応を緩徐にする．

②セメント泥の稠度が調整しやすくなる．

3 ポリカルボキシレートセメント

ポリカルボキシレートセメント zinc polycarboxylate cement は，1968 年，D. C. Smith によって，歯質に対して化学的に接着する最初の歯科用セメントとして開発された．本セメントは歯髄に対してほぼ無刺激であり，エナメル質や象牙質の形成面に対して前処理をしなくても接着する．リン酸亜鉛セメントと同様にその用途は広く，合着材，裏層材，仮封材など，多岐にわたる．

1）組成，用途

（1）粉末

粉末の主成分はリン酸亜鉛セメントと同じ酸化亜鉛で，90～95％を占めている．これに酸化マグネシウムが副成分として加えられている．

（2）液

液は 32～42％のポリアクリル酸水溶液で，保存期間中の安定をはかるためにイタコン酸や酒石酸が加えられている．ポリマーの分子量は 25,000～50,000 程度とされており，液の粘性はポリマー分子の大きさと濃度，ならびに pH の調整で決定される．

2）硬化反応

粉末と液を練和すると，ポリアクリル酸のプロトン（H^+）が粉末中の ZnO や MgO に作用して Zn^{2+} と Mg^{2+} を解離させ，これらの金属イオンがポリアクリル酸のカルボキシ基とイオン結合，あるいはキレート結合して水に難溶性の硬化体を形成すると考えられている．

3）材料の特性（表6-1）

（1）接着性

ポリアクリル酸の側鎖のカルボキシ基が歯質中のカルシウムとキレート結合することで接着性が発現すると考えられている．

（2）歯髄刺激性

セメントのpHは0.9～1.6で低いが，練和後は時間の経過とともに上昇して，5分後には約pH 4，1時間後には約pH 5になる．リン酸亜鉛セメントと比較して早期に中性に近づくので歯髄に対する刺激性も低いとされ，その程度は酸化亜鉛ユージノールセメントと同程度であるといわれている．

4 グラスアイオノマーセメント

一般にグラスアイオノマーセメント glass ionomer cement とよばれているが，ionomer はデュポン社の商標であるため，ISO ではグラスポリアルケノエートセメント glass polyalkenoate cement と命名している．

本セメントは，歯質ならびに修復物への接着性や抗齲蝕性，歯髄に対する低刺激性など，優れた生物学的特性や理工学的特性をもちあわせているが，硬化初期に水に触れると感水して白濁し，物性や透明性が著しく低下する欠点がある．組成，硬化機序は直接修復用とほぼ同じであるが，合着用には20 μm以下の微粉末が使用されている．

1）材料の特性

（1）長所

（a）接着性

本セメントの大きな特徴として，歯面処理することなくエナメル質ならびに象牙質に接着可能な性質を有し，辺縁封鎖性に優れていることがあげられる．接着のメカニズムは直接修復用グラスアイオノマーセメントと同様である．

（b）歯髄刺激性（生体親和性）

歯髄為害作用はきわめて低い．

（c）フッ化物徐放性

硬化したセメントからフッ化物イオンが長期間にわたり徐放されるのみでなく，外部からのフッ化物の応用（歯磨剤，洗口剤）によりリチャージして再び徐放が可能となることから，窩壁および窩縁周囲の歯質の耐酸性が向上し，二次齲蝕の防止が期待できる．

（d）機械的強さ

圧縮強さ，引張強さなどの機械的性質はリン酸亜鉛セメントやポリカルボキシレートセメントのような酸-塩基反応のみで硬化するセメントのなかで最大である．

（e）知覚過敏に対する処置効果

フッ化物徐放性と象牙質接着性により知覚過敏の治療材として用いられている．

（2）短所

（a）溶解性

コンポジットレジンに比較すると溶解性は高い．

（b）感水

セメントの初期硬化反応中に唾液などの水分に接触すると感水し，成分が溶解しやすくなり，硬化も阻害されて硬化後の物性は極端に低下する．

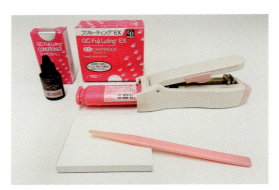

図 6-7　レジン添加型グラスアイオノマーセメント フジルーティング EX（ジーシー）

（c）乾燥
セメントは含水ゲルであるため，乾燥すると亀裂を生じ劣化する．

5 レジン添加型グラスアイオノマーセメント（グラスアイオノマー系レジンセメント）（図6-7）

　本セメントはグラスアイオノマーセメントの特徴である優れた審美性，生体親和性とフッ化物徐放性を残したまま感水性や物性，特に硬化初期の理工学的諸性質を改善する研究の結果，開発されたセメントである．具体的には，グラスアイオノマーセメントの液成分にレジン成分を添加，あるいは分子結合させ，マトリックス部の機械的強度や化学的安定性を向上させたものである．組成，硬化機序は直接修復用と同様である．本材料がもつ抗齲蝕性や生体親和性などの優れた生物学的特性と改良された機械的性質や高い歯質接着性により，インレー，アンレーなどの金属修復物の合着に広く用いられている．また高強度セラミックスの修復物にも適用可能である．

1）材料の特性（表6-1）

（1）長所
（a）接着性
　基本的には前述のように歯質のカルシウムイオンとカルボキシレートイオン間のイオン結合によるとされるグラスアイオノマーセメント本来の接着であるが，歯面処理することによって象牙質とのより高い接着力を発現する．
　接着強さは接着性レジンセメントに比較して劣るが，従来型グラスアイオノマーセメント以上の接着力・保持力を有している．また，サンドブラスト処理した金属の被着面に対しては十分な接着性を示す．

（b）機械的強さ
　圧縮強さは従来型グラスアイオノマーセメントと同程度であるが，レジンモノマーを配合することにより靱性が向上し，引張強さは従来型に比べ2倍，破壊抵抗性を表す破壊靱性値も従来型に比べ高い値が得られている．

(c) 溶解性

硬化したセメントは蒸留水または乳酸にほとんど溶解しない．

(d) 歯髄刺激性（生体親和性）

練和泥のpHは従来型グラスアイオノマーセメントより高く，歯髄為害作用はきわめて低い．

(e) その他の特徴

初期の硬化反応が早くなった結果，初期感水の危険性は減少している．フッ化物徐放性ならびにエックス線造影性が付与されている．

4）用法

粉末と液の採取は従来型グラスアイオノマーセメントと同じである．操作余裕時間が短いものも多く，手際よい合着操作が求められる．溢出セメントの除去は，レジンが若干弾性を残している間に行う．また，操作時間を長くした製品も市販されている．

ペースト/ペーストタイプの練和はきわめて容易であり，術者の熟練度による物性への影響が抑えられるが，酸-塩基反応を均一に起こさせるために所定時間の十分な練和が必要である．

6 接着性レジンセメント

セメント材料の理工学的所要性質のなかで重要な性質は，口腔内で溶解および崩壊しないことである．修復物辺縁部のセメントの部分的溶解によって，辺縁漏洩や二次齲蝕の発生，脱落といった継発疾患の可能性がある．本材料はその組成上，溶解性がきわめて少ない特徴を有している．

接着性レジンセメント adhesive resin cement は有機材料であるレジンを重合，硬化させて合着に用いるものであり，歯質および修復物との"接着"が基本となっている．

本材料のほとんどが成分中に接着性（機能性）モノマーを含んでおり，表面処理した歯質のみならず，金属，ポーセレンおよびコンポジットレジンなど種々の修復物に物理化学的に強固な接着を示すのが特徴である．したがって，完全硬化後の余剰セメント除去はきわめて困難となる．修復物内面にセメントを塗布し圧接した時点で，逸出したセメントを小綿球や小筆ですみやかに拭き取った後，デュアルキュア型セメントの場合には光照射を数秒間行い仮重合（タックキュア）する．その後，一塊として除去後に完全硬化させる．

現在，接着性レジンセメントはフィラーを含まないメチルメタクリレート系と，フィラーとしてガラス粉末やシリカなどの無機成分を Bis-GMA で代表される多官能性モノマーに分散させたコンポジット系に分類される．また，硬化形式からは，化学重合型と光・化学重合型（デュアルキュア型）に分類される．

1）メチルメタクリレート（MMA）系接着性レジンセメント

フィラーを含有しない粉液タイプの化学重合型レジンセメントであり，粉末，液，重合開始剤（キャタリスト）の三者を混和して使用する 4-META/MMA 系（**図6-8A**）と，歯面処理にセルフエッチングプライマーを用いる MAC-10/MMA 系（**図6-8B**）の2種類がある．

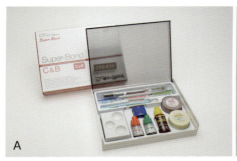
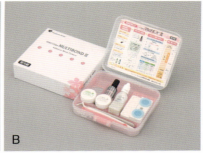

図 6-8　MMA 系接着性レジンセメント
A：スーパーボンドC＆B（サンメディカル），B：マルチボンドⅡ（トクヤマデンタル）．

(1) 4-META/MMA-TBB 系

ポリマー粉末は PMMA と少量の添加剤からなる．モノマー液は MMA に接着性モノマーである 4-META（4-methacryloxyethyltrimellitate anhydride）が添加されている．4-META は歯質親和性が高く，凹凸部への良好なぬれ性と含浸性を発揮するとともに，象牙質に対して MMA の浸透を助け，象牙質表層で樹脂含浸層を形成する．キャタリストとしては部分酸化した有機ホウ酸化合物である TBB（トリ-n-ブチルボラン）が使用されている．エナメル質には 65％リン酸水溶液を，象牙質には 10％クエン酸-3％塩化第二鉄の水溶液（10-3 処理液）を用いて処理する．

(2) MAC-10/MMA 系

本セメントはボレート系重合触媒（TBB と類似したホウ酸化合物を生成）をセルフエッチングプライマーに導入した歯面処理剤と粉液混和タイプの化学重合レジンから構成されている．セメント本体は PMMA と BPO からなるポリマー粉末と，MMA，接着性モノマー（MAC-10），アミンからなるモノマー液からなり，BPO-アミン起媒方式で重合する．

2) コンポジット系レジンセメント

本セメントは修復用コンポジットレジンと同様な組成であるが，合着用として流動性がよく被膜となるようフィラー含有量や形状，粒径ならびにモノマーの組成を変化させてある．無機質フィラーの含有量はほとんどの製品で 70 wt％を超える充填率であるが，粒径の小さなフィラーを用いている．

ベースレジンは多官能性メタクリレート系モノマーの Bis-GMA，UDMA，ならびに TEGDMA からなり，これに各種歯質接着性モノマーである MDP，MAC-10，4-AET，4-META や HEMA などが配合されている．本セメントは供給される形態から分類すると，粉液タイプとペースト/ペーストタイプに分けられ，現在はペースト/ペーストタイプが主流である．重合方式から分類すると，化学重合型とデュアルキュア型に分けられる．

(1) 化学重合型（BPO-アミン系）レジンセメント

微細な無機質フィラー，Bis-GMA や TEGDMA を主体とするジメタクリレートモノマーや，微量な接着性モノマーから構成される．BPO-アミン起媒方式で重合が開始するが，酸素による重合

Ⅱ　間接修復の合着材，接着材

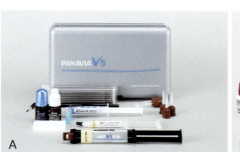
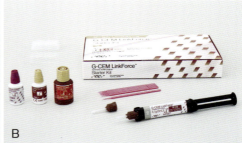

図6-9　デュアルキュア型レジンセメント
A：パナビアV5（クラレノリタケデンタル），B：ジーセムリンクフォース（ジーシー）．

阻害が強く，修復物装着後の窩縁部は空気遮断材を用いて嫌気性にする必要がある．
　硬化後のセメントの機械的強さは高く，光を透過しないメタルインレーなどの金属修復物の合着に適している．

(2) デュアルキュア型レジンセメント（図6-9A，B）

　現在のコンポジット系レジンセメントのほとんどが化学重合のBPO-アミン系と，光重合であるカンファーキノン-アミン系の両者で重合するデュアルキュア型であり，粉液タイプやペースト/ペーストタイプで供給されている．練和タイプとする理由は，化学重合のための重合触媒である重合開始剤（BPO）と重合促進剤（芳香族系第3級アミン）をそれぞれ別に配合するためである．

(3) 特性（表6-1）

(a) 機械的特性

　一般に，コンポジット系レジンセメントの機械的特性はMMA系レジンセメントに比べて優れており，圧縮強さでリン酸亜鉛セメントの2倍以上の値を示す．破壊に対する抵抗性を示す破壊靱性値や弾性係数，耐摩耗性も高く，硬化もシャープであり，セメントとしての条件を十分満たしている．

(b) 接着性

　本セメント単体では歯質をはじめとする被着体に接着性は低く，酸処理剤やプライマーなどの接着システムの併用が必須である．

(c) フッ化物徐放性

　コンポジット系レジンセメントには，二次齲蝕の抑制を目的としてフィラーにフルオロアルミノシリケートガラスを用いたり，特殊処理したフッ化ナトリウムを添加することでレジンセメント自体にフッ化物徐放性を付与したものが増加している．

3）セルフアドヒーシブレジンセメント（図6-10A，B）

　現在，コンディショニングやプライミングなどの前処理や接着システムの併用を必要としないワンステップ接着性レジンセメントが市販されている．この新しい範疇のコンポジット系レジンセメントはセルフエッチ/セルフアドヒーシブ作用をもち，金属接着性プライマーの使用やシラン処理なしで歯質だけでなくあらゆる修復材料に高い接着力を示すことを特徴としている．

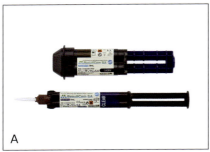
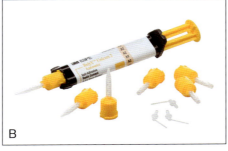

図 6-10　セルフアドヒーシブレジンセメント
A：ビューティセム SA（松風），B：リライエックスユニセム 2（3M）．

Ⅲ　レジンコーティング法

　歯質レジンコーティング法とは，切削によって露出した象牙質形成面をただちに接着性レジンで被覆（コーティング）する方法である．切削により露出した健全象牙質面が口腔内に露出することにより，細菌や外来刺激物が象牙細管を経由して侵入し，歯髄為害作用を示す危険性がある．本法はこのような事態を避けるために考案された．コーティングに使用する材料は，直接法コンポジットレジン修復に使用される接着システムや低粘性フロアブルコンポジットレジンあるいはコーティング専用に考案されたコーティング材などであるが，接着システムを使用した後，低粘性フロアブルコンポジットレジンを薄く塗布する方法が一般的である．

1）目的

①象牙質・歯髄複合体の保護
　ボンディングシステムにより形成象牙質面に樹脂含浸層を形成し，細菌や外来刺激物を遮断することにより象牙質ならびに歯髄を保護する．
②レジンセメントと象牙質の接着性の向上
③辺縁封鎖性の向上
　レジンコーティングにより，象牙質からレジンセメントまでを強固に接着で結びつけることが可能となるため，被着体と窩洞との間のギャップの発生が抑制され，術後疼痛や二次齲蝕の発生を防止する．

2）レジンコーティング法を使用した接着までの手順

　レジンコーティング法の手順を**図 6-11** に示す．なお，メタルインレー，コンポジットレジンインレー，セラミックインレーいずれの窩洞にも本法は適用できる．窩縁部に付着したコーティング材は微粒子ダイヤモンドポイントなどで削除する．印象採得は，寒天-アルジネート連合印象が適している．シリコーンゴム印象材を用いる場合は，コーティング面に残存する未重合層をアルコール綿球によって除去しないと印象材の硬化を妨げる原因となる．仮封には，一般的に水硬性仮封材を

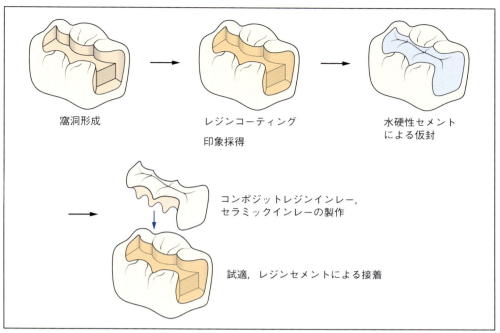

図 6-11 レジンコーティング法の手順

用いるが，暫間インレーを製作して非ユージノール系あるいはカルボキシレート系仮着用セメントで仮着する方法もある．

(向井義晴)

Ⅳ メタルインレー修復

1 メタルインレー修復の特徴

　メタルインレー修復 metal inlay restoration とは，口腔外において歯科用鋳造金属で窩洞に合致する一塊の修復物を製作し，これを歯科用セメントで窩洞に装着して歯の欠損部の解剖学的，機能的形態を回復する修復方法である．メタルインレー修復は鋳造修復 cast restoration とよばれ，修復物の原型（ワックスパターン）はワックスによって製作（ワックスアップ）し，ワックスパターンは焼却して溶解した金属によって置換すること(ロストワックス法)によって修復物が製作される．メタルインレー修復は診療室と技工室における各プロセスによって製作される（**図 6-12**）．

1）長所

①広汎で複雑な形態の実質欠損に対応できる
②口腔外で製作されるので 1 来院あたりのチェアタイムが短い
③複雑な咬合面形態，隣接面形態および接触点の形態を正確に回復できる

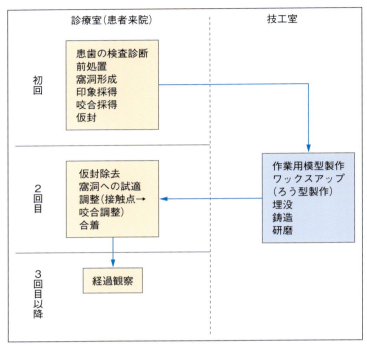

図 6-12　メタルインレー修復の手順

④修復物辺縁の縁端強さが大きいので窩縁を保護できる
⑤ブリッジの支台や動揺歯の固定を目的とした連結修復物を製作できる

2）短所

①修復には最低2回の来院が必要で，即日修復はできない
②窩壁は外開きに形成し，アンダーカットがないように形成するため歯質切削量が多い
③窩壁と修復物の間にセメントが介在する
④技工操作を必要とし，調整過程が複雑である
⑤修復物は金属色であり，歯冠色とは調和しない
⑥熱や電気の良導体であり，深い窩洞では裏層などの歯髄刺激対策を行う必要がある

2　歯科用鋳造金属の種類と組成

1）金合金

　純金は鋳造修復物用として用いるには軟らかいため，白金や銀，銅，パラジウム，亜鉛などを添加し，鋳造用合金として利用される．JISやADAでは，使用目的によってタイプ1〜4に分類している（**表6-2**）．

Ⅳ　メタルインレー修復

表6-2　歯科鋳造用金合金の種類と性質

	用途	金含有率（%）	カラット	耐力（MPa）	伸び（%）	融点（℃）
タイプ1	単純窩洞のインレー	83〜84	20〜22	80以上	18以上	930
タイプ2	複雑窩洞インレー，アンレー，クラウン	76〜80	19〜20	100以上	10以上	900
タイプ3	クラウン，ブリッジ	74〜75	18〜19	270以上	5以上	900
タイプ4	義歯床，クラスプ，バー，アタッチメント，インプラント上部構造	66〜71	19	360以上	5以上	870

表6-3　合金に含有される金属元素の種類と性質

金	含有率75%を超えると耐食性が良好である．加工性，生体親和性に優れる．他の金属と合金化しやすい
銀	融解温度の低下，硫化による黒変
銅	融解温度の低下，硬度・強度の向上，熱処理による硬化特性，合金の赤色化
白金	強度の向上，融点の上昇，熱処理による硬化特性，合金の白色化
パラジウム	強度の向上，融点の上昇，合金の白色化，銀の硫化防止
亜鉛	脱酸剤として働き，金属の酸化防止
インジウム	陶材との化学的結合に必要な酸化物を生成させる
イリジウム	合金の結晶粒を微細化させ，機械的性質を向上させる

2）14K金合金

　保険診療では前歯部での使用が認められているが，金の含有量は58.3%と少なく，上記4タイプの金合金に比べて耐食性などに問題がある．

3）金銀パラジウム合金

　保険診療で広く用いられている．JISで規定されている金銀パラジウム合金の組成は，金12%以上，銀40%以上，パラジウム20%以上の含有であり，各金属元素の性質は表6-3に示す．機械的な強さ，物理的性質はタイプ3金合金に類似しており，熱処理も可能である．

4）銀合金

　保険診療で使用が認められており，銀の含有量が60%以上，金・白金属元素とインジウムの合計含有量が10%以下であることが規格されている．融点が低く，機械的性質に劣り，硫化によって黒変する．支台築造，乳歯インレーなどに使用される．

5）その他の合金

（1）ニッケルクロム合金

　組成はニッケルが80%以上，クロム10%前後で，そのほかに銅，コバルトなどが配合されている．融点が高く，ニッケルによる金属アレルギーの報告もある．

(2) コバルトクロム合金

耐食性が良好で機械的性質にも優れている．しかし，融点がニッケルクロム合金と同様に高く，鋳造収縮も大きいことから義歯の鋳造床やクラスプに用いられることが多い．

(3) 純チタン，チタン合金

生体親和性や耐食性，機械的性質に優れている．しかし，融点が1,660℃と非常に高いため鋳造法が限定され，酸化されやすく，アルゴンガスなど不活性ガス中でないと溶解できない，鋳造体内部に鋳巣ができやすいなどの技術的な問題点がある．

3 メタルインレー修復の手順

1）適応症

咬合力を考慮してBlackの2級窩洞や咬頭被覆型の窩洞がメタルインレー修復の最適症例である．

2）窩洞

メタルインレー用窩洞の形態にはBlackの窩洞の原則が適用され，修復物の機械的保持に則った窩洞形態が付与される．窩洞の外形は，予防拡大の考えに沿って設定され，窩縁には使用する歯科用合金の種類に適した窩縁斜面が形成される．また窩洞形成後，露出した象牙質を口腔内環境に曝露し放置することで，容易に開口した象牙細管が細菌感染を起こし，結果として二次齲蝕や歯髄炎の原因となりうる．そのため，最終修復物装着まで形成面を仮封する必要がある．

(1) 窩洞外形

齲窩を開拡し，齲蝕の範囲，咬合関係，予防拡大や審美的配慮をしつつ，咬頭や隆線は努めて保存し，円滑な曲線で連続するような外形になるように窩洞外形を設定する．歯肉側窩縁は通常，歯肉縁下0.5～1.0 mmに設定するが，清掃性を考慮して歯肉縁上に設定する．

(2) 保持形態

(a) 基本的保持形態

基本的保持形態は箱型である．同じく保持形態として，窩底は健全象牙質内0.5～1.0 mmに設定する必要がある．可及的に外開きの程度は小さくし，インレー体のすべり，回転の防止のため，また両側壁による拘止効力が得られるようにする．

(b) 補助的保持形態

複雑窩洞においては，側方脱出力や転覆力に対抗するための鳩尾形，溝，小窩，ピン，髄腔保持，被覆把持などの補助的保持形態付与も検討する．

(3) 抵抗形態

修復物に対する配慮は必要ないものの，欠損範囲が広く，歯質が菲薄になって破折のおそれがある場合や失活歯では，修復物で残存歯質を被覆して保護する必要がある．

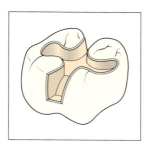

図 6-13　1級複雑窩洞

(4) 便宜形態

ワックスパターンの抽出や，修復物の合着のために，すなわち便宜形態として窩壁（側壁）は外開きに形成する．

①外開きの程度（相対する窩壁がなす角度）は窩洞の深さを考慮する必要がある．1/10（10％）程度が許容される最小で，4/10（40％）程度が最大のテーパーである．
②咬合面側への開放（ワックスパターンの抽出，修復物の装着を可能とする）
③平行性（複雑窩洞の場合の窩洞主部と側室部との平行性）
④凸隅角の整理（鋭い凸部は滑らかに整理する）

(5) 窩縁形態

金属材料は縁端強さが強力なので，窩洞に窩縁斜面を付与して脆弱なエナメル質窩縁を被覆保護することができる．窩縁隅角は金合金の135°を標準とする．基本的に窩縁斜面はエナメル質表層の1/3に付与する．

また窩縁斜面は，①エナメル質窩縁の保護，②辺縁封鎖性の向上，③インレー体の鋳造収縮の補償の目的のために付与される．

3）各種窩洞形態とその形成方法

(1) 1級窩洞

頰側や舌面を含む複雑窩洞で，強い咬合圧のかかる部分はメタルインレー修復が行われることがある（図6-13）．近年ではコンポジットレジンの機械的性質の向上に伴って鋳造修復の代わりにコンポジットレジンによる修復が実施されるようになった．

(2) 2級窩洞

メタルインレー修復が最も適する窩洞で，臼歯の近心面，遠心面あるいは両隣接面を含む．隣接面部の形態として，スライスタイプ（図6-14），ボックスタイプ（図6-15），フレアタイプ（図6-16）などがある．これらは歯間距離の違いによって選択される．また，上顎小臼歯などは，ボックスタイプの形成によって審美性を考慮する必要がある．

(3) アンレー窩洞

臼歯咬合面部の比較的広汎な表在性欠損のための窩洞で，失活歯に応用されることが多い．対合歯との関係で修復物の厚さを確保する必要があり，上顎舌側咬頭や下顎頰側咬頭など咬合力が大きい部位では1.5mm，非機能咬頭でも1.0mmの厚みを確保する．

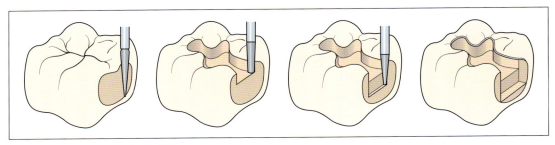

図 6-14 スライスタイプ2級窩洞

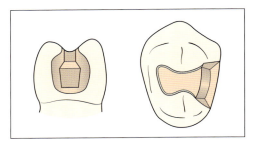

図 6-15 ボックスタイプ2級窩洞

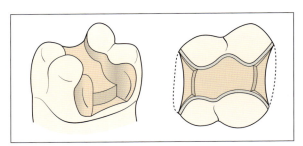

図 6-16 フレアタイプ MOD 窩洞

4）印象採得

　口腔内で形成した窩洞の形態を模型上で再現するため，型を採る材料が印象材である．窩洞外形は一般的に複雑な形態であり，精密さを要求されるため，弾性印象材が用いられる．弾性印象材としてはハイドロコロイド印象材（寒天アルジネート連合印象材），シリコーンゴム印象材が一般的である．印象方法によって，一種類の印象材を用いる単一（単層）印象法と二種類の印象材を用いる連合（積層）印象法に分類される．さらに，連合（積層）印象法には積層1回印象法と積層2回印象法がある．

　積層1回印象法は，まず流動性の高い印象材をシリンジで窩洞およびその周辺に気泡混入に注意して注入しておき，その上からただちに稠度の高い印象材を盛ったトレーで圧接する方法である．積層2回印象法は二次印象材のスペース確保のためガーゼやワックスなどをスペーサーとして形成歯を被覆し，パテタイプの印象材で一次印象し，印象材硬化後にスペーサーを除去したのち流動性の高いインジェクションタイプ印象材で窩洞を精密に二次印象する方法である．ゴム質印象材による印象採得は，印象精度を向上させる目的で，レジン系材料などであらかじめ製作された個人トレーを用いることもある．また，対合歯は患歯ほどの精密さは要求されないため，アルジネート印象材によって採取される．

(1) 寒天印象材

　寒天を 12〜15％含み，水が約 80％，その他調整剤としてホウ酸塩，硫酸塩などを含有する印象材である．60〜70℃に加熱するとゾル化（液状化）し，冷却するとゲル化（固形化）する．寒天コ

ンディショナーなどの調整装置が必要であり，機械的強度が確保できないため寒天単独での印象は特殊な冷却装置が必要である．

(2) アルジネート印象材

非可逆性のハイドロコロイド印象材で，粉末を水で練和するタイプと，ペースト状の基材と硬化材を自動練和するタイプが用いられる．粉末タイプの主成分はアルギン酸ナトリウムあるいはアルギン酸カリウム，硫酸カルシウム，珪藻土，リン酸三ナトリウムであり，水と練和することでアルギン酸ナトリウムが硫酸カルシウムと反応して水に不溶性のアルギン酸カルシウムを形成して硬化する．強度があるため単独の印象が可能であるが，細部への流入不足による再現性に劣る欠点がある．

(3) 寒天アルジネート連合印象

最初に寒天印象材を窩洞，形成歯およびその周囲に注入したのち，トレーに盛ったアルジネート印象材を圧接し，寒天印象材を冷却，硬化させる印象採得法である．寒天アルジネート連合印象は寒天とアルジネート印象材の長所を生かし短所を補っており，広く臨床で用いられる．

(4) ゴム質印象材

合成高分子を用いた弾性印象材で下記に分類される

(a) シリコーンゴム印象材

重合形式の違いによって縮合型と付加型の二種類がある．

(i) 縮合型シリコーンゴム印象材

基材（ベース）ペーストの主成分はポリジメチルシロキサンで，両端にOH基をもつ．反応剤（キャタリスト）ペーストはアルキルシリケート，触媒としてカプリル酸スズを含む．いずれのペーストにもフィラーとしてシリカ，金属酸化物などが含まれている．

(ii) 付加型シリコーンゴム印象材

基材ペーストの主成分はビニルオルガノポリシロキサンである．反応剤ペーストはビニルオルガノポリシロキサンと塩化白金酸などの白金系触媒を含んでいる．その他いずれのペーストもフィラーとしてシリカが添加されている．このフィラーの添加量を変えることで粘度を調整できる．

(b) ポリエーテルゴム印象材

末端にエチレンイミン基をもつポリエーテルを主成分とする基材ペーストと，芳香族スルホン酸エステルのポリエーテルゴムを主成分とする反応剤ペーストから構成される．両ペースト混和によるエチレンイミンの開環によって架橋が発生し硬化する．

5) 咬合採得

対合歯との咬合関係を記録し，咬合器上で再現，中心咬合位の咬合関係を印記するために咬合採得を行う．咬合採得には以下の材料が用いられる．
①バイトワックス（加熱軟化したパラフィンワックスを咬合させる）
②咬合採得用シリコーンゴム印象材

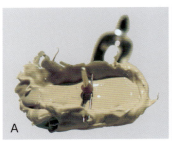 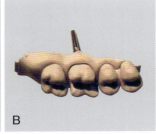 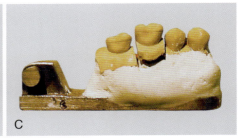

図 6-17　歯型可撤式模型法
A：ダウエルピン植立と印象材への超硬石膏注入，B：ダウエルピンが植立された模型，C：糸鋸による切断で撤去可能となった歯型．

6）仮封

インレー体合着までの期間における形成面の汚染や残存歯質の破折防止の目的に仮封が行われる．その際，水硬性セメントやレジン系仮封材による封鎖，または即時重合レジンによるテンポラリーインレーを製作し仮着する．このとき，最終修復物のインレー体合着にレジン系セメントを用いる場合は，そのレジン重合を阻害しないように非ユージノール系の仮着材を選択しなければならない．

7）模型製作

印象採得後，超硬質石膏あるいは硬質石膏を注入して模型を製作する．製作する作業用模型は精密なインレー体製作のためには，模型面に気泡がなく精密であること，寸法精度が維持されていること，および模型表面が作業に耐えうる強度を有することが条件となる．作業用模型には以下の種類がある．

(1) 歯型固着式模型法
歯型を分割することのない場合，すなわち 1 級インレーなど隣接面の形態付与の必要がない症例に用いられる．

(2) 歯型可撤式模型法
歯型を歯列模型から取り出すことを可能にするためダウエルピンを歯型に装着し，その歯型を歯列模型から取り出せる形態の模型である．ダウエルピンの位置の変化や石膏やワックスなどの異物付着によって歯型を正しい位置に戻すことができないと，正確なワックスパターン製作ができない欠点がある（図 6-17）．

(3) 歯型分割復位式模型法
分割後もとの位置に正しく戻すためのガイドとして溝のついたダイロックトレーに，作業用模型を新たに練和した石膏で装着する．硬化後，ダイロックトレーのロックを外し，糸鋸で両隣接面部を切り離し，隣接面歯肉側窩縁を明瞭にして歯型分割式模型とする（図 6-18）．

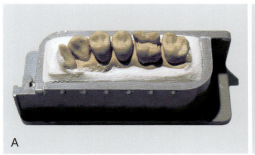
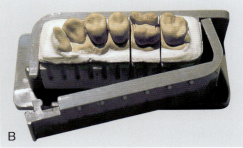

図6-18 歯型分割式模型法
A：ダイロックトレーに植立された模型．B：糸鋸による切断で分割可能となった歯型．

8) ワックスパターン製作法

　鋳造修復では，ワックスを模型上で窩洞に適合し，もとの形態を回復した原型をつくる．これをワックスパターンといい，模型上でつくる方法を間接法という．口腔内で直接つくる方法（直接法）もあるが，現在は間接法が採用されている．使用するワックスはインレーワックスといわれる．

(1) ワックスパターンの製作方法
　インレーワックスは直接火炎に接触させることなく，遠火で全体を軟化する．その後窩洞に圧接し，十分に冷却するまで維持する．圧接後，ワックスパターンが正確に窩洞の隅角や線角を再現していることを確認し，ワックス過剰部分を大まかに削除する．その後，隣接面を含む窩洞であれば，接触点を適切な位置・形態にする．次いで対合歯との適切な咬合関係の調整および咬合面形態の付与を行う．

(2) ワックスパターンの変形の原因
　模型上で適切に製作したワックスパターンが鋳造過程前に変形すると，インレー体は窩洞に適合することができない．変形する要因として以下の要因があげられる．

　(a) 外力による変形
　技工操作に伴って過剰な外力が加わる．

　(b) 温度変化による変形
　インレーワックスは熱膨張係数が大きく，軟化したワックスは冷却，硬化する際に収縮する．

　(c) 内部ひずみの解放による変形
　歯型模型上で製作したワックスパターンは製作過程における圧接や凝固収縮，冷却収縮によって内部ひずみが生じている．歯型からワックスパターンを撤去すると内部ひずみが解放されるために変形する．

(3) ワックスパターンの変形防止法
①インレーワックスを均等に軟化し，窩洞に圧入した後，ワックスが冷却硬化するまで圧接を維持する（軟化圧接法）
②完成したワックスパターンを歯型模型上にできるだけ長く放置して内部ひずみを解放させる

③歯型上から抽出したワックスパターンはただちに埋没する
④抽出後のワックスパターンを埋没前に加温しない

（半田慶介，齋藤正寛）

9）埋没

（1）スプルー線植立

　直径1.0～1.2 mm程度の中空の金属線をスプルー線として使用する．植立位置はワックスパターン抽出時の抵抗が少なく，肉厚部の隆線部を選ぶ．さらに，溶融した合金が鋳型全体に流れ込むよう方向を考慮して植立する．

（2）湯だまり

　鋳造欠陥の一つである鋳巣の発生防止のために，ワックスパターンにできるだけ近いスプルー線途中に金属補給部となる湯だまりをつけることがある．

（3）円錐台

　金属融解時のるつぼを形づくるためのもので，ゴム製あるいは金属製である（**図6-19**）．
　ワックスパターン植立時には，鋳造圧による底部の破壊を防ぎ，かつ鋳型内の通気性をよくするために鋳型と鋳造リング底面との距離は6～8 mmは確保する．また，湯だまりと円錐台頂部とは湯流れをよくするためできるだけ近接させる（**図6-20**）．

（4）鋳造リング

　内径30 mm，高さ35～40 mm程度の円筒形ステンレススチールリングを使用する（**図6-19**）．

（5）ライニング（裏装）

　埋没材の硬化膨張，加熱膨張が鋳造リングで妨げられないように，クッションの役割をするライナーをリングに内張りする（**図6-19**）．ライナーを乾燥したまま使用する乾ライナー法と，あらかじめ水に湿らせる湿ライナー法のいずれかの方法を用いる．

（6）ワックスパターンへの界面活性剤の塗布

　ワックスは疎水性であるため埋没材とのぬれ性をよくし，気泡などの付着によって生じる鋳造体

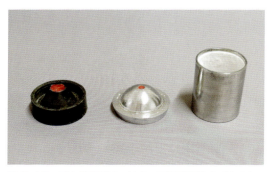

図6-19　ゴム製円錐台（左），金属製円錐台（中央），ライナーを裏装した鋳造リング（右）

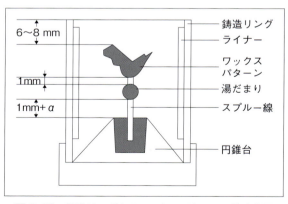

図6-20　鋳造リング内のワックスパターンの植立位置

表面の突起の発生を防止するために，界面活性剤を表面に噴霧する．

10）埋没法

（1）埋没材の所要性質
①鋳造収縮を補償できる硬化膨張量と加熱膨張量を有する
②耐火性を有し加熱時に亀裂を生じない
③練和および流し込みの操作性が簡易である
④硬化時間が適切である
⑤加熱後に十分な強度を有する
⑥溶融した合金と反応しない
⑦十分な通気性を有する
⑧鋳造体の取り出しが容易である
⑨保存性が高い

（2）埋没材の種類
　埋没材はシリカ粉末とその結合材から構成される．使用される結合材によって石膏系埋没材，シリカゾル系埋没材，そしてリン酸塩系埋没材に分類される．メタルインレーに用いる鋳造用合金では石膏系埋没材が適切であり，ここではこの埋没材の説明のみにとどめる．

　石膏系埋没材には，変態温度が500〜600℃の石英埋没材と，変態温度が200〜300℃のクリストバライト埋没材がある．

　クリストバライト埋没材は融点が1,200℃以下の歯科用合金の鋳造に使用され，最も多く用いられている．

11）鋳造

（1）鋳型の加熱とワックスの焼却
　埋没材が完全硬化して1〜2時間後に円錐台を外してスプルーを抜き，鋳造リングを電気炉に入れる．ワックスパターンは500℃で完全に焼却される．

　鋳型への亀裂の発生を防ぐため，変態温度付近ではゆっくり加熱することが望ましい．

　近年市販されている埋没材には，硬化時間が早く，しかも急激に加熱できる急速加熱型埋没材もある．石膏系埋没材を用いた鋳型では，700℃以上になると炭素の存在下で埋没材中の石膏がCaOとSO_2に分解するため，700℃以上に加熱しないように注意する．

（2）金属の融解
　鋳造用金属を融解するには，都市ガスあるいはプロパンガスと空気のブローパイプが用いられ，融点が1,100℃以下の金合金や金銀パラジウム合金などを鋳造することができる．ブローパイプの火炎は未燃焼帯，燃焼帯，還元帯および酸化帯に分けられるが，合金を溶融するには温度が最も高く，酸化させることが少ない還元帯を用いる（**図6-21**）．

　溶融合金の酸化防止と，すでにできた金属酸化物を吸収，除去するためにフラックスを用いるとよい．フラックスとしてはホウ砂（$Na_2B_4O_7 \cdot 10H_2O$）が用いられる．

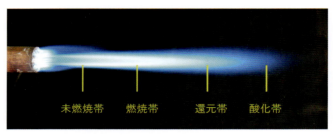

図 6-21　ブローパイプの火炎

(3) 鋳造法

溶融合金を鋳型に流し込むための鋳造圧の加え方によって，遠心鋳造，加圧鋳造，吸引鋳造の 3 つの方法に分けられるが，遠心鋳造が主に用いられる．

(4) 鋳造収縮と寸法変化の補償

(a) 鋳造収縮

溶融した金属は，①液体金属の冷却収縮，②凝固収縮，③凝固後の冷却収縮の 3 段階の収縮を起こす．

鋳造収縮は金属の種類，鋳造温度，鋳造体の大きさ，形状などによって異なるが，なんらかの方法で補償して窩洞内によく適合する鋳造修復物を製作しなければならない．

合金の鋳造収縮率は，金合金で 1.4〜1.6％，金銀パラジウム合金で 1.5〜1.7％である．

(b) 鋳造収縮の補償法

鋳造収縮を補償するためには，作業用模型の膨張と鋳型の膨張を利用する．

（ⅰ）作業用模型の膨張

模型材である硬質石膏で 0.08〜0.1％，超硬質石膏で 0.05〜0.07％ほど硬化時に膨張する．

（ⅱ）鋳型の膨張

石膏系埋没材は硬化時および加熱時に膨張する．また硬化時に水を加えるか，水中に浸漬すると大きな吸水膨張が得られる．

①硬化膨張

　硬化時に石膏系埋没材は 0.2〜0.4％ほど膨張する．この硬化膨張は混水比によって異なり，混水比が小さいと硬化膨張は大きくなる．

②吸水膨張

　埋没材は吸水によって膨張する．加水法，水中浸漬法，湿ライナー法とあるが，水分の添加量，水中に浸漬する時期および時間によって異なる．

③加熱膨張

　埋没材を加熱すると，石英系埋没材で 0.8〜1.1％，クリストバライト埋没材で 1.0〜1.5％膨張する．この加熱膨張が鋳造リングによって妨げられないようにライナーを内張りする．

　近年市販されている急速加熱型埋没材では加熱膨張を低く抑え，急加熱による亀裂の発生を防止し，硬化膨張を大きくして鋳造収縮を補償している．

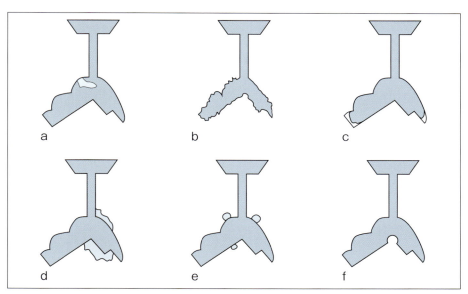

図 6-22 鋳造欠陥の模式図
a：鋳巣，b：鋳肌あれ，c：なめられ，d：バリ，e：突起，f：ホットスポット．

(5) 鋳造後の処置

(a) 鋳型からの鋳造体の取り出し

るつぼ内の溶融合金が赤熱の色を失ったら，ただちに水中にて急冷して埋没材を洗い取る．

(b) 清掃

埋没材が付着している場合には，流水下でブラシあるいは超音波洗浄機を用いて除去する．その後，鋳造体内面はサンドブラスト処理をする．鋳造体表面の酸化膜あるいは硫化膜による着色を除去するために酸洗いを行う．金合金には5〜10％希塩酸，金銀パラジウム合金には2〜10％希硫酸を使用するが，金銀パラジウム合金には専用の洗浄液も市販されている．

(6) 鋳造欠陥

鋳造体を清掃後に点検すると，構造上好ましくない欠陥がみつかることがある．これを鋳造欠陥という．この鋳造欠陥には，内部や表面に穴状の欠陥ができる"鋳巣（引け巣，ブローホール，背圧多孔）"，表面が粗い状態になる"鋳肌あれ"，辺縁部が鋭利に鋳造されない"なめられ"，薄いヒレ状の突起物"バリ"，表面にできる球状の突起物"突起"，スプルー植立部の反対側にできるへこみ"ホットスポット"などがある（図 6-22）．

(7) 各種鋳造欠陥の防止策

(a) 鋳巣

①過熱を避ける
②フラックスを用いてガスを除去する
③溶融には還元炎を使う
④スプルーを太く短くする
⑤湯だまりをつける

⑥大きな鋳造圧を持続させる

⑦通気性のよい埋没材を選択する

⑧排気口 vent を利用する

（b）鋳肌あれ

①埋没材の混水比を大きくしない

②埋没材は練和不足にならないようにする

③埋没材の急加熱を避ける

④鋳型を長時間加熱しない

⑤鋳込み温度を高くしすぎない

⑥過大な鋳造圧をかけない

⑦埋没時に気泡を入れない

⑧品質の悪いワックスや金属の使用を避ける

（c）なめられ

①合金を十分に溶融する

②鋳造圧を高くする

③鋳型の加熱を確実に行う

④通気性のよい埋没材を使用する

（d）バリ

①鋳型の急激な加熱を避ける

②鋳型に衝撃を与えない

（e）突起

①ワックスパターン表面に界面活性剤を吹き付ける

②埋没材練和時に気泡をしっかり除去する

③真空埋没法で埋没する

（f）ホットスポット

①スプルー線を適切な位置と角度に注意して植立する

②湯だまりが不足しないようにする

12）辺縁のすり合わせ，咬合調整，形態修正および仕上げ研磨

技工操作と口腔内の操作に分けられる．

技工操作としては，まずスプルー線を切断して模型上に試適する．適合状態が良好であれば隣在歯との接触関係および対合歯との咬合関係を調整する．その後，隆線や溝をカーボランダムポイントあるいは球形または尖形裂溝状の仕上げ用バーを用いて整える（トリミング）．そして，光沢を出す前の段階まで面を仕上げる操作（フィニッシング）をサンドペーパーコーンで行っておく．この段階では，隣接面部は口腔内での接触点圧の最終調整を行うために，研磨シロとして残しておく必要がある．

口腔内においては，まず仮封材あるいはテンポラリーインレーを探針またはスプーンエキスカ

ベーターを用いて除去する．窩洞の水洗，乾燥を行って鋳造体を窩洞に試適する．コンタクトゲージを用いて接触強さを調べ，サンドペーパーコーンあるいはシリコーンポイントを用いて微調整を行う．適合状態が良好であれば，辺縁の封鎖性を高めるために辺縁のすり合わせを行う．探針あるいはピンセットで鋳造体を抑えながら，カーボランダムポイントあるいは球形の仕上げ用バーを用いて行う．続いて咬合調整を行い最終的な鋳造体細部の形態修正に移る．トリミングとフィニッシングまでは技工操作で行っているが，口腔内での調整後にあれた表面の形態修正を行う．その後，金属用シリコーンポイントを用いて表面を滑沢に仕上げる．さらに，酸化クロムを油脂類で固め棒状にしたグリーンルージュをフェルトホイールあるいはシャモイスホイールにつけて最終のつや出し（ポリッシング）を行う．

　ただし，現在の臨床では，チェアタイムの短縮により患者負担を軽減するために，模型上で最終研磨まで行った後に口腔内試適，調整を行ったうえで装着を行う．

13）装着

　鋳造体の仕上げ研磨を終えてから合着用セメントを用いて窩洞に合着する．

　いずれのセメントを用いる場合でもメーカー指示書に従い練和する．また，練和したセメント泥を鋳造体の内面に手早く塗布する．

　鋳造体を窩洞内へ挿入する．次いで，完全硬化するまでインレーセッターなどを利用しインレー体が窩洞から浮き上がることを防止する．

　セメントの硬化後，窩洞から溢出した余剰セメントを除去する．隣接面部ではデンタルフロスを用いて除去する．最後に咬合関係の状態を再度確認する．なお，接着性レジンセメントを用いる場合はメーカー指示書に従い，完全硬化前に除去する．

（山本昭夫）

Ⅴ　コンポジットレジンインレー修復

１　コンポジットレジンインレー修復の特徴

　コンポジットレジンインレー修復とは，窩洞形成後に印象採得を行い，作業用模型上で専用のコンポジットレジンを用いてインレー体を製作し，窩洞に接着性レジンセメントを用いて接着する間接修復法である．

１）コンポジットレジンインレー修復の利点と欠点（直接法との比較）

（1）利点
①加熱処理により，機械的性質や耐摩耗性が向上する
②適正な解剖学的形態を付与できる
③適正な隣接面形態，接触点を回復できる
④重合収縮の補償ができる

⑤研磨が容易である

(2) 欠点

①健全歯質の削除量が多い

②接着性レジンセメント層が介在する

③技工操作が必要である

④試適, 咬合調整が困難である

2 コンポジットレジンインレー修復用材料の組成

1）種類

コンポジットレジンインレー修復は間接修復法の一つであり, インレー体を模型上で製作する間接コンポジットレジンインレー修復と, 口腔内の窩洞でインレー体を製作する直接・間接コンポジットレジンインレー修復に分類できる.

コンポジットレジンインレーは, 専用レジンの重合方式により次の3種類に分けられる.

①加圧加熱重合タイプ

②光重合-光重合タイプ

③光重合-加熱重合タイプ

2）組成

コンポジットレジンインレー用材料の組成は基本的に直接修復法で用いられるコンポジットレジンと同一で, 主として光重合型ハイブリッドタイプのコンポジットレジンである.

(1) ベースレジン

通常のコンポジットレジン同様, Bis-GMA, またはUDMAが用いられている.

(2) フィラー

石英, アルミノシリケートガラス, シリカなどの無機材料が用いられる. エックス線造影性を付与するためにバリウムやジルコニアが配合されている. フィラー含有率は70〜90重量％で, ハイブリッドタイプのものが多い.

(3) 重合開始剤と重合促進剤

光重合開始剤はカンファーキノンで, カンファーキノンの活性化を促進する還元剤としては, N,N-ジメチルアミノエチルメタクリレートなどが配合されている. また, 加熱重合開始剤としては過酸化ベンゾイル（BPO）が用いられている.

3 コンポジットレジンインレー修復の適応症と窩洞の特徴

1）適応症

コンポジットレジンインレー修復の適応症は, 基本的に直接コンポジットレジン修復とほぼ同じであるが, 重合収縮から解放されることから, 直接コンポジットレジン修復に比較してやや大きな

臼歯部の修復に適用される.

①小臼歯，大臼歯の1級単純・複雑窩洞

②小臼歯，大臼歯の2級複雑窩洞

③直接法による修復が困難な症例

　ただし，特に強い咬合圧が加わる部位，多数歯にわたる修復，習慣性ブラキシズムのある患者には適用しない.

2）窩洞の特徴

　通常のメタルインレーの窩洞形成とは異なり，保持形態や予防拡大にあまりとらわれることなく，歯質削除量を可及的に少なくした，より歯質保存的な窩洞形態とする.

（1）窩洞外形

①対合歯との咬合接触部を避ける

②予防拡大は最小限にとどめる

③歯肉側窩縁は歯肉縁上にとどめる

（2）保持形態

　レジンセメントの接着が期待できるので全体的に丸みをもった窩洞（コンケーブ型）を形成する（図6-23）.

（3）抵抗形態

①咬頭隆線の保存に努める

②インレー体に十分な厚みをもたせる

③すべての線角および点角を丸く仕上げる

（4）便宜形態

　インレー体の着脱を容易にするため，メタルインレー窩洞のテーパーよりも強い外開き形を側壁に付与する.

（5）窩縁形態

　窩縁斜面は付与せず，バットジョイントを基本とする.

4 コンポジットレジンインレー修復の実際

　ここでは間接法による臨床手順を説明する（図6-24）.

1）窩洞形成，印象採得，咬合採得

　1回目の来院では，咬合関係の検査を行い，対合歯との咬合接触部を避けて外形を設定し，窩洞形成，印象採得，シェードテイキング，仮封を行うが，ユージノール系仮封材は接着性レジンセメントの重合を阻害するおそれがあるので使用しない（図6-25A～C）.レジン系仮封材もレジンコーティング法を用いた場合，接着するおそれがあるので使用しない.

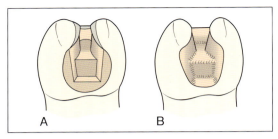

図 6-23 2級窩洞の比較
A：メタルインレー窩洞，B：コンポジットレジンインレー窩洞．

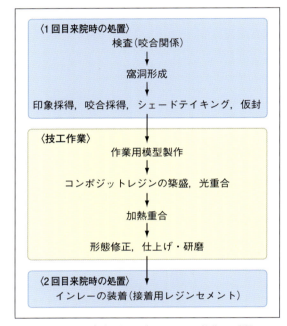

図 6-24 コンポジットレジンインレー修復の手順

2）インレー体の製作

　技工室で分割可撤式の作業用模型（図 6-25D，E）を製作し，模型上でインレー体を製作する．インレー体の製作は各製品ごとに異なるが，コンポジットレジンインレーの場合，窩洞に分離材を塗布し，選んだ色調のレジンペーストを築盛し，光照射器にて重合させる．さらに加熱重合器で100〜120℃，10〜15分の加熱を行い，形態修正および仕上げ・研磨を行う．必要に応じてステインによる裂溝の着色を行う（図 6-25F）．

Ⅴ　コンポジットレジンインレー修復

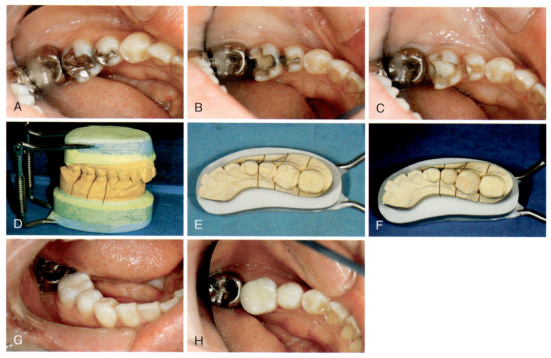

図 6-25　辺縁性二次齲蝕の症例（50歳女性，冷水痛を主訴として来院）
A：術前，B：インレー除去後，C：ベースセメント裏層後の窩洞形成，D：分割可撤式作業用模型，E：作業用模型上の窩洞形態，F：完成したインレー体，G：コンポジットレジンインレー修復終了後の頬側面観，H：修復終了後の咬合面観．

3）インレー体の装着

2回目の来院では，仮封材を除去したのちにインレー体の試適を行い，適合性，隣在歯との接触関係などを調整する．試適の際には，インレー体の狭部などが破折しやすいので注意する．

窩洞を清掃後，簡易防湿あるいはラバーダム法を行い，接着性レジンセメント付属のプライマーで接着歯面を処理する．またインレー体の内面はサンドブラスト処理し，シランカップリング剤を塗布したのちに，接着性レジンセメントのペーストをインレー体内面に塗布し，インレー体を窩洞に挿入後，プラスチック製保持器具で圧接する．余剰セメントは小綿球などで丁寧に除去する．デュアルキュア型レジンセメントでは光照射し重合させる．光が到達しにくい窩洞内部のセメントは化学的に重合硬化させる．

辺縁のセメントライン部分をシリコーンポイントで研磨し，咬合調整，最終研磨を行ってコンポジットレジンインレー修復を完成させる（**図 6-25G，H**）．

（吉山昌宏）

第6章　間接修復

VI　セラミックインレー修復

1　セラミックインレー修復の特徴

1）セラミック修復の変遷

　セラミック修復は，1837年に発表されたポーセレンインレーが始まりとされている．しかし当時は，ポーセレンの物性や窩洞適合性が悪く，製作工程が繁雑であり，また接着技術が未熟であったため，歯科臨床に広く応用されるには至らなかったようである．

　1980年代になり，ポーセレンのみならず，そのほかのセラミック材料の開発や物性向上，また接着性レジンセメントの開発で，金属の裏打ちを必要としないオールセラミック（以下，セラミックとする）修復が登場し，インレー，アンレーにも応用されるようになった．現在の歯冠修復用セラミックスは，各種の非金属・金属の酸化物・炭化物・窒化物などを原料として，さまざまな特性をもつ材料が開発されている．

2）セラミックインレー修復の特徴

　セラミックスの最大の長所は化学的安定性が高いことであり，短所は脆性が高い（脆い）ことである．代表的な長所と短所を**表6-4**に示した．

3）セラミックインレー窩洞の特徴

（1）窩洞外形

　窩洞外形はコンポジットレジンインレーに準じる．2級窩洞はボックスタイプとする．セラミックインレー窩洞とメタルインレー窩洞の比較を**図6-26，27**に示した．

（2）保持形態

　従来の箱型を基本とする．ただし明瞭な線角，点角を付与せず，丸みをもたせる．また，溝や明瞭な鳩尾形のような補助的保持形態は，窩洞形態を複雑にするのでなるべく付与しない．

（3）便宜形態

　窩壁の外開きの程度はメタルインレー窩洞より大きくする必要がある．これによってインレーの

表6-4　セラミックインレー修復の長所と短所

長　所	短　所
・化学的にきわめて安定で，生体親和性が高い ・天然歯の色調や光沢の再現性に優れる ・表面が滑沢で，着色やプラークの蓄積が起きにくい ・硬度が高く，耐摩耗性に優れる ・熱膨張率が小さいので，膨縮による不快事項が少ない ・熱，電気の不良導体である	・窩縁形態はバットジョイントとなるので，メタルインレー修復と比較して辺縁部の適合性に劣る ・製作工程がメタルインレー修復より繁雑である ・歯質削除量が多い ・窩洞適合性や色調再現性が，術者や製作者の技量に影響されやすい

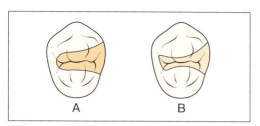

図 6-26 セラミックインレー窩洞（A）とメタルインレー窩洞（B）の比較（咬合面観）
セラミックインレー窩洞は，メタルインレー窩洞よりも太く，明瞭なイスムス（窩洞狭窄部）を付与しない．この図からも，セラミックインレー窩洞はメタルインレー窩洞よりも歯質削除量が多いことがわかる．

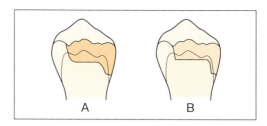

図 6-27 セラミックインレー窩洞（A）とメタルインレー窩洞（B）の比較（側面観）
セラミックインレー窩洞は，①窩縁斜面を付与せず，②窩壁の外開きの程度を大きく，③線角は丸める．

窩洞適合性が向上しクレビス〔修復物装着後にセメントラインが摩耗して生じる溝（凹み）〕を小さくすることができる．

（4）窩縁形態

窩縁斜面は付与せず，バットジョイントとする．外側性窩洞の歯肉側窩縁形態は，修復物の厚みを確保するために，ラウンデッドショルダーもしくはヘビーシャンファーとする．

（5）抵抗形態

インレーの体部破折防止のために，メタルインレー窩洞よりも幅と厚みをもたせる（**図 6-26，27**）．

2　セラミックインレーの製作法と使用材料

セラミックインレーの製作法と，使用可能な材料を**表 6-5**に示した．セラミックインレーの製作法は 3 種類に大別できる．

1）築盛・焼成用セラミックス

このセラミックスは，一般にポーセレン（陶材）とよばれ，セラミック粉末に水分を含ませて造形ができる状態にしてから，筆などを用いて耐火模型の窩洞内に築盛する．形態付与後，ポーセレンファーネス（焼成用炉）を使用して順次 850～1,000℃で焼成する．

築盛・焼成用ポーセレンの主成分は長石および石英である．

2）射出成形用セラミックス

射出成形用セラミックスは，鋳造法または加熱加圧法で製作する（**表6-5**）．どちらも金属精密鋳造にならったロストワックス法である．射出成形法は築盛・焼成法よりも手順が少なく，細部の形態再現性に優れるが，色調が単色になるので色調再現性は劣る．

鋳造できるセラミックス（キャスタブルセラミックスとよばれる）が開発された後，その欠点を補うべく加熱加圧型セラミックスが開発された．

表6-5 セラミックインレーの製作法と使用材料

製作法		使用可能な材料
築盛・焼成法		長石質陶材
射出成形法	鋳造法	結晶化ガラス
	加熱加圧法	リューサイト強化型セラミックス，ニケイ酸リチウム含有セラミックス
CAD/CAM法	第6章Ⅶ参照	

3）CAD/CAM用セラミックス

第6章Ⅶ「歯科用CAD/CAMによる修復法」を参照のこと．

3 セラミックインレー修復の実際

セラミックインレー修復の実際を**図6-28**に示す．

1）術前検査

患歯がセラミックインレー修復の適応症かどうかを見極めることが，良好な経過を得るのに大変重要である．対合歯の状態，咬合様式，ブラキシズムなど過大な咬合力が加わる口腔習癖の有無も必ずチェックする．

2）患者への説明

この修復法の特徴や欠点，経済的な面などについて，患者に対して十分な説明を行い，インフォームド・コンセントを獲得する．

3）シェードテイキング

適切な照明と適切なシェードガイドで，患者とともにシェードテイキングすることが重要である．歯冠の色調は乾燥とともに変化するので，シェードテイキングは術前検査時に行うのが最良である．ただし，光透過性が高く，窩底象牙質の色調が反映するセラミックスもあるので，そのような材料の場合には窩洞形成後に再度行う必要がある．

4）除痛法

セラミックインレー修復では，従来のメタルインレー窩洞よりも窩洞形態を太く，深くする必要があるので，歯質削除量が増加する．生活歯にセラミックインレー修復を適用する場合には，局所麻酔などによる除痛が必要となる．

5）窩洞形成（**図6-28B**）

前述したセラミックインレー窩洞の基本形態に沿って，窩洞を形成する．明白なイスムスを付与せず，インレー体の厚みを確保する．

Ⅵ　セラミックインレー修復

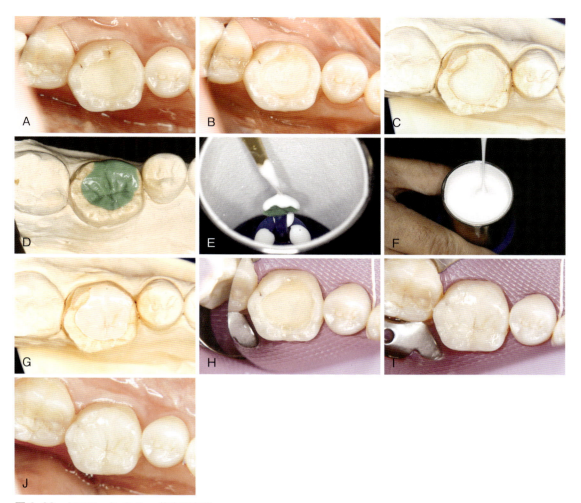

図 6-28 セラミックインレー修復の実際
A：感染歯質除去後にコンポジットレジン裏層．B：インレー窩洞形成ならびにレジンコーティング．C：超硬質石膏で作業用模型製作．D：ワックスアップ．E：スプルーを植立し，筆を用いて埋没材を塗布．F：リングへ埋没材注入．G：完成したセラミックインレー（加熱加圧法にて製作）．H：装着前準備のラバーダム法．I：コンポジットレジンセメントで装着．J：咬合調整，仕上げ・研磨して修復完了．

6）レジンコーティング（図 6-28B）

窩洞形成後，すぐにレジンコーティングする．

7）印象採得・咬合採得

使用する印象材は，寸法安定性に優れるシリコーンゴム印象材を使用する．咬合採得には，咬合採得用のシリコーンゴムを使用する．セラミック材料は研磨が困難なので，口腔内試適時の調整は可及的に避けるべきである．そのため，模型にて上下顎の咬合関係を正確に再現しなくてはならない．

215

8) 仮封

セラミックインレーの装着にはコンポジットレジンセメントを使用するので，そのセメントの接着性を阻害しない仮封材を選択しなければならない．特にユージノールを含有する仮封材はレジンセメントの重合不全を起こすおそれがあるので，使用してはならない．

9) セラミックインレーの製作（図6-28C～G）

セラミックスの強度は，表面の傷に大きく影響を受ける．またセラミックスの研磨は難しく，チェアサイドで十分に行うことは困難である．加えて，セラミックインレーは接着前に咬合調整すると，調整中に破折を起こす可能性が高いので，精密な咬合模型を製作し，口腔内での調整を極力なくすよう努める．このため咬合模型は，片側よりも全顎模型を用いるのが望ましい．

作業用模型上でワックスパターンを採得し（図6-28D），専用埋没材でリング埋没する（図6-28E，F）．鋳型の余熱に続いてセラミックスを加熱加圧成型し，模型上で調整したのちにポーセレンで色付けを行って完成となる（図6-28G）．

10) セラミックインレーの接着（図6-28H～J）

インレーを口腔内で試適して良好な窩洞適合性を確認したら，咬合調整前に接着操作を行う．デュアルキュア型のコンポジットレジンセメントを使用する．接着時にはラバーダム法を行うのが好ましい（図6-28H）．インレー体内面はシラン処理し，歯面は使用セメントの接着システムに従って処理を行う（図6-28I，J）．余剰セメントの除去は慎重に行う．

セラミックインレーは，窩洞への接着前に咬合検査を行うと，破折する危険がある．このため，接着後の咬合調整が推奨される．この場合，調整後のインレー体表面に大きな傷が残る可能性があり，口腔内での注意深い研磨が必要である．

（山本雄嗣）

VII 歯科用CAD/CAMによる修復法

1 CAD/CAM修復の特徴

1) 現状

CAD/CAM（computer aided design/computer aided manufacturing）とは，CADとCAMの2つのシステムから構成されたコンピュータ支援による設計および製造のことである．歯科用CAD/CAMシステムによる修復法では，窩洞を口腔内スキャナーで光学印象するか，あるいは通法で製作した石膏模型を模型用スキャナーでスキャニングすることで，そのデジタル情報をCADソフトウエアに取り込み三次元モデルを作成する．それをもとに設計を行い，修復物の三次元モデルを作成する．そして，三次元データからミリングデータを作成し，修復物をミリングマシンにて切削加

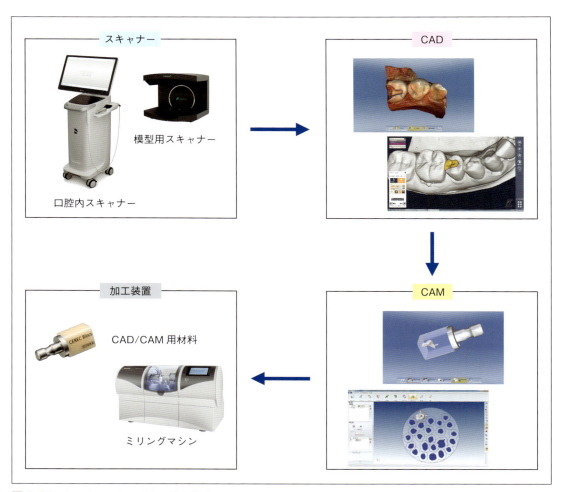

図 6-29　CAD/CAM システムの基本構成

工し，製作する．

　1980 年代に欧州で CAD/CAM システムが歯科に導入され，日本では 1990 年頃から研究開発がさかんに行われた．2000 年代に入るとガラスセラミックスやジルコニアなど CAD/CAM システムを用いて加工される材料が増加しはじめ，コンピュータの処理能力やカメラ機能の向上によりさまざまな CAD/CAM システムが次々に開発，市販されるようになった．現在ではレジン，ガラスセラミックス，ジルコニア，チタンなど多くの材料を臨床応用することが可能になり，インレー，アンレー，クラウン，ブリッジやインプラントのアバットメント，義歯床などのほか，矯正治療でも活用されていて，その適応範囲は多岐にわたっている．さらに 2022 年より CAD/CAM インレーが，また 2024 年から口腔内スキャナーによる光学印象が保険収載された．

2）構成

　歯科用 CAD/CAM システムは基本的に，スキャナー（口腔内・模型用），CAD ソフトウエア，CAM ソフトウエア，CAM 機器（ミリングマシン）によって構成されている（図 6-29）．

3）CAD/CAM 修復の利点と欠点

（1）利点
①患者への侵襲が少ない
②治療時間を短縮できる
③修復物の製作時間を短縮できる
④修復物の製作工程の簡素化が可能である
⑤情報の保存や管理，伝達が容易である
⑥多種多様な材料の選択が可能である
⑦材質の均一化が可能である

（2）欠点
①トレーニングが必要である
②高価である
③システムに対応可能な技工所との連携が必要である

2 CAD/CAM 修復に使用する装置と材料

1）CAD

　口腔内スキャナーや模型用スキャナーによる光学印象によって得られたデジタルデータをもとに CAD ソフトウエアで歯冠修復物を設計する．光学印象とは，形成された窩洞，隣在歯などの三次元的な形状を口腔内スキャナーを利用してレーザーなどで光学的に口腔内を計測しデータ化する印象採得法である．

（1）口腔内スキャナー

　口腔内スキャナーはスキャナー単独型とスキャナー・CAD/CAM 一体型に分類される．窩洞の形状データを CAD ソフトウエアに取り込む方法は，ビデオもしくは写真イメージで三角測量法[*1]や同軸法[*2]などの原理を用いて行われる．CAD ソフトウエア上で修復物の設計を行い，その設計データを CAM ソフトウエア，ミリングマシンへと転送する．

（a）スキャナー単独型

　光学印象によって得られた三次元データを，画像情報としてスキャナー企業のクラウドでデータを変換し，歯科技工所に送信して修復物の設計・加工を行うタイプと，スキャナー付属の CAD ソ

[*1]三角測量法
　三次元形状を測定する非接触の方法の一種である．基準点と計測したい点で三角形を構成し三角法により測点の座標を求める．
[*2]同軸法
　三次元形状を測定する非接触の方法の一種である．光を照射する方向と対象物に当たった光の検出方向を一致させる．共焦点顕微鏡法もこれに含まれる．

フトウエアで修復物の設計を行ったうえでデータを歯科技工所に送信して修復物を加工するタイプがある．

(b) スキャナー・CAD/CAM 一体型

口腔内スキャナーを用いて光学印象採得した三次元データを設計し，切削加工までを同日に行う即日修復が可能なタイプである．

(2) 口腔内スキャナーによる光学印象採得の利点と欠点

(a) 利点

①即日修復が可能である
②印象材が不要である
③石膏模型が不要である
④リアルタイムで窩洞など口腔内の状態を確認できる
⑤再印象が簡便である
⑥感染リスクが低減される
⑦情報保存，伝達が短時間で行える
⑧情報の劣化がなく，保存スペースが不要である
⑨バーチャルフォローアップが可能である
⑩スキャナーの機種によっては歯や歯肉の色調採得が可能であり，シェードテイキングを行うことができる
⑪三次元顔貌データ，CT データ，顎運動データなどの他のデータと融合し分析することが可能である

(b) 欠点

①トレーニングが必要である
②高価である
③滅菌が困難である
④歯肉縁下のスキャニングは困難である
⑤機種によっては金属の反射防止などのためパウダーを噴霧する必要がある
⑥光源による放熱がある

(3) 模型用スキャナー（図 6-30，31）

模型用スキャナーは，測定カメラ・ビデオ，光源投影装置・測定プローブ，模型ホルダー，制御用コンピュータなどから構成される．レーザー光やパターン光を用いて測定を行う非接触式が広く用いられている．

2) CAM

CAD ソフトウエアから転送された設計データをもとに CAM ソフトウエアがミリングデータを作成し，生成された NC データ[*3]からミリングマシン（**図 6-32**）が修復物を切削加工する．CAM ソ

[*3] NC データ
numerical control（数値制御）の略．CAD で作成されたデータをもとに NC 工作機械を動かすための NC データをつくることで加工が可能になる．

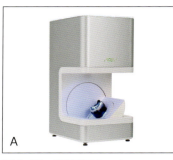 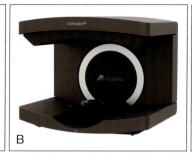 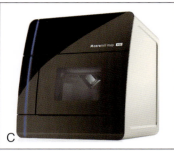

図 6-30 模型用スキャナー
A：Aadva ラボスキャン（ジーシー），B：Aadva Scan E1（ジーシー），C：ceramill® map400（Amann Girrbach）．

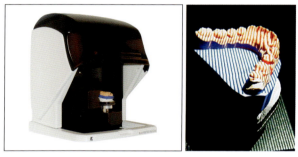

図 6-31 模型用スキャナーによるスキャニング
Kavo ARCTICA Auto Scan（Kavo Dental GmbH）．

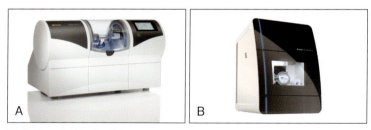

図 6-32 ミリングマシン
A：CEREC MC（Dentsply Sirona）．
B：ceramill® motion2（Amann Girrbach）．

フトウエアが出力する NC データには，ミリングバーの移動経路，移動速度，回転数，バーの交換の指示，各種機能の ON/OFF など，ミリングマシンが修復物を切削加工するための情報が含まれる．

3）CAD/CAM 用材料

現在 CAD/CAM システムで用いることができる材料は，セラミックス，金属，レジンなど多種多様であるが，インレー修復に用いられる代表的な CAD/CAM 用材料を図 6-33 に示す．

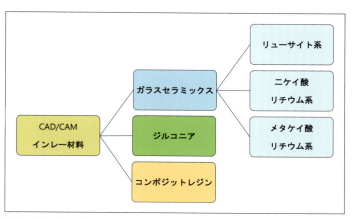

図 6-33　CAD/CAM インレーに用いられる材料

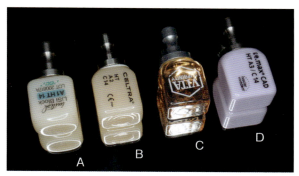

図 6-34　ガラスセラミックスブロック
A：GC Initial™ LiSi Block（GC），B：CELTRA® DUO（Dentsply Sirona），C：VITA SUPRINITY®（VITA），D：IPS e.max® CAD（ivoclar vivadent）．

（1）ガラスセラミックス（図 6-34）

ガラスは引張応力が弱く切削によりチッピングしやすいので，ガラス中に結晶粒子を分散させ強度を向上し切削加工を可能にした．

（a）リューサイト系

長石系ガラスマトリックス中にリューサイト（$KAlSi_2O_6$）結晶粒子が分散されている．リューサイトは高温では等方的な立方晶であるが，600℃以下では正方晶と異方性の熱収縮を伴うため，焼結後の強度を向上させる．透明性は高いが，機械的強度は低い．

（b）二ケイ酸リチウム系

ケイ酸リチウム（Li_2SiO_3）結晶がガラス中に約 40％分散されている．切削加工し加熱処理をすることで二ケイ酸リチウム結晶に成長，結晶化して約 70％が結晶質になり，色が歯冠色になる．機械的強度は高い．

（c）メタケイ酸リチウム系

ガラスマトリックス中に約 10％のジルコニアが含有されている．メタケイ酸リチウム結晶粒子は

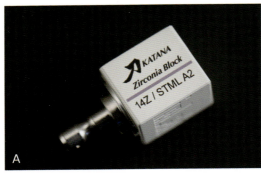 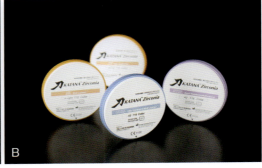

図 6-35　ジルコニア
A：カタナ®ジルコニアブロック（クラレノリタケデンタル）．
B：ノリタケ カタナ® ジルコニア（クラレノリタケデンタル）．

二ケイ酸リチウム結晶粒子より小さいため，透過性は高い．結晶化処理済みのものと完全結晶化前の半結晶化状態のものがある．

(2) ジルコニア（図 6-35）

当初，歯科用セラミックスとして非常に高い曲げ強さと破壊靱性をもつ正方晶ジルコニアの高密度焼結体が CAD/CAM に利用された．本材料は光透過性が低いのでオールセラミックブリッジのフレームワークに利用され，ポーセレンが前装された．近年，光透過性を改善した部分安定化ジルコニアが実用化され，モノリシックのクラウンが CAD/CAM で製作され，インレーへの利用も進められている．二ケイ酸リチウム系ガラスセラミックスよりも曲げ強さと破壊靱性は若干大きいが，硬さが非常に大きい．対合歯を摩耗させないためには高度に研磨することが求められている．

(3) コンポジットレジン（図 6-36）

日本ではコンポジットレジンブロックを用いた CAD/CAM 冠が保険導入されたことによってブロックの開発が進み，フィラーを高密度に充填し高度に重合されたコンポジットレジンブロックが数多く販売されている．従来の成形修復用および技工用コンポジットレジンと比較すると残留モノマーを含まず機械的強度が改善されている．本材料はマトリックスレジンとフィラーからなる複合材料であり，ブロックの種類によって組成や構造は異なっている．

3　CAD/CAM 修復の臨床的留意点（図 6-37）

(1) インレー窩洞形成

セラミックインレーの形成に基本的には準ずるが，CAD/CAM システムを用いる場合は不適合の原因となるため，ミリングしやすい形態を付与する必要がある．

(a) 窩洞の特徴

①クリアランス量は，ガラスセラミックスインレーの場合は 1.0〜1.5 mm 以上，ジルコニアインレーの場合は 1.0 mm 以上，コンポジットレジンインレーの場合は 1.5 mm 以上必要である．イスムス幅は 1.5〜2.0 mm 必要である．それ以下の厚さでは，咬合力による破折だけではなくミリング時のチッピングのおそれも生じる．システムによってはソフトウエア上で形成量を確認する

Ⅶ 歯科用 CAD/CAM による修復法

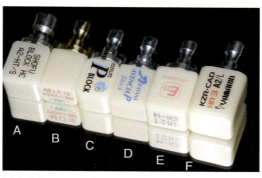

図 6-36 コンポジットレジンブロック
A：SHOFU BLOCK HC（松風），B：セラスマート® 300（ジーシー），C：エステライト P ブロック（トクヤマデンタル），D：KATANA® AVENCIA P Block（クラレノリタケデンタル），E：VITA ENAMIC®（VITA），F：KZR-CAD HR3 GAMMATHETA（YAMAKIN）．

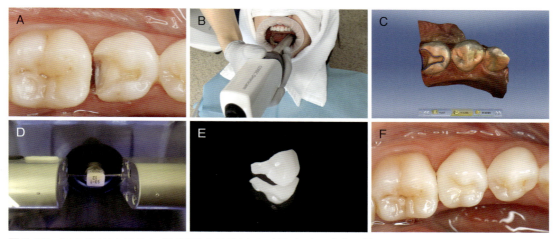

図 6-37 CAD/CAM システム（CEREC システム）によるインレー修復工程
A：窩洞形成（|5 の 2 級窩洞），B：口腔内スキャナーを用いたデジタル印象採得，C：窩洞マージンの設定，D：ミリング，E：インレー体完成，F：接着．

ことが可能である．
②窩縁形態はバットジョイントにする．全周にわたり明確にすることが必要である．
③窩縁斜面は付与しない．
④歯肉側マージンは，歯肉縁上とし，形態はラウンデッドショルダーもしくはヘビーシャンファー形態にする．厚みを十分に確保することが重要となる．ジャンプマージンやマージン部の突起はミリング時に再現するのが困難なため，適合不良の原因となる可能性がある．
⑤窩洞外形は緩やかな連続性のある形態に仕上げる．使用するシステムのミリングバーの直径以下の形態は再現できないため注意が必要である．

223

⑥窩洞内部の線角は丸くなだらかな形態とする．応力の集中によるクラックや破折を予防する．
⑦窩洞の外開きの程度をメタルインレー窩洞より大きく付与することにより，修復物の適合性が向上する．

(2) 光学印象採得

歯列とレンズを平行に保ち，メーカーごとに決められた焦点距離の範囲内で口腔内スキャナーを動かすことが重要である．またスキャン・パスとよばれるメーカーごとに推奨されているスキャニングする経路があるため，それに従って行う．

(a) 光学印象採得時の留意点

(ⅰ) 歯肉排除と止血

口腔内スキャナーでは，撮影方向から視覚的に明示されていないとカメラによってスキャニングすることが難しいため，マージンラインが縁下に設定される場合は歯肉排除用コードやレーザーなどを用いて確実に歯肉排除を行う．歯肉排除用コード使用時には収斂作用のある薬剤をしみ込ませ，止血も確実に行う．

(ⅱ) 防湿

出血や唾液により光が反射すると光学印象が困難になるため，印象直前の十分なエアブローが必須である．

(ⅲ) 軟組織の圧排

舌や頬粘膜が光学印象の妨げになるのでしっかりと圧排を行う．

(3) 接着

接着時はラバーダム防湿を行い，レジンセメントを使用する．被着面を考慮した接着処理が必要である．

（真鍋厚史，小林幹宏）

Ⅷ ベニア修復（ラミネートベニア修復）

1 ベニア修復の特徴

ベニア veneer とは，「貼り合わせ（る）」という意味である．またラミネート laminate とは，「薄板」という意味であり，したがってラミネートベニア修復は，歯面に薄板状の修復物を「貼り合わせる」「貼りつける」ものであるとイメージできる．

ベニアを歯に貼りつけるには，信頼できる接着機構および材料が必要となる．ベニア修復に使用される接着機構と材料は，レジン接着とレジン材料であり，ベニア修復の発展には，レジン接着の発展が大きく貢献している．

ベニア修復の特徴には，**表6-6** に示すように，歯質保存的（低侵襲性）な修復治療であること，審美的であること（審美的な改善ができる），〔唇（頬）側面ベニアでは〕修復によって咬合干渉をしないこと，逆に舌（口蓋）側・咬合面ベニアでは咬合の調整を歯質保存的に実施できることなどをあげることができる．

表6-6 ベニア修復の特徴

①歯質保存的（低侵襲性）な修復である
②審美的な効果，改善が期待できる
③唇側ベニア（ラビアルベニア）では咬合干渉を生じない（低侵襲性）
④舌側（口蓋側）ベニア，咬合面ベニアなどでは咬合治療や歯の固定に応用できる
⑤幅広い適応症をもつ
⑥症例に応じた方法〔材料（レジンかポーセレンか），形成法〕の選択ができる
⑦長期の耐久性，効果の維持が確認されている
⑧金属フレーム（骨格）を用いない

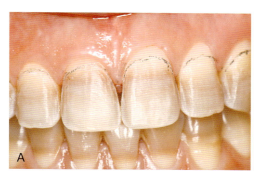
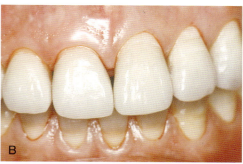

図6-38 歯肉縁上に修復歯面の辺縁を設定しても（A），ポーセレンベニア修復後はその辺縁がどこかを指摘することはほぼ不可能（コンタクトレンズ効果）（B）

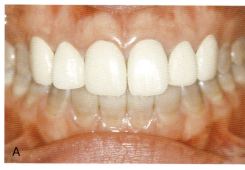
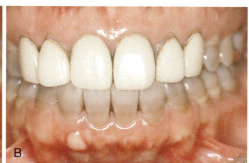

図6-39 ポーセレンベニア修復21年経過例
A：修復1年後，B：21年後リコール時．

①歯質保存的である（低侵襲性修復である）
②審美的である（図6-38）
③接着性に優れ，長期にわたる耐久性をもつ（図6-39）

2　ベニア修復の適応症

ベニア修復は，変色歯，形態や位置異常などの審美的な異常の改善に用いられるほか，齲蝕，破

第6章　間接修復

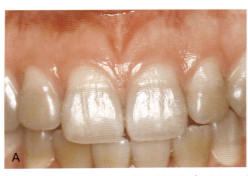
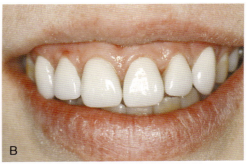

図 6-40　重度の変色歯（A）に対するポーセレンベニア修復後（B）

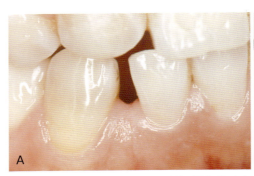
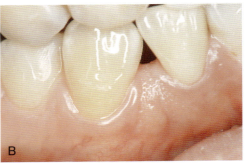

図 6-41　矯正治療後の歯間空隙封鎖〔修復前（A）と修復後（B）〕

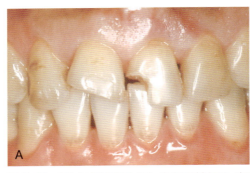
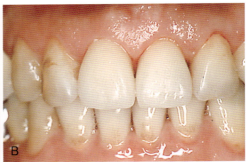

図 6-42　著しい切縁破折（A）や歯冠破折にもベニア修復を適用できる（B）

折，摩耗などによる歯質の実質欠損も適応となる（図 6-40〜43）．

3　ベニア修復の種類と特徴

1）種類

　ベニア修復には，直接法と間接法がある．直接法には，一般的にラミネート材料としてコンポ

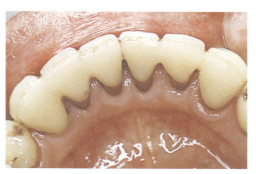

図6-43 固定に利用した舌面ベニア

ジットレジンが用いられる．この直接法ベニア修復は，一般にダイレクトベニアあるいはレジンダイレクトベニアとよばれる．

一方，間接法ベニア修復では，ラミネートにどのような材料を使用するかによって，コンポジットレジンベニアとポーセレン（セラミックス）ベニアに分類される．またその製作法によって，焼成法，ミリング法（CAD/CAM またはならい加工），加熱加圧法に分類する．またラミネートの製作法や材料によるだけでなく，ベニア修復する歯面，修復面の範囲や形成法によっても分類される．

2) 特徴

直接法（コンポジットレジンダイレクトベニア）と間接法（特にポーセレンベニア）の長所，短所を表6-7に示す．コンポジットレジンダイレクトベニアは，比較的容易に修復でき，しかも安価であるが，色調，形態などの審美性にやや劣り，また比較的短期間での定期的なメインテナンスを要する．一方，ポーセレンベニアは，術者や歯科技工士の高い技術を要し，これらの操作に対する感応性がきわめて高い．しかし，その審美性や耐久性はきわめて高い．

4 ベニア修復の実際

ベニア修復の治療の流れを表6-8に示す．いずれの場合でも，審美性の回復を求める患者には，その希望を十分に聞き，予想される治療効果を説明し，十分な理解と了承を得ることが大切である．また間接法ベニアの場合は，ベニアを製作する歯科技工士との十分な連携が必要であり，可能であればシェードテイキング（色調採得）には，チェアサイドへの立ち会いを求め，患者にも参加してもらい，形態，大きさなども含め十分話しあうことが望ましい．形態や大きさの変更が必要な症例などでは，事前に仮ベニアを即時重合レジンなどで製作（モックアップ）し，これを患歯面に置いてベニアの幅径，長径，豊隆などについて三者で確認することもある（図6-44）．

1) ベニアの歯面形成

直接，間接法を問わず，原則的にベニアの厚径分の歯質を削除する．ベニア修復の最大の特徴である歯質保存性，歯質接着性を満たすためには，エナメル質内で（エナメル質を残して）切削する．切削深さは，上顎中切歯の歯頸部が0.3 mm，歯間中央部が0.5～0.7 mm，切縁部が0.8 mm程度と

表6-7 コンポジットレジンダイレクトベニアとポーセレンベニアの長所，短所（Jordan RE, 1993[3]）より改変）

	コンポジットレジンダイレクトベニア	ポーセレンベニア
長所	・歯質保存的な修復である（非切削法も適用できる） ・審美性は比較的よい ・比較的安価にできる ・歯肉組織への障害が少ない ・口腔内補修がしやすい ・技術的にはそれほど難しくない（操作感応性が比較的高くない）	・歯質保存的な修復である ・審美性は最も優れる ・長期の耐久性（審美性の持続も含め）に富む ・歯肉組織への障害はほとんどみられない ・重度の変色歯症例であっても適応できる ・頰側・咬合面などより広範な歯面の修復もできる
短所	・重度の変色歯症例では，審美的効果が高くない ・高い審美性を与えるためには臨床経験が必要 ・多数歯にわたる症例では長い診療時間を要する ・比較的短期間隔でのメンテナンスが必須	・術者の操作感応性が高い ・より多くの通院回数を必要とする（間接法であるため） ・歯科技工士の熟練と術者・技工士間の連携が必要 ・口腔内補修が難しい ・比較的高価である

表6-8 ベニア修復の治療の流れ

直接法 （ダイレクトベニア）	間接法 （ポーセレンベニア，コンポジットレジン間接法ベニア）
①検査・診断，患者への説明と了承 ②研究用模型製作（研究用模型でレジン圧接・築盛用圧子を製作しておくこともできる），写真撮影 ③歯面形成 ④レジン接着処理 ⑤必要に応じオペーク色を築盛 ⑥歯頸部色，ボディ部色，切縁色，など順次築盛 ⑦形態修正，キャラクタリゼーション ⑧研磨（つや出し）	①検査・診断，患者への説明と了承 ②研究用模型製作（個人トレー製作，必要ならモックアップ），写真撮影 ③歯面形成，印象採得 ④模型製作（この後は各ベニア製作法に従って技工操作） ⑤製作されたベニアの内面処理（技工室で）（マイクロサンドブラスト，フッ酸処理など） 〈患者次回来院時〉 ⑥形成歯面の清掃 ⑦ベニアの試適（色調試適も含める） ⑧ベニアの接着（歯面およびベニア内面の接着処理を含む） ⑨余剰接着セメントの除去，仕上げ ⑩咬合調整

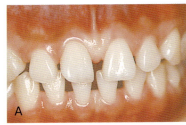
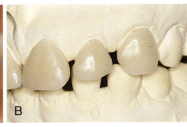
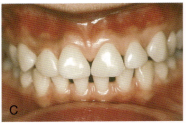

図6-44 間接法ベニア修復により，歯冠長，歯冠幅径などを変更する場合は（A），事前に模型のベニアを製作し（B），口腔内で試適して（C）患者も交えて検討する

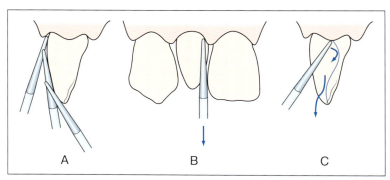

図 6-45 唇面ベニアの形成におけるポイントの傾斜は三つで，特に歯頸部ではシャンファーを形成するためポイントの先端を利用，常にポイント先端 1/2 から 1/3 のみを利用して切削するようにし（A），隣接面は接触点を残し，ポイントを切縁側に引き抜くように動かして切削する（B，C）．

されている．

　形成面の辺縁（フィニッシュライン）をすべてシャンファー形態とするために，シャンファー型のダイヤモンドポイントを利用する．また 1 mm 以内の切削深さを保つため，先端径が 1 mm 以内のポイントを使用する．そして辺縁に十分なシャンファーを形成しつつ，もとの歯面豊隆を保って均一に一層削除するには，**図 6-45** のようなポイントの傾斜と動かし方に配慮することが必要である．

　接触点は，一般的な症例においては，切削しない．また形成面辺縁形態は，一般的な症例では切縁を被覆せず，切縁においてベニアと歯質を移行させる．要はベニア・歯質移行部に咬合の干渉が及ばないようにすることである．これらについては修復する歯種・歯列，咬合様式やその緊密性などによって判断しなければならない．

2）（間接法の場合）印象採得

　ポーセレンあるいはレジンベニアの歯面への適合精度は，メタルインレーなどに比べると基本的に劣る．したがって，より正確な模型を製作することが望ましく，そのためには個人トレーを用いた印象採得，シリコーンゴム印象材を用いた連合印象による印象採得が原則である．

3）（レジンダイレクトベニアの場合）レジンの築盛と形態付与

　コンポジットレジンと歯面（エナメル質が原則）との接着は，エナメルエッチング・ボンディングである．最近のレジン接着性修復ではセルフエッチングプライマー系システムや 1 ステップ接着システムの利用が多くなってきているが，レジンとエナメル質の接着が中心となるダイレクトベニアについてはリン酸によるエッチングを行うボンディングシステムの使用が推奨される．

　変色が著しい症例では，オペーク色（不透明色）を下地として築盛する．築盛にあたっては，患歯，周囲の歯や歯肉の状況を参考にしながら，色調，豊隆，隆線の位置を整え，歯面の特徴づけ（キャラクタリゼーション）をする．また，視覚的な錯覚をもたらして歯の大きさなども変更できる

第6章　間接修復

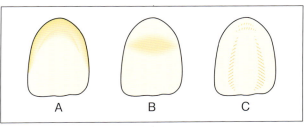

図6-46　たとえば歯頸部の色を濃くする（A），豊隆（カントゥア）の位置と程度（B），隆線や溝の程度，位置（C）によって修復歯の外観を変更できる．

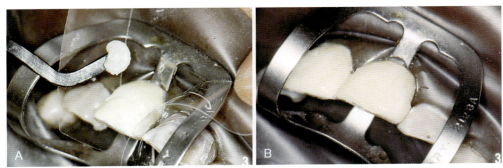

図6-47　修復歯自体の状況，歯列全体のバランスも考慮し，レジンを少しずつ押し広げるようにして歯面に築盛していく．

（図6-46，47）．

4）（間接法の場合）ベニアの接着

　ポーセレンベニアの内面は弱圧でサンドブラスト処理する．

　歯面への接着は，エナメルエッチング・ボンディングが基本となる．まず歯面のエッチングを行い，同じくリン酸エッチング剤でベニア内面の付着油脂や無機質の汚れを除去する．その後，水洗，乾燥し，次にシラン処理する．

　ベニア接着歯を金属製ストリップスで隔離し，ボンディング材を歯面に塗布する．接着システムによるが，ベニア内面にもボンディング材を塗布したのち，レジンセメントをベニア内面に均一に塗布して歯面に運び，位置を確認してから光重合を2, 3秒して（タックキュア）位置の最終確認と余剰接着レジンの除去を行う．その後，光重合を十分行う．最終光重合が終了してから金属製ストリップスを除去し，溢出した余剰な接着セメントを注意深く除去する（図6-48）．この操作にはカーバイドバーと，隣接面では研磨用ストリップスを用いる．

　ベニア接着が終了したら，咬合のチェックを行い，接着当日は修復歯に力を加えないよう，患者に注意を与える．

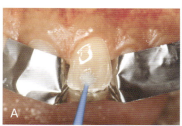
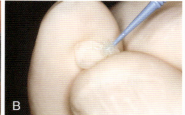
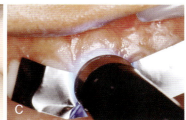
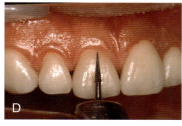

図 6-48　金属製ストリップスで隔離し，エナメルボンディングする（A）．ベニア内面をシラン処理し（B），接着性レジンセメントを盛ったベニアを歯面に運び，位置を確認し，仮付け，重合する（C）．溢出したレジンを仕上げ用カーバイドバーで丹念に取り除く（D）．

5　術後の経過と管理

　ベニア修復は，歯質保存的な修復であり，長期の耐久性をもつ．しかし，患者のセルフケアや定期的なプロフェッショナルケアが，他の修復と同様に行われねばならない．

（千田　彰）

IX　支台築造

　支台築造とは，歯質が欠損した支台歯において，成形修復材料，セラミックス，金属などを用いてその欠損を補塡・補強し，支台歯としての形態と機能を回復することをいう．これにより上部修復物の適合性と保持が向上し，予後のよい歯冠補綴が可能になる．

1　支台築造の種類と特徴

1）生活歯の支台築造

　健全歯質が失活歯に比べ多く残存しており，支台歯の形態付与と補強には，歯質接着性成形修復材料である支台築造用コンポジットレジンやグラスアイオノマーセメントなどが用いられる（**図 6-49A**）．

2）失活歯の支台築造

　歯質の欠損が大きく，残存歯質の破損や破折の防止と最終補綴装置が脱落しないような保持力が支台築造体に求められるため，歯冠部（コア）と根管部（ポスト）に材料を分けて考える必要がある（**図 6-50**）．

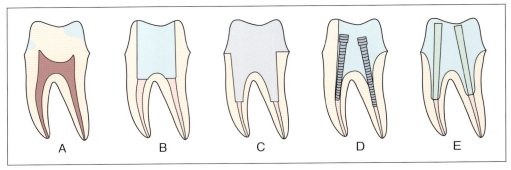

図 6-49　支台築造の種類
A：生活歯の支台築造には，コア用コンポジットレジンやグラスアイオノマーセメントなどの歯質接着性成形修復材料が用いられる．
B：コア用コンポジットレジン支台築造，あるいはグラスアイオノマーセメント支台築造．
C：鋳造金属支台築造（メタルコア）．
D：コア用コンポジットレジンと既製金属製ポストによる支台築造．
E：コア用コンポジットレジンとファイバーポストによる支台築造．

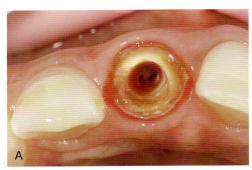
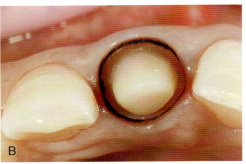

図 6-50　失活歯における支台築造
A：根管を利用して形成されたポスト孔．
B：コア用コンポジットレジンとファイバーポストで支台築造し，支台歯形成を行った．歯肉溝には歯肉排除用コードが挿入されている．

(1) コア材料

　成形修復材料，セラミックス，金属などが用いられる．これらの材料には，象牙質と同等の物理的・機械的諸性質を有すること，被切削性が歯質と近似し形態を容易に付与できること，色調が歯質に近似していること，エックス線造影性を有することなどが必要である．また，残存歯質補強という点から歯質接着性も必要である．
　特に，支台築造（コア）用のコンポジットレジンは，修復用コンポジットレジンと異なり，熱膨張係数や弾性係数，あるいは硬さなどの諸性質を象牙質のそれらに近似させており，コア材と残存象牙質との接着耐久性の向上や歯根破折防止などをはかる．

(2) ポスト材料

　グラスファイバー（既製）や金属（鋳造あるいは既製）などが用いられる．これらの材料には，コア材をしっかりと維持して破損を防止しながらも，咀嚼時にかかった荷重を適切に歯根部に分散

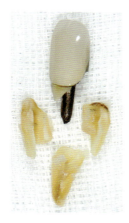

図 6-51 歯根破折
鋳造金属ポストが装着されていたが，機能時の負荷が根管部の残存歯質の抵抗性より大きかったため歯根が破折した．

させて歯根破折を防止できるような性質が必要である．すなわち，根管象牙質に近似した物理的・機械的諸性質が必要であり，接着を利用することにより最小限の削除で最終補綴装置の離脱と歯根の破折に抵抗できるようはかる．色調が歯質に近似していることや，適度なエックス線造影性なども必要である．

(3) 支台築造用材料による支台築造の種類と特徴（失活歯）

臨床においてよく用いられる築造法は，接着性成形修復材料のみによる築造（**図 6-49B**），鋳造金属体による築造（**図 6-49C**），コア用コンポジットレジンと既製金属製ポストによる築造（**図 6-49D**），およびコア用コンポジットレジンとファイバーポストによる築造（**図 6-49E**）である．

(a) 接着性成形修復材料のみによる支台築造法

歯頸部から歯根部にわたる象牙質が多量に残っており，フェルール（支台歯の形成限界から歯冠部の残存歯質を抱え込む部分）を約 2mm 以上確保できれば，生活歯の築造と同じくコア用コンポジットレジンやグラスアイオノマーセメントのみで築造すればよく，ポストはなくても破折強さに差異はないとされている（**図 6-49B**）．

(b) 鋳造金属体による支台築造法（メタルコア）

わが国において，一般的に行われてきた支台築造法である．間接法により適切なコア形態が付与でき，またポスト孔に適合するポストの調製が可能である（**図 6-49C**）．

従来は，深い（長い）ポストでしっかりと維持されたメタルコアによる支台築造は，歯質を補強し長らく機能するといわれていた．しかし最近では，歯質削除量が比較的多いことにあわせて，本来歯髄があった空間に物理的・機械的諸性質の異なる金属製ポストが入ることなどから歯根破折が起こりやすいとされている（**図 6-51**）．

そのため，歯根破折による抜歯を回避し歯を極力保存することに加え，近年の貴金属価格の高騰や金属アレルギー問題などの観点より，後述のコア用コンポジットレジンとファイバーポストによる支台築造法が主流になりつつある．

(c) コア用コンポジットレジンと既製金属製ポストによる支台築造法

専用の規格孔形成用ドリルで形成したポスト孔に，レジンセメント，あるいはコア用レジンを用いて既製金属製ポストを装着し，歯冠部はコア用レジンで築造する（**図 6-49D**）．間接法により築

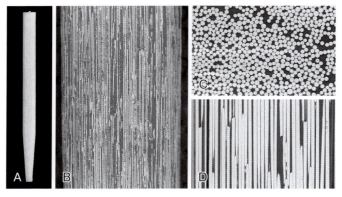

図 6-52　ファイバーポストの一例
A：全体像．白色のグラスファイバー製ポスト．
B：表面像．機械加工で形態付与してあるため，ファイバーの断面が露出し表面は粗糙である．
C, D：横断像（C），縦断像（D）．固定用レジンでファイバーが整然と固定されている．

造体を調製し，レジンセメントで装着する方法もある．

金属製ポストの素材としては，金合金，ステンレス鋼，金メッキされた銅合金，チタン（合金）などがあり，ねじ山，溝などの各種維持形態が付与されている．コア用レジンと金属製ポストとの確実な接着のために金属接着性プライマーなどの使用が必須である．

（d）コア用コンポジットレジンとファイバーポストによる支台築造法

金属製ポストの場合と同様，専用ドリルで形成したポスト孔に，レジンセメント，あるいはコア用レジンを用いて既製ファイバーポストを装着し，歯冠部はコア用レジンで築造する（**図 6-49E**）．間接法により築造体を調製し，レジンセメントで装着する方法もある．

ファイバーポストは，ガラス繊維をレジン（Bis-GMA 系や UDMA 系レジン）で固定し，溝やテーパーなどの形態を機械加工あるいはモールド加工により付与している（**図 6-52**）．

ファイバーポストの特徴は，金属製ポストよりも腐食抵抗性が高く，歯根破折を極力回避できること，また，半透明で光透過性が阻害されないため審美性に優れることなどがあげられる．コア用レジンとファイバーポストとの確実な接着のためにシラン処理が必須である．

2　レジン支台築造と接着

1）メタルコアの功罪

メタルコアは間接法で調製されるため，適切な形態が付与でき，適合性に優れた築造体を容易に製作することができる．一方，歯質（象牙質）削除量は直接法レジンコアに比べ多く，残存歯質が薄くなる．また，ポスト先端部への応力集中は避けられず，歯根破折が起こりやすい（**図 6-51**）．

2）レジンコアの優位性

レジンコアにおいては，コア用レジンの熱膨張係数や弾性係数，あるいは硬さなどの性質は象牙質のそれらに近似させている．したがって，コア材と残存象牙質との確実な接着による一体化で応力集中を回避することができ，コアの接着耐久性向上や歯根破折の防止などが期待できる．また，色調が歯質に近似しているため審美性に優れ，オールセラミック修復に最適である．さらに，金属

（イオン）漏洩による歯や歯肉の変色，あるいは金属アレルギーなどの発症の機会がないことも特徴である．

3）ファイバーポストを使用したレジンコア

ファイバーポストの弾性係数は象牙質のそれに近似しており，また，曲げ強さは金属製ポストのそれに匹敵することから，たわみやすい材料ではあるが，永久変形を起こす荷重は金属に近い．これらの性質から，応力集中が少なく，歯根破折を起こしにくい支台築造が期待できる．そのためには，ファイバーポストとコア用レジンの良好な接着が必要であり，シラン処理が適応可能なファイバーポストの使用が望まれる．

4）接着によるレジンコアと歯質の一体化

レジンコアの優位性を最大限に引き出すには，接着によるコアと歯質の一体化が必須である．したがって，口腔内におけるレジンコア調製時には，術野の隔離・防湿をはじめ確実なレジン接着が得られる環境を整え，的確な接着処理が必要であることはいうまでもない．

ポスト孔は通常の窩洞に比べ細く深いので，レジン接着のための水分除去・乾燥，あるいは接着材の均一塗布や薄層化などが困難である．したがって，注意深く時間をかけて接着処理やエアブローなどを行う必要がある．

また，ポスト孔底部では，光が届きにくくレジンの重合不全をきたしやすい．したがって，照射時間の延長とともに，デュアルキュア型の接着材とコア用レジン，あるいは接触重合を導入した接着材とそれに対応したデュアルキュア型コア用レジンの使用が勧められる．

（冨士谷盛興）

| 第7章 |

高齢者の歯の保存修復治療

　わが国の65歳以上の高齢者が総人口に占める割合は，年々増加している（国立社会保障・人口問題研究所によると2017年における65歳以上の高齢者の割合は27.7%）．歯科を受診する患者の年齢構成にも変化が生じ，歯科診療所の受診患者の3人に1人以上が65歳以上の高齢者となっている．従来，高齢者の歯科治療といえば全部床義歯治療が中心であったが，日本歯科医師会による8020運動の啓発によって国民の口腔衛生管理が推進された結果，高齢者の残存歯数が増加している．そのため，口腔環境も複雑になっている．高齢者の患者には，齲蝕，歯周疾患，咬耗・摩耗，顎堤吸収，顎機能運動障害，口腔乾燥症などがみられ，治療方針の決定，治療術式を困難にしている．

1）高齢者の口腔の感覚能・運動能

　老化は加齢に伴って生じる不可逆的な全身機能の低下である．口腔領域では，咀嚼筋，舌などの筋線維数の減少，萎縮による筋力の低下，味蕾の萎縮，消失による味覚の低下，痛・圧覚受容器の萎縮，消失，分布頻度の低下による皮膚感覚の低下などさまざまな変化が認められる．またこれによって食欲や食品多様性，栄養状態の低下が起こってくる．この状態をオーラルフレイルという．高齢者の歯科治療時には，感覚能・運動能の低下による誤嚥・誤飲を防ぐための十分な注意も必要である．歯冠修復物の試適・調整時に口腔内にガーゼを置くなどの細やかな配慮が重要となる．

2）高齢者の口腔内の特徴

　高齢者の口腔内の特徴としては，歯周疾患に伴う根面齲蝕罹患率の上昇，tooth wear の発現，歯の喪失による顎堤吸収，顎運動機能障害とともに，唾液分泌量の減少に伴う口腔乾燥症の発現，口腔の感覚能・運動能の低下による摂食嚥下障害の発現などが認められる．

　そこで本章では，根面齲蝕と tooth wear の特徴と対処法について述べる．

3）高齢者の保存修復治療

　根面齲蝕，tooth wear の予防処置，修復処置を適切に行うためには，リスク因子と臨床像を的確に把握する必要がある．

（1）根面齲蝕

（a）根面齲蝕の特徴

　高齢者では歯周疾患の罹患率が高く，歯肉が退縮し根面が口腔内に露出していることが多い．セメント質はエナメル質と比べると耐酸性が低いため，容易に根面齲蝕に罹患し，口腔内に多発する．

また，加齢によって唾液腺細胞の萎縮や導管上皮細胞の変性，萎縮が生じ，唾液分泌量の減少が起こる．安静時唾液分泌量が10分間あたり1 mL以下の場合に口腔乾燥症と診断される．さらに，シェーグレン症候群の一症状として唾液分泌量の低下が起こる．これは閉経後の女性に多く，自己免疫疾患とリンパ増殖性疾患との関連によって起こり，唾液腺へのリンパ球浸潤によって腺組織の破壊が生じる．これらによって唾液緩衝能が機能せず，根面齲蝕の発生・進行につながる．そのほか，薬の服用，食習慣，咬合異常なども根面齲蝕のリスク因子となる．

　根面に付着したプラーク中で*S. mutans*，*Lactobacillus*などの齲蝕原性微生物によって産生された酸によって根面齲蝕が始まる．齲蝕の波及はシャーピー線維に沿って深化し，層板間層に沿った裂隙形成と剝離によって側方拡大する．また，根面表層では脱灰と再石灰化が常に繰り返されているため再石灰化層が形成され，齲蝕は浅層にとどまる傾向にある．口腔清掃や唾液の自浄作用により，齲蝕の進行はきわめて遅い．活動性の根面齲蝕は，黄色または褐色を呈し，齲窩は軟性である場合が多い．一方，非活動性の根面齲蝕は表面が黒褐色で硬い．多発性に歯頸線に沿って環状に発現し，齲蝕と健全歯質との境界が不明瞭であることが多い．

（b）根面齲蝕への対処

（ⅰ）根面齲蝕の予防

　まずセルフケアとして，根面齲蝕予防の重要性とフッ化物による根面齲蝕予防効果をよく説明し，歯周病予防により歯肉退縮を防ぎ，プラークコントロールとともにフッ化物配合歯磨剤の使用により歯質の耐酸性を強化する．

　また，プロフェッショナルケアとして定期的な専門家による機械的歯面清掃（PMTC），特に隣接面根面のバイオフィルムを除去し，フッ化物歯面塗布により根面齲蝕を予防する．さらに，口腔乾燥症を呈している場合には口腔内環境を改善する必要があり，服用薬剤をチェックして副作用の少ない薬剤への変更や減量を検討する．また，唾液分泌を促進するリハビリテーションや口腔機能訓練を行う．顎下腺・耳下腺マッサージ，口腔粘膜のマッサージも効果的である．

（ⅱ）根面齲蝕の治療

①非侵襲的治療

　　露出した根面および齲窩が形成されていない齲蝕（深さ0.5 mm未満の齲窩）には，フッ化物応用（高濃度フッ化物歯面塗布，フッ化物配合歯磨剤，フッ化物洗口，フッ化物配合歯面コーティング材塗布など）による慢性化療法を行う．これにより初期活動性齲蝕を再石灰化させて非活動性にすることが可能である．

②修復処置

　　齲蝕象牙質が十分に除去できた窩洞でプラークコントロールが可能な部位であれば，コンポジットレジンまたはグラスアイオノマーセメントを用いて修復する．一方，齲蝕象牙質を完全に除去することが困難でプラークコントロールが改善しない場合や歯肉縁下齲蝕の場合には，フッ化物徐放性を有し，歯肉溝滲出液の影響を受けにくい従来型グラスアイオノマーセメントやレジン添加型グラスアイオノマーセメントを用いて修復する．さらに，修復後に齲蝕が発生した場合には，多目的接着性材料を用いた補修修復を行い，再度の齲蝕発生を予防する．

(2) tooth wear（歯の損耗）

(a) tooth wear の特徴

咬耗の主な原因は咀嚼とブラキシズムであるが，加齢による生理的変化，臼歯の多数歯欠損，食生活や消化器系疾患によって影響を受ける．また，アブフラクションや長期間の不適切なブラッシングによって歯頸部根面に摩耗性の欠損が数歯にわたり出現する．

(b) tooth wear への対処

咬耗により歯質が鋭縁になっている場合，形態修正や修復処置により改善をはかる．咬合接触の維持や咬合高径の回復をはかるために修復処置が行われるが，咬合負担の程度によって修復法が選択され，前歯部の場合にはコンポジットレジン修復が行われる．歯ぎしりが原因の場合は，ナイトガードの装着により症状の進行を防止する．また食事指導も必要に応じて行う．

くさび状欠損に対しては，ブラッシング指導，咬合の確認と，必要に応じて咬合調整を行った後，コンポジットレジンやグラスアイオノマーセメントを用いた修復処置を行う．コンポジットレジンの場合，弾性係数の小さいフロアブルコンポジットレジンが有効である．

（斎藤隆史）

第8章

修復治療の術後管理

I 補修

　歯冠修復を施された歯は，修復物の着色・変色，修復物辺縁の線状着色（褐線）・帯状着色（褐帯），エナメル質窩縁あるいは修復物辺縁の微小破折，辺縁性二次齲蝕さらに修復物の破折・脱落といった不具合が，術後変化として生じることがある．そのようなケースでは，不具合の程度に応じて再研磨，補修修復（旧修復物に生じた不具合の部位のみを切削，除去して補修すること）あるいは再修復（旧修復物をすべて切削，除去して修復し直すこと）が必要となる．さまざまな術後変化に対する処置方針の決定には，十分な診査・検査を行ったうえでの適切な診断が欠かせない．補修修復は，切削という修復歯への侵襲を必要最小限にとどめて修復物の欠陥部位のみをコンポジットレジンを用いて修復する方法であり，MIDの概念に沿っているため，再修復より可及的に優先すべきである．

1 再研磨

　コンポジットレジン修復物の表面着色および修復物辺縁に生じた褐線あるいは褐帯に対する処置としては，まず再研磨を適応すべきである．

　コンポジットレジン修復物の表面着色は，経時的にフィラーの突出で粗くなったレジン表面に外来性色素粒子が沈着した結果，生じる．したがって，まずホワイトポイント，研磨用ディスクあるいはストリップスなどを使用し，修復物の表面一層を薄く研削して着色を除去する．その後，順次仕上げ研磨を行う．このような再研磨を行っても色調が改善されない場合は，コンポジットレジンの内部にまで及ぶ変色であるため，修復物表層を一層あるいは修復物を全部除去して新たな材料を用いて修復を行う．一層を除去して修復した場合は補修修復，全部を除去した場合は再修復と呼称される．

　褐線あるいは褐帯の発生原因は，コンポジットレジンが窩縁外へ薄くはみ出して取り残された部分とエナメル質窩縁との間に色素が侵入沈着して生じたものが多い（**図 8-1**）．このようなケースでは，修復物辺縁をすり合わせながら溢出レジンを除去することで褐線あるいは褐帯を容易に除去できる．しかしながら，接着不良に起因した修復物辺縁の微小間隙に色素が侵入して生じた褐線の場合，あるいは二次齲蝕に起因した辺縁着色の場合は，再研磨では着色を除去できない．このようなケースでは，修復物辺縁に部分的に生じた褐線あるいは二次齲蝕を除去して補修修復を行う．一方，二次齲蝕が広範囲に及ぶケースでは，旧修復物全体を含めて罹患歯質を完全に除去し，再修復を行う．

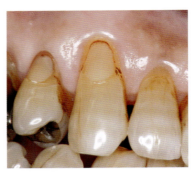

図 8-1 褐線
[3]歯頸部のコンポジットレジン修復物に褐線が認められる．

2 補修修復

　歯質だけでなく金属やセラミックスとコンポジットレジンとの接着システムが確立したことによって，補修修復の適応範囲は大幅に拡大した．

　金属被着面に対しては，回転切削器械・器具で新鮮面を露出し，サンドブラスト処理を行い，水洗および乾燥した後，金属接着性プライマーを塗布する．

　セラミックス被着面に対しては，同様に回転切削器械・器具で新鮮面を露出し，サンドブラストを行い，必要に応じてリン酸水溶液により表面を清掃する．水洗および乾燥後，シランカップリング剤を塗布する．フッ化水素酸はガラス表面を腐食，溶解する性質があるため，セラミックス被着面に対する機械的嵌合力の付与に用いられるが，生体為害作用が非常に強いためチェアサイドや口腔内では絶対に使用できない．

　コンポジットレジンが被着面の場合は，セラミックスの処理方法に準ずる．また，被着面処理の手順は製品により異なるため，メーカー指示を順守する．

　以下に実際の補修修復症例を示す．

1）破折したコンポジットレジンインレーの補修修復（図 8-2）

　上顎右側第一小臼歯の MOD コンポジットレジンインレーが近心部で破折した．窩洞に残存しているインレー体にはクレビス（セメントラインの摩耗による溝）の形成を認めるが，その他の異常は認められないため，近心部のみをコンポジットレジンによる補修修復で対応することとする．
①窩洞形成
　齲蝕検知液により感染歯質の有無を確認した後，歯質とインレー破折面を一層切削して新鮮面を露出する．
②前準備
　ラバーダムを装着し，トッフルマイヤー型マトリックスリテーナーと透明マトリックスを用いて隔壁を装着する（図 8-2B）．

I 補修

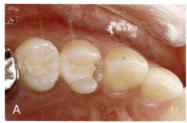
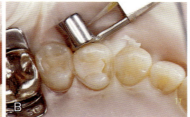
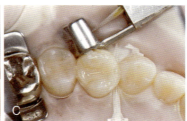
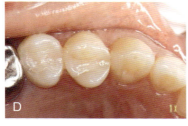

図 8-2 破折したコンポジットレジンインレーの補修修復
A：4|に装着された MOD コンポジットレジンインレーが近心部で破折している.
B：破折面を一層切削して新鮮面を露出した後，隔壁を装着する.
C：コンポジットレジンを積層填塞する.
D：仕上げ研磨を行って補修修復を完了する.

③被着面処理

インレーと歯質の被着面に対し，各々に適した接着処理を行う．なお，インレー被着面にはシラン処理を併用する．

④填塞

まず窩底面にフロアブルコンポジットレジンを一層塗布して光重合後，コンポジットレジンの積層填塞により修復物の形態を付与してから光重合を行う（**図 8-2C**）.

⑤形態修正

隔壁とラバーダムを撤去し，咬合調整および形態修正を行う．

⑥研磨

咬合面はコンポジットレジン研磨用シリコーンポイントで，隣接面はポリッシングストリップスを用いて，次回来院時に仕上げ研磨を行う（**図 8-2D**）.

2）破損した硬質レジン前装冠の補修修復

(1) ブリッジの前装部が破損した症例①（図 8-3）

②1|①②③④ の|2 ポンティック前装レジンが脱離していたが，ブリッジにその他の異常は認められなかった．脱離した前装レジンが保存されていたため，接合修復で補修することとする．

①前装レジン片の試適

ポンティックへのレジン片の適合性が良好であることを確認した．適合性が悪い場合は，コンポジットレジンを用いた補修修復を行う．

②窩洞形成

ダイヤモンドポイントを用いてポンティック側の脱離面を薄く一層切削して新鮮面を露出し，被着面とする．

③サンドブラスト処理

清掃および機械的嵌合力を付与するため，粒径 $50\,\mu m$ のアルミナを用いて被着面のサンドブラス

第8章 修復治療の術後管理

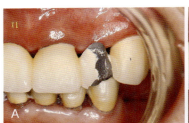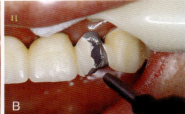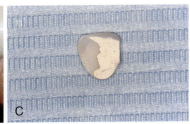
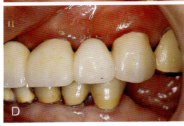

図 8-3　破損した硬質レジン前装冠の補修修復①
A：|2 ポンティックの前装レジンが剝離している．
B：被着面に対してサンドブラスト処理を行う．
C：前装レジン片の被着面にシラン処理を施す．
D：前装レジン片をレジンセメントで接着する．

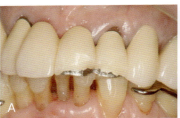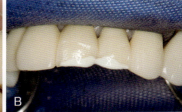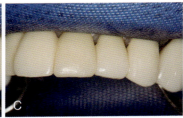
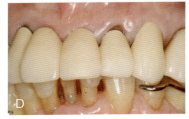

図 8-4　破損した硬質レジン前装冠の補修修復②
A：|①②の前装レジンが破損している．
B：破損面の接着処理を行い，オペークレジンを一層塗布して光重合する．
C：コンポジットレジンを築盛し，歯冠形態を回復する．
D：次回来院時に補修部分の仕上げ研磨を行う．

ト処理を行う（図 8-3B）．
④被着面処理
　ポンティックの金属面とレジン面およびレジン片の被着面に対し，各々に適した接着処理を行う（図 8-3C）．
⑤接着
　接着性レジンセメントを用いて前装レジンを脱離面に接着する．
⑥研磨
　硬化した余剰セメントを除去した後，接合面の研磨を行って補修修復を完了する（図 8-3D）．

(2) ブリッジの前装部が破損した症例②（図 8-4）
　③②1|1②③④ブリッジの|1②前装レジンの一部が破損していたが，ブリッジにその他の異常は認められなかったので，破損した前装部のみ補修修復することとした．

①窩洞形成〜被着面処理

　症例①と同様に行う．

②オペークレジンの塗布

　オペークレジンを薄く一層塗布して光重合し，背景となる金属色を遮断する（**図 8-4B**）．

③填塞

　コンポジットレジンを用いて歯冠形態を回復する（**図 8-4C**）．

④研磨

　次回来院時に補修レジンの仕上げ研磨を行い，補修修復を完了する（**図 8-4D**）．

（新海航一，鈴木雅也）

Ⅱ　メインテナンス

　保存修復処置後の歯の健康状態を継続的に保つためには，修復処置と同様に検査・診断に基づいた全身的および口腔内の術後管理（メインテナンス）が必要不可欠となる．メインテナンスにより事故の徴候を発見し，事故を未然に防止することにより，修復処置の信頼性が高まる．つまりメインテナンスは予防保全 preventive maintenance を目的として行われる．特に近年，MID（minimal intervention dentistry）の概念の普及とともに，保存修復後のメインテナンスの重要性が再認識されている．

　修復後の不快事項としては，二次齲蝕，辺縁の不適合（修復物辺縁の破折，歯質の破折），修復物体部の破折，修復物の脱落，色調の不良（修復物の変色・着色，修復物辺縁部の褐線），修復物の摩耗，修復物の腐食，修復物表面の粗糙化，知覚過敏，咬合痛，歯髄炎，食片圧入，歯周疾患，味覚異常（金属味），ガルバニーショックなどがあげられる．メインテナンス時におけるこれら不快事項の予防と早期発見による対応が修復物および歯の寿命の延伸につながる．

1　リコール

　疾患治療後の患者の健康を維持するためには，定期的に再来院させて経過を観察し，疾患の予防に対する動機づけを行う必要がある．この再来院のための歯科医師からのアプローチをリコールという．また，患者との再来院日の約束や来院の確認，来院時の検査と処置，自己管理の評価と再指導などを行う一連のシステムをリコールシステムという．

　リコールの間隔や期間は，一般的には 3 か月〜1 年間隔で行われるが，患者のライフステージ（年齢）を含めた個々の齲蝕リスク，理解度，協力度やリコールの回数などにより異なる．1995 年に米国歯科医師会 American Dental Association（ADA）は，「齲蝕診断とリスク評価　予防戦略と管理のレビュー」と題する論文のなかで，「齲蝕リスク分類ガイドライン」（**表 8-1**），「リスク別・世代別齲蝕予防法」（**表 8-2**）を示し，それぞれのライフステージにおける齲蝕リスク分類とそれらに対する齲蝕予防法および 3〜12 か月のリコール期間を提示した．また，2004 年にイギリスの National Institute for Health and Clinical Excellence（NICE）も「歯科リコールガイダンス」のなかで，患者個々のリスクに応じてリコール期間を設定すべきであるとし，18 歳未満では 3〜12 か月の間隔

表 8-1　齲蝕リスク分類ガイドライン（ADA, 1995[1]）

リスクの程度	リコール患者の世代	
	小児/青少年	成人
low（低度）	・過去 1 年齲蝕なし ・小窩裂溝が閉塞されているかシーラント処置されている ・良好な口腔清掃状態 ・適切なフッ化物の使用 ・定期的な歯科検診の受診	・過去 3 年齲蝕なし ・適切な修復物表面 ・良好な口腔清掃状態 ・定期的な歯科検診の受診
moderate（中等度）	・過去 1 年齲蝕 1 個（1 歯面） ・深い小窩裂溝 ・普通の口腔清掃状態 ・フッ化物の使用不足 ・白斑/隣接面のエックス線透過像 ・不規則な歯科検診の受診 ・矯正治療中	・過去 3 年齲蝕 1 個（1 歯面） ・歯根露出 ・普通の口腔清掃状態 ・白斑/隣接面のエックス線透過像 ・不規則な歯科検診の受診 ・矯正治療中
high（高度）	・過去 1 年齲蝕 2 個（2 歯面）以上 ・過去に平滑面齲蝕あり ・S.mutans 数の増加 ・深い小窩裂溝 ・フッ化物の局所応用がまったくあるいはほとんどない ・不良な口腔清掃状態 ・頻繁な砂糖摂取 ・不規則な歯科検診の受診 ・唾液流量の不足 ・不適切な哺乳瓶あるいは母乳の授乳	・過去 1 年齲蝕 2 個（2 歯面）以上 ・過去に根面齲蝕あり，あるいは多数歯にわたる歯根露出 ・S.mutans 数の増加 ・深い小窩裂溝 ・フッ化物の局所応用の不足 ・不良な口腔清掃状態 ・頻繁な砂糖摂取 ・不規則な歯科検診の受診 ・唾液流量の不足

で，18 歳以上では 3〜24 か月の間隔でリコール期間を設定すべきであると提唱している．

2 患者指導

　患者が再来院したら，まず医療面接によりセルフケア，すなわち自己管理の実施状況，全身の健康状態の変化，口腔内における自覚症状や疾患発症の有無を聞く．次に，修復した歯，修復物および歯周組織について不快事項が出現していないかどうかの検査を行う．しかし，メインテナンスにおいては修復歯のみの管理を行うのではなく，他の歯に新たな齲蝕が発症していないか，咬合状態に変化はないか，齲蝕リスクに変化はないかなど，一口腔単位で管理を行う必要がある．したがって，齲蝕リスク検査を含めた齲蝕の検査，歯周組織検査，咬合検査なども当然行われるべきである．
　齲蝕検査の結果，齲蝕リスク検査結果，歯周組織検査結果，エックス線像，研究用模型，口腔内写真などを提示し，その内容を直接患者に説明する．さらに，関連の深い症例のスライドやビデオなど視聴覚機器を用いてメインテナンスの重要性について解説・指導すると患者が理解しやすい．
　修復後の経過を良好にするためにも，個々の患者に応じた齲蝕リスクファクターの改善が必要である．食事，栄養，生活習慣の改善，口腔清掃，フッ化物（フッ化物洗口，フッ化物含有歯磨剤）

Ⅱ　メインテナンス

表 8-2　リスク別・世代別齲蝕予防法（NICE, 2004[2]）

リスクの程度	リコール患者の世代	
	小児/青少年	成人
low （低度）	・良好な口腔清掃およびフッ化物含有歯磨剤の使用に関する教育を強化する ・1 年後リコール	・良好な口腔清掃およびフッ化物含有歯磨剤の使用に関する教育を強化する ・1 年後リコール
moderate （中等度）	【小窩裂溝】 ・シーラント処置 【平滑面齲蝕，二次齲蝕，根面齲蝕】 ・教育の強化 ・食事指導 ・フッ化物洗口（6 歳以上） ・フッ化物局所応用 ・シーラント処置 ・フッ化物含有歯磨剤の使用 ・6 か月後リコール ・飲料水へのフッ化物の添加	【小窩裂溝】 ・シーラント処置 【平滑面齲蝕，二次齲蝕，根面齲蝕】 ・教育の強化 ・食事指導 ・フッ化物洗口 ・フッ化物局所応用 ・シーラント処置 ・フッ化物含有歯磨剤の使用 ・6 か月後リコール
high （高度）	【小窩裂溝】 ・シーラント処置 【平滑面齲蝕，二次齲蝕，根面齲蝕】 ・教育の強化 ・フッ化物含有歯磨剤の使用 ・シーラント処置 ・自宅でのフッ化物応用（洗口/1.1%フッ化ナトリウムジェル）（6 歳以上） ・3〜6 か月ごとのリコール時にフッ化物の局所応用 ・食事指導 ・*S.mutans* 数の検査 ・抗菌薬の応用 ・飲料水へのフッ化物の添加	【小窩裂溝】 ・シーラント処置 【平滑面齲蝕，二次齲蝕，根面齲蝕】 ・教育の強化 ・フッ化物含有歯磨剤の使用 ・シーラント処置 ・自宅でのフッ化物応用（洗口/1.1%フッ化ナトリウムジェル） ・3〜6 か月ごとのリコール時にフッ化物の局所応用 ・*S.mutans* 数の検査 ・抗菌薬の応用 ・食事指導

の応用などに関する患者指導が必要である．特に，口腔清掃の目的を患者によく理解させ，それを実践させることが重要である．歯ブラシを使用した刷掃は齲蝕予防だけではなく，歯周疾患予防をも目的として，歯，歯肉の清掃と歯肉のマッサージ効果により，歯および歯周組織の健康を維持する．歯ブラシを不適切に使用した場合には，修復物の磨耗やくさび状欠損を引き起こし，齲蝕，知覚過敏などを誘発することがある．さらに，歯肉退縮や歯肉の擦過傷などの原因にもなるので適切な指導が必要である．歯ブラシとともに歯間ブラシ interdental brush，デンタルフロス，スティミュレーター，デンタルチップなどの補助的清掃器具を併用しながら個々の患者に適した刷掃法を指導してそれを習慣化させる．

　また，フッ化物洗口，抗菌薬洗口などが齲蝕原性微生物の減少をはかるために有効である．さらに，齲蝕性食品などの摂取指導を行う．海外では，カスタムトレーを用いて 1%クロルヘキシジンゲルを歯の表面に一定時間作用させる方法や，0.2%クロルヘキシジン溶液による洗口などが推奨

247

されている．

3 プロフェッショナルケア

　術後管理の方法としては，セルフケアといわれる患者自身による自己管理とプロフェッショナルケアといわれる歯科医師，歯科衛生士などの専門家による口腔内健康管理がある．セルフケアは日常生活のなかでブラッシング時に患者自身が修復物，歯，歯周組織の状態をチェックし，管理することである．しかし，自己管理のための指導を受けても，指導されたとおりに自己管理できないことが少なくない．すなわち，自己管理には限界がある．これを補完するために専門家によるプロフェッショナルケアが必要となる．

　プロフェッショナルケアは修復物，歯および歯周組織を対象として行われる．超音波スケーラー，手用スケーラーや電動式の歯面清掃器を用いた歯面清掃を専門家による機械的歯面清掃 professional mechanical tooth cleaning（PMTC）という．歯面研磨では，フッ化物や研磨砥粒を含んだペーストを補助剤として使用する．PMTC では，セルフケアでは除去できないプラーク，歯石や強固な着色を除去する．PMTC 後，必要に応じてフッ化物塗布やフィッシャーシーラントを行う．

　修復した歯，修復物および歯周組織について不快事項の出現あるいはその徴候が認められれば，適切な処置を施し，口腔内の健康状態の悪化を未然に防いだり，最小限にとどめる．

　以上のように，修復物の予後を良好にするためには，適切な診断，適応症の選択，窩洞形成，歯髄保護および適正な修復術式を実施することが第一であるが，術後の管理において修復処置後の事故を未然に防止し，事故の徴候または小欠陥部を発見するための検査，PMTC，補修修復などを計画的に行うことも重要である．しかし，なによりも重要なのは患者の健康に対する理解と行動意欲である．歯科医師と患者が協同してプライマリーケアを基本とした口腔内の術後管理を成功させることができるか否かは，いかに確実な動機づけを行うかにかかっている．MID の基本的な考え方にあげられているように，テーラーメイドのリコールを患者に提供するためには，まず患者教育をしっかりと行わなければならない．したがって，患者教育の重要性をよく認識しなければならない．

（斎藤隆史）

文　献

第1章　保存修復学概説

I　保存修復学の概念と目的～II　保存修復学の歴史

1) Sturderant CM et al. The art and science of operative dentistry. 3rd edition. Mosby-Year Book；1995.

III　歯の機能と加齢に伴う変化

1) 川崎堅三・他訳．Ten Cate 口腔組織学．第6版．医歯薬出版；2006.
2) 須田立雄・他．口腔生化学．第5版．医歯薬出版；2011.
3) 須田立雄・他編著．新骨の科学．医歯薬出版；2007.
4) 倉谷　滋・他．神経堤細胞．東京大学出版会；1997.
5) Mark F et al. Development, Function and Evolution of Teeth. Cambridge University Press；2000.
6) 小倉英夫・他編．コア歯科理工学．医歯薬出版；2008.
7) 須賀昭一編．図説齲蝕学．医歯薬出版；1990．p.9-78.
8) Nanci A. Ten Cate's oral histology：development, structure, and function. 7th ed. Mosby；2008. p.141-238.
9) Goodis HE et al. Aging and the pulp. Goodis HE, Tay FR. Seltzer and Bender's Dental Pulp. 2nd ed (Hargreaves KM, et al). Quintessence Publishing；2012. p.421-445.
10) 韓　臨麟・他．エナメル質亀裂の発生状況と関連症状に関する臨床調査．日歯保存誌 2008；51（6）：614-21.

IV　硬組織疾患，歯の発育異常および関連疾患

1) 須賀昭一編．図説齲蝕学．医歯薬出版；1990．p.9-78.
2) 熊谷　崇・他．クリニカルカリオロジー．医歯薬出版；1996.
3) 浜田茂幸，大嶋　隆編．新う蝕の科学．医歯薬出版；2006.
4) Zero DT. Dental caries process. Dent Clin North Am 1999；43（4）：635-64.
5) Featherstone JD. The continuum of dental caries-evidence for a dynamic disease process. J Dent Res 2004；83（Spec No C）：C39-42.
6) National Institutes of Health (U. S.). Diagnosis and management of dental caries throughout life. NIH Consens Statement 2001；18（1）：1-23.
7) Schafer F et al. The effect of oral care feed-back devices on plaque removal and attitudes towards oral care. Int Dent J 2003；53（6 Suppl 1）：404-8.
8) Claydon N et al. Comparative professional plaque removal study using 8 branded toothbrushes. J Clin Periodontol 2002；29（4）：310-6.
9) 石川梧朗，秋吉正豊．口腔病理学 I．第2版．永末書店；1980．p.58-172.

10) Cronin RJ・他．重篤な歯列の tooth wear―病因について―．歯界展望，101（2）：254～265，2003.
11) 千田　彰・他編．保存修復学．第6版．医歯薬出版；2013．p.15-20.
12) 田上順次・他監．保存修復学 21．第5版．末永書店；2017．p.57-73.
13) Lee WC, Eaklem WS. Possible role of tensile stress in the etiology of cervical erosive lesion of teeth. J Esthetic Dent 1984；52（3）：374-80.
14) Grippo JO. Abfractions；A new classification of hand tissue lesions of teeth. J Esthetic Dent 1991；3（1）：14-9.
15) 大槻昌幸・他．Abfraction：クサビ状欠損に対する新しい考え方．接着歯学 1994；12（3）：182-6.
16) 北迫勇一．酸蝕症の原因・診断・評価　Q＆Aで学ぶ9つのポイント．The Quintessence 2018；37（1）：52-67.
17) Yoshiyama M et al. Scanning electron microscopic characterization of sensitive vs. insensitive human radicular dentin. J Dent Res 1989；68（11）：1498-502.
18) 吉山昌宏．楔状欠損と歯根露出による知覚過敏の発症原因とその対応法．補綴臨床 2011；44（4）：355-65.

第2章　診療設備とその使用方法

I　診療環境～II　診療姿勢

1) 千田　彰・他編．保存修復クリニカルガイド．第2版．医歯薬出版；2009．p.36-41.
2) 堀田正人，山本宏治．第2章　患者の診かた．保存修復学．第5版（平井義人・他編）．医歯薬出版；2008．p.47-54.
3) 原　学郎・他．保存修復の臨床マニュアル．医歯薬出版；1991．p.59-75.
4) パフォーマンスロジック学術記録編集委員会編．ゼロからの軌跡．パフォーマンスロジック歯科学術記録集．システムプランニング；1988．p.88.

III　感染予防対策

1) 米国疾病予防管理センター．CDC ガイドライン．https://www.cdc.gov/mmwr/preview/mmwrhtml/rr5217a1.htm（2019年8月5日アクセス）
2) 日本医療機器学会．医療現場における滅菌保証のガイドライン 2015．http://www.jsmi.gr.jp/wp-content/uploads/2015/07/Guideline2015ver3.pdf（2019年8月5日アクセス）
3) 中込　治，神谷　茂編．標準微生物学．第12版．医学書院；2015.

第3章　診断と治療計画
I　医療面接〜II　治療計画と評価

1) Billings JA, Stoeckle JD（日野原重明ほか訳）．臨床面接技法．患者との出会いの技．医学書院；2001．
2) 大山　篤・他．臨床実習開始時における医療面接・総合診療トレーニングプログラムの検討．日口腔診断会誌 2009；22（2）：227-34．
3) 植西憲達．聞き漏らしのない，かつポイントを押さえた医療面接のテクニック．レジデントノート 2010；12（1）：20-31．
4) 日野原重明．POSによる歯科診療録の書き方．医歯薬出版；2005．
5) 福井次矢監．POSに基づく歯科診療とPOMR．金芳堂；2011．
6) 伊藤孝訓編著．歯科医療面接．アートとサイエンス．砂書房；2010．

III　検査法

1) Ash MM, Nelson SJ. Wheeler's Dental Anatomy, Physiology, and Occlusion. 8th ed. Elsevier；2003.
2) Lussi A, Hellwiq E. Performance of a new laser fluorescence device for the detection of occlusal caries in vitro. J Dent 2006；34（7）：467-71.
3) Lussi A et al. Detection of approximal caries with a new laser fluorescence device. Caries Res 2006；40（2）：97-103.
4) Kühnisch J et al. Establishing quantitative light-induced fluorescence cut-offs for the detection of occlusal dentine lesions. Eur J Oral Sci 2006；114（6）：483-8.
5) 角　保徳．新時代の歯科診療システム．光干渉断層画像診断法の歯科保存臨床への応用．日歯保存誌 2010；53（5）：479-85．
6) Anusavice JK. Caries risk assessment. Oper Dent 2001；Suppl 6：19-26.

第4章　硬組織疾患の処置
I　硬組織疾患の概念

1) Marcenes W et al. Global burden of oral conditions in 1990-2010：a systematic analysis. J Dent Res 2013；92（7）：592-7.
2) Berkowitz RJ. Streptococcus mutans and dental caries in infants. Compend Contin Educ Dent 1985；6（6）：463-6.
3) Nakai Y et al. Xylitol gum and maternal transmission of mutans streptococci. J Dent Res 2010；89（1）：56-60.
4) 日本歯科保存学会編．う蝕治療ガイドライン．第2版．永末書店；2015．p.17-52, 113-38, 175-86, 187-209．
5) FDI World Dental Federation. FDI policy statement on Minimal Intervention Dentistry（MID）for managing dental caries：Adopted by the General Assembly：September 2016, Poznan, Poland. Int Dent J 2017；67（1）：6-7.

6) Ekstrand KR et al. The International Caries Detection and Assessment System-ICDAS：A Systematic Review. Caries Res 2018；52（5）：406-19.
7) Pitts NB. Introducation. In：Detection, Assessment, Diagnosis and Monitoring of Caries（Pitts NB ed）. Karger；2009. p.1-14.
8) Iwaya S et al. Revascularization of an immature permanent tooth with apical periodontitis and sinus tract. Dent Traumatol 2001；17（4）：185-7.
9) Diogenes A et al. Regenerative endodontics. In：Cohen's Pathways of the Pulp. 11th ed（Hargreaves KM, Berman LH eds）. Elsevier；2016. p.447-73.

II　齲蝕の処置

1) Imazato S et al. Prevalance of root caries in a selected population of older adults in Japan. J Oral Rehabil 2006；33（2）：137-43.
2) Beighton D et al. A microbiological study of primary root-caries lesions with different treatment needs. J Dent Res 1993；72（3）：623-9.
3) 日本歯科保存学会編．う蝕治療ガイドライン．第2版．永末書店；2015．p.90-104．
4) Fogel HM et al. Effects of distance from the pulp and thickness on the hydraulic conductance of human radicular dentin. J Dent Res 1988；67（11）：1381-5.
5) 総山孝雄．新編窩洞形成法．永末書店；1986．
6) 土谷裕彦．保存修復学．クインテッセンス出版；1987．
7) 総山孝雄．保存修復学総論．永末書店；1997．p.36．
8) Backer-Dirks O. Posteruptive changes in dental enamel. J Dent Res 1966；45（3）：503-11.

III　非齲蝕性硬組織疾患の処置

1) 小林賢一・他監訳．Tooth Wearと象牙質知覚過敏症．医歯薬出版；2003．p.201-14．
2) Bartlet DW. The role of erosion in tooth wear：aetiology, prevention and management. Int Dent J 2005；55（4 Suppl 1）：277-84.
3) Canadian Advisory Board on Dentin Hypersensitivity. Consensus-based recommendations for the diagnosis and management of dentin hypersensitivity. J Can Dent Assoc 2003；69（4）：221-6.
4) Pashley DH. Dentine permeability and its role in the pathobiology of dentine sensitivity. Arch Oral Biol 1994；39 Suppl：73S-80S.
5) Braennstroem M, Astroem A. A study on the mechanism of pain elicited from the dentin. J Dent Res 1964；43：619-25.
6) Porto IC et al. Diagnosis and treatment of dentinal hypersensitivity. J Oral Sci 2009；51（3）：323-32.
7) Mjör IA. Dentin Permeability. The basis for understanding pulp reactions and adhesive technology. Braz Dent J 2009；20（1）：3-16.
8) Yoshiyama M et al. Scanning electron microscopic

characterization of sensitive vs. insensitive human radicular dentin. J Dent Res 1989；68（11）：1498-502.

9）Kimura Y et al. Treatment of dentine hypersensitivity by lasers：a review. J Clin Periodontol 2000；27（10）：715-21.

10）加藤純二・他編著．これで納得！デンタルホワイトニング．医歯薬出版；2012.

11）北原信也．クリニカルトゥースホワイトニング．医歯薬出版；2006.

12）千田　彰・他編．保存修復クリニカルガイド．第2版．医歯薬出版；2009.

13）河合利浩・他．漂白材の過酸化水素水濃度が漂白エナメル質へのレジンの接着強さに及ぼす影響．接着歯学 2013；31（4）：191-8.

14）World Health Organization. World Health Organization：Application of the international classification of diseases to dentistry and stomatology. 3rd ed. IDC-DA；1995.

15）Andreasen JO et al. Textbook and color atlas of traumatic injuries of the teeth. 3rd ed. Munksgaard；1994. p.151-5.

16）山口正義・他．歯牙破折の実態調査．岐歯学誌 1989；16：571-6.

17）高津寿夫・他．破折歯保存のための歯冠結紮固定法―技法の概要と歯冠・歯根破折歯への応用について．接着歯学 1989；7（1）：45-56.

18）Hayashi M et al. Prognosis of intentional replantation of vertically fractured roots reconstructed with dentin-bonded resin. J Endod 2004；30（3）：145-8.

19）花岡孝治・他．第10章　ラミネートベニア修復．3 ポーセレンラミネートベニア修復．カラーアトラス保存修復臨床ヒント集（寺中敏夫・他編）．クインテッセンス出版；2004. p.163-4.

IV　硬組織の切削

1）佐藤かおり・他．噴射切削装置 Whisper-jet（KPC1000）の臨床応用に関する研究　第1報．種々の噴射条件と切削効果．日歯保存 1998；41（1）：267-77.

2）佐藤かおり・他．噴射切削装置 Whisper-jet（KPC1000）の臨床応用に関する研究　第2報．人工的に軟化させた象牙質に対する噴射切削効果．日歯保存歯 2000；43（2）：547-54.

3）Ericson D et al. Clinical evaluation of efficacy and safety of a new method for chemo-mechanical removal of caries. A multi-centre study. Caries Res 1999；33（3）：171-7.

4）松本光吉・他．Al_2O_3粉末噴射時のエネメル質，象牙質切削面の形態学的変化に関する研究．昭歯誌 1993；13：233-4.

5）Ericson D et al. Clinical evaluation of efficacy and safety of a new method for chemo-mechanical removal of caries. A multi-centre study. Caries Res 1999；33：171-7, 1999.

VI　窩洞に具備すべき諸条件

1）日本歯科保存学会編．う蝕治療ガイドライン．第2版．永末書店；2015.

2）日本歯科保存学会編．保存修復学専門用語集．第2版．医歯薬出版；2017.

VII　象牙質・歯髄複合体の保護

1）Mjör IA. Initial reactions to tooth preparation. Pulp-dentin biology in restorative dentistry. Quintessence；2002. p.23-38.

2）興地隆史．歯髄保存療法の新たな可能性．日歯医師会誌 2010；63：713-21.

3）Goodis HE, Pashley DH. Effects of thermal and mechanical challenges. Seltzer and Bender's dental pulp. 2nd ed. Quintessence；2012. p.349-72.

4）二階堂徹，田上順次．レジンコーティング法で歯を守る・強化する：Super Tooth という新しい考え方．日歯医師会誌 2012；64：1163-72.

第5章　直接修復

I　直接修復の接着

1）Buonocore MG. A simple method of the increasing the adhesion of acrylic filling materials to enamel surface. J Dent Res 1955；34：849-53.

2）Munksgaard EC, Asmussen E. Bond strength between dentin and restorative resins mediated by mixture of HEMA and glutaraldehyde. J Dent Res 1984；63：1087-9.

3）中林宣男．接着界面の象牙質側に生成した樹脂含浸象牙質について．歯材器 1982；1：78-81.

4）Van Meerbeek B et al. State of the art of self-etch adhesives. Dent Mater 2011；27：17-28.

5）Knight GM et al. Electron probe microanalysis of ion exchange of selected elements between dentine and adhesive restorative materials. Aust Dent J 2007；52：128-32.

II　コンポジットレジン修復

1）Bowen RL. Dental filling material comprising vinyl-silane treated fused silica and a binder consisting of the reaction product of bisphenol and glycidyl methacrylate. US Patent Office 1962；3066：112.

2）Brännström M et al. The initial gap around large composite restorations in vitro：the effect of etching enamel walls. J Dent Res 1984；63：681-4.

3）Brännström M. Dentin and pulp in restorative dentistry. Dental Therapeutics AB；1981. p.67-78.

4）Buonocore MG. A simple method of the increasing the adhesion of acrylic filling materials to enamel surface. J Dent Res 1955；34：849-53.

5）Feilzer AJ et al. Setting stress in composite resin in relation to configuration of the restoration. J Dent Res 1987；66：1636-9.

6) Sakaguchi RL et al. The wear of a posterior composite in an artificial mouth：a clinical correlation. Dent Mater 1986；2：235-40.
7) Kanka Ⅲ J. Resin bonding to wet substrate．Ⅰ．Bonding to dentin. Quintessence；1992. p.23, 39-41.
8) Munksgaard EC, Asmussen E. Bond strength between dentin and restorative resins mediated by mixtures of HEMA and glutaraldehyde. J Dent Res 1984；63：1087-9.
9) 中林宣男．接着界面の象牙質側に生成した樹脂含浸象牙質について．歯材器 1982；1：78-81.
10) Sano H et al. Nanoleakage：Leakage within the hybrid layer. Oper Dent 1995；20：18-25.
11) 総山孝雄，田上順次．保存修復学総論．永末書店；1996.
12) 日本歯科保存学会編．う蝕治療ガイドライン．第2版．永末書店；2015.
13) 千田　彰・他編．保存修復クリニカルガイド．第2版．医歯薬出版；2009.
14) 田上順次・他監．保存修復学 21．第5版．永末書店；2017.
15) 中嶌　裕・他編．スタンダード歯科理工学．第6版．学建書院；2016.

Ⅲ　グラスアイオノマーセメント修復
1) Wilson AD et al. Reactions in glass-ionomer cements：IV. Effect of chelating comonomers on setting behavior. J Dent Res 1976；55（3）：489-95.
2) Stanley HR et al. Compatibility of various materials with oral tissues. II：Pulp responses to composite ingredients. J Dent Res 1979；58：1507-17.
3) Wilson AD et al. Glass-ionomer cement. Quintessence Publishing；1988.
4) Wilson AD et al. Chemistry of solid state materials 3. acid-base cements. Their biomedical and industrial applications. Cambridge University Press；1993. p.128-33.
5) 橋本弘一監．スタンダード歯科理工学．学建書院；1996.
6) 日本歯科保存学会編．う蝕治療ガイドライン．第2版．永末書店；2015.
7) 日本歯科保存学会編．保存修復学専門用語集．第2版．医歯薬出版；2015.

Ⅳ　アマルガム修復と水銀の取り扱い
1) 千田　彰・他編．保存修復クリニカルガイド．第2版．医歯薬出版；2009．p.158.
2) 細田裕康．アマルガム削片の回収について．日歯医師会誌 1984；36（10）：17-22.

第6章　間接修復
Ⅰ　間接修復の合着と接着～Ⅲ　レジンコーティング法
1) 日本接着歯学会編．接着歯学—Minimal Intervention を求めて—．医歯薬出版；2002.

2) 小倉英夫・他編．コア歯科理工学．医歯薬出版；2008．p.52-62.
3) 松村英雄，川本善和．実践接着歯冠修復．医歯薬出版；2008．p.101-8.
4) 池田正臣・他．歯科技工操作に学ぶコンポジットレジン/セラミックインレー製作のポイント．日歯理工誌 2012；31：225-8.
5) 西山　實・他監．スタンダード歯科理工学．第3版．学建書院；2007.
6) 田上順次・他監．保存修復学 21．第5版．永末書店；2017.
7) 峯　篤史・他．CAD/CAM 冠の接着術式～当研究室の成果をベースに～．歯界展望 2018；132（1）：2-11.

Ⅳ　メタルインレー修復
1) Theodore R et al. Art and Science of Operative Dentistry. 5th edition. Mosby；2002.
2) 田上順次・他監．保存修復学 21．第5版．永末書店；2017.
3) 宮﨑　隆・他編．臨床歯科理工学．医歯薬出版；2006.
4) 髙　永和・他．見分けて治そう！歯科金属・材料アレルギー．クインテッセンス出版；2015.
5) 中嶌　裕・他編．スタンダード歯科理工学．第6版．学建書院；2016.

Ⅴ　コンポジットレジンインレー修復
1) 吉山昌宏・他．う蝕治療のミニマル・インターベンション．クインテッセンス出版；2004.
2) 千田　彰・他編．保存修復クリニカルガイド．第2版．医歯薬出版；2009.

Ⅵ　セラミックインレー修復
1) O'Brien WJ. Dental materials and their selection. 2nd ed. Quintessence Publishing；1997. p.331-99.
2) 堤　定美，関野雅人．歯科用セラミックスの理工学的性質．補綴誌 1999；43：194-202.

Ⅶ　歯科用 CAD/CAM による修復法
1) 日本デジタル歯科学会・全国歯科技工士教育協議会監．基礎から学ぶ CAD/CAM テクノロジー．医歯薬出版；2017．p.1-90.

Ⅷ　ベニア修復（ラミネートベニア修復）
1) Horn HR. A new lamination, porcelain bond to enamel. Dent North Am 1983；49：401-3.
2) Calamia JR. Etched porcelain veneers, A new treatment modality based on scientific and clinical evidence. NY Dent J 1983；53：255-9.
3) Jordan RE. Esthetic composite bonding. 2nd ed. Mosby；1993.
4) 千田　彰・他編．保存修復クリニカルガイド．第2版．医歯薬出版；2009.

Ⅸ 支台築造

1) 宮﨑　隆・他編．臨床歯科理工学．医歯薬出版；2006．p.178-82.
2) 日本接着歯学会編．接着歯学．第2版．医歯薬出版；2015．p.64-72.
3) 宮崎真至編著．落ちない接着．その理論と臨床的ストラテジー．永末書店；2017．p.92-7.

第7章　高齢者の歯の保存修復治療

1) 日本歯科保存学会編．う蝕治療ガイドライン．第2版．永末書店；2015．p.187-210.
2) 植松　宏・他編．高齢者歯科ガイドブック．医歯薬出版；2003．p.71-149.
3) 浦郷篤史．口腔諸組織の加齢変化．クインテッセンス出版；1991.
4) 阿部伸一．口腔からウェルエイジング．クインテッセンス出版；2013.
5) 須田英明．加齢に伴う顎・歯牙・歯周組織の変化．日本歯科医師会雑誌 1992；45：718-24.
6) 上田　裕・他編．有病者・高齢者歯科治療マニュアル．医歯薬出版；1996．p.183-7.

第8章　修復治療の術後管理

Ⅰ 補修

1) 二階堂　徹・他．接着を活かした補修修復．臨床に役立つ接着修復のすべて（宮崎真至編）．医歯薬出版；2006．p.130-6.
2) 柏田聰明・他．補修修復イノベーション．医歯薬出版；2007.
3) 千田　彰・他編．保存修復クリニカルガイド．第2版．医歯薬出版；2009.
4) 日本歯科保存学会．6. 補修（補修修復および再研磨）の有用性．う蝕治療ガイドライン．永末書店；2009．p.80-7.

Ⅱ メインテナンス

1) American Dental Association. Caries diagnosis and risk assessment, A review of preventive strategies and management. JADA 1995；126 Suppl：1S-24S.
2) National Institute for Health and Clinical Excellence. Dental recall, Recall interval between routine dental examinations. NICE website（www.nice.org.uk/CG019NICEguideline）；2004. p.1-38.

索　引

数字

1ステップセルフエッチアドヒーシブシステム　*145*

1％アシッドレッド・プロピレングリコール液　*75*

2ステップセルフエッチングシステム　*143*

4-AET　*144*

4-MET　*144*

4-META　*144*

4-META/MMA-TBB系　*190*

5W1H　*50*

10-3処理液　*181*

14 K金合金　*195*

ギリシャ文字

γ-MPTS　*183*

γ-メタクリロイルオキシプロピルトリメトキシシラン　*183*

A

A. D. Wilson　*4, 170*

abfraction　*30*

abrasion　*28*

ADA法　*57*

adherence　*50*

adhesive resin cement　*189*

air turbine　*101*

airbrasive　*98, 108*

alumino-silicate glass　*4, 170*

amelogenin　*6*

angle　*113*

angle former　*100*

ART　*174*

ASPA　*4, 170*

assertion　*50*

atraumatic restorative treatment　*174*

auxiliary retention form　*118*

axial wall　*112*

B

B. E. Kent　*4, 170*

base　*124*

basic retention form　*117*

BATHE法　*52*

bevel　*112*

bevel angle　*112*

Bis-GMA　*147, 148*

Bis-MEPP　*148*

Blackの窩洞分類　*111*

blocking　*50*

box form　*117*

BPO　*150*

BPO-アミン起媒方式　*150*

BPO-アミン系レジンセメント　*190*

bur　*102*

burnisher　*104*

butt joint　*122*

C

CAD/CAM　*216*

CAD/CAM修復の特徴　*216*

CAD/CAM用セラミックス　*214*

carbamide peroxide　*88*

caries affected dentin　*75*

cariology　*1*

Carisolv　*109*

cast restoration　*193*

cavity　*110*

cavity floor　*112*

cavity margin　*112*

cavity wall　*112*

cavo-surface angle　*112*

cementation　*181*

C-factor　*155*

channel　*118*

chemomechanical caries removal　*98, 109*

chisel　*98*

clasping effect　*117*

cleoid　*99*

CO$_2$レーザー　*106*

coaching　*51*

complex cavity　*110*

compliance　*49*

computer aided design/computer aided manufacturing　*216*

concave angle　*113*

conservative dentistry　*1*

contact point　*139*

convenience form　*120*

convex angle　*113*

CPP-ACP　*72*

cracked tooth syndrome　*94*

C-value　*155*

D

D. C. Smith　*4*

dentin cavity　*110*

dentinal tubules　*8*

dentin-pulp complex　*6, 122*

discoid　*99*

dovetail form　*118*

drill　*103*

E

E. Newbrun　*17*

EBM　*51*

EDTA　*181*

Elliotのセパレーター　*134*

enamel cavity　*110*

enamel lamellae　*7*

enamel rods　*6*

enamel tufts　*7*

enamelin　*6*

end cutting bur　*103*

endodontics　*1*

Er, Cr：YSGGレーザー　*106*

Er：YAGレーザー　*106*

erosion　*29, 67*

evidence based medicine　*51*

extension for prevention　*115*

external cavity　*110*

255

F

F. J. Orland　*14*
FDI　*1, 68*
FDI 法　*57*
Feinman　*35*
Feinman の分類　*86*
Ferrier のセパレーター　*134*
finishing　*140*
finishing bur　*104*
fissure flat end bur　*103*
Fournier's tooth　*33*
free enamel　*6, 115*
friction grip　*102*

G

G. V. Black　*2*
gingival margin trimmer　*99*
glass ionomer cement　*170, 187*
glass polyalkenoate cement　*187*

H

H₃PO₄　*185*
hand cutting instrument　*98*
handpiece　*101*
hatchet　*99*
hoe　*99*
home bleaching　*87*
Hutchinson's tooth　*33*
hydrodynamic theory　*37*
hydrogen peroxide　*88*
hydroxyapatite　*6*

I

ICDAS　*26, 68, 69, 71*
indirect pulp capping　*74, 127*
informed consent　*55*
inlay bur　*103*
inner layer　*75*
internal cavity　*110*
inverted cone bur　*103*
IPC 法　*74, 127*
Ivory 型リテーナー　*136*
Ivory のシンプルセパレーター　*134*

K

K. Clarke　*14*
Keyes の 3 つの輪　*17*

L

LASER　*98, 106*
LEARN によるアプローチ　*50*
LED 光照射器　*159*
line angle　*113*
lining　*124*
luting　*181*

M

MAC-10　*144*
MAC-10/MMA 系　*190*
marginal bevel　*112, 121*
marginal form　*121*
MDP　*144*
metal inlay restoration　*193*
MI　*1, 68, 241*
microleakage　*124*
micromotor　*101*
MID　*68, 69*
mineral trioxide aggregate　*127*
minimal intervention　*1, 68*
minimal intervention dentistry　*68*
minor tooth movement　*129*
mirroring　*50*
MMA 系接着性レジンセメント　*189*
MMA レジン　*5*
Moon's tooth　*33*
MTA セメント　*127*
MTM　*129*
MTU-6　*183*

N

narrative based medicine　*51*
NBM　*51*
nipping effect　*117*
non-vital bleach　*86*

O

OCT 法　*62*

office bleaching　*86*
open-ended question　*50*
operative dentistry　*1*
OPQRST　*53*
optical coherence tomography　*62*
OTC　*87*
outer layer　*75*

P

P. H. Keyes　*17*
periodontics　*1*
Phenyl-P　*144*
pit　*118*
pit and fissure cavity　*111*
PMTC　*20, 21, 85, 248*
point angle　*113*
pointed bur　*102*
polishing　*140*
POMR　*54*
POS　*51*
POs-Ca　*72*
post-eruptive maturation　*11*
predentin　*8*
preventive maintenance　*245*
primary dentin　*9*
problem oriented medical record　*54*
problem oriented system　*51*
professional mechanical tooth cleaning　*20, 248*
pulpal wall　*112*

Q

QLF 法　*61*
QOL　*1, 50*
quality of life　*1*
quantitative light-induced fluorescence　*61*

R

R. L. Bowen　*5, 147*
remineralization　*71*
remineralizing therapy　*71*
reparative dentin　*9, 74*
resin coating　*125*

resistance form　*120*
retention form　*117*
rotary cutting instrument　*98*
round bur　*103*

S

sclerotic dentin　*13*
secondary dentin　*9*
simple cavity　*110*
smooth surface cavity　*111*
SOAP　*54*
sonic・ultrasonic cutting　*108*
Spaulding 分類　*47*
spoon excavator　*99*
stabilizing effect　*117*
standard precautions　*45*
step　*118*
stepwise excavation　*74*
stone pointed bur　*105*
sugar loaf　*104*

T

tapered fissure crosscut　*103*
tapered fissure fine cut plain　*103*
tapered form　*120*
TEGDMA　*148*
tertiary dentin　*9*
Tofflemire 型リテーナー　*136*
tooth wear　*27, 67, 79, 239*
transparent dentin　*13, 75*
trimming　*140*
Turner's tooth　*33*

U

undercut　*118*
undercut form　*117*
universal precautions　*45*

V

VBATDT　*183*
veneer　*224*
vital bleach　*86*

W

W. D. Miller　*14*

W. Taggart　*4*
walking bleach　*86*
wedge-shaped defect　*30*
wedging　*133*
wheel　*103*
whitening　*85*

Z

zinc polycarboxylate cement　*186*
ZnO　*185*
Zsigmondy 法　*56*

あ

アイボリー型リテーナー　*136*
アイボリーのシンプルセパレーター　*134*
アサーション　*50*
圧子　*165*
アドヒアランス　*50*
アブフラクション　*30*
アブレーシブポイント　*105*
アマルガム合金　*2*
アマルガム修復　*2, 177*
アメロゲニン　*6*
アルギン酸カルシウム　*199*
アルジネート印象材　*199*
アルデヒド消毒薬　*47*
アルミノシリケートガラス　*170*
アレルギー　*53*
アングルフォーマー　*100*
安定効力　*117*
アンレー窩洞　*197*

い

異栄養性石灰化　*13*
イオン導入法　*85*
鋳巣　*205*
イタコン酸　*171*
遺伝的素因　*54*
イニシャルプレパレーション　*129*
鋳肌あれ　*206*
医療面接　*49*
インフォームド・コンセント　*55*
インレーセッター　*207*

インレーバー　*103*

う

ウェットボンディング法　*144*
ウォーキングブリーチ法　*86*
齲窩の開拡　*76*
齲蝕　*65, 66*
齲蝕影響象牙質　*69*
齲蝕円錐　*22*
齲蝕学　*1*
齲蝕原性微生物　*66*
齲蝕検知液　*75*
齲蝕象牙質外層　*75*
齲蝕象牙質内層　*75*
齲蝕抵抗性　*12*
齲蝕内層　*69*
齲蝕の進行　*22*
齲蝕病巣　*22*
齲蝕リスク　*18, 65, 67, 70, 246*
齲蝕リスク検査　*63*
齲蝕リスク評価　*18*
内開き型　*117*
ウッドウェッジ　*133*

え

エアタービン　*100, 101*
エアブレーシブ　*98, 108*
永久歯列完成期　*66*
エキスカベーティングバー　*103*
エチレンオキサイドガス　*47*
エックス線検査　*59*
エッチ＆リンスシステム　*144*
エッチング　*141*
エッチングパターン　*141*
エナメリン　*6*
エナメル質齲蝕　*23, 71*
エナメル質窩洞　*110*
エナメル質形成不全　*34*
エナメル小柱　*6*
エナメル叢　*7*
エナメル滴　*35*
エナメルマイクロアブレイジョン　*85*
エナメル葉　*7*
エリオットのセパレーター　*134*
塩化第二鉄　*181*

257

遠心鋳造　204
円錐歯　95
円錐台　202

お

凹隅角　113
オーバーザカウンター　87
オーラルフレイル　237
オステオカルシン　7
オフィスブリーチング　86
温度診　60
音波切削　108

か

加圧鋳造　204
カーバイドバー　102, 104
外層　24
外側性窩洞　110
階段　118
回転切削器具　98
窩縁　112
窩縁隅角　112
窩縁形態　121, 197
窩縁斜面　112, 121
化学細菌説　14
化学重合型レジンセメント　190
化学的接着　141
化学的溶解　98, 109
寡菌層　23
顎下腺・耳下腺マッサージ　238
拡大鏡　42
隔壁　165
隔壁法　136
過酸化水素　88
過酸化水素水　86
過酸化尿素　87, 88
過酸化ベンゾイル　150
ガス滅菌　47
家族歴　54
褐線　241
褐帯　241
窩底　112
窩洞　110
窩洞外形　114, 196
窩洞の分類　110
加熱ストッピング　60

加熱膨張　204
仮封　200
窩壁　112
過ホウ酸ナトリウム　86
ガムリトラクター　134
ガラスセラミックス　221
カラベリー結節　34, 95
カルボキシ基　145, 172
加齢変化　11
簡易防湿　132
管間象牙質　8
嵌合効果　182
患者指導　246
管周象牙質　8
環状齲蝕　25
緩徐歯間分離法　133
緩徐歯肉排除法　135
感水　187
含水ゲル　188
感水性　173
間接修復　181
間接覆髄法　125
間接法修復　4
完全破折　94
感染予防対策　45
寒天アルジネート連合印象　199
寒天印象材　198
感度　64
乾熱滅菌　47
カンファーキノン　151
乾ライナー法　202

き

既往歴　53
機械的嵌合　141
気化熱吸収型スプレー　60
既製金属製ポスト　233
機能性モノマー　141, 183, 189
基本姿勢　40
基本的保持形態　117, 196
吸引鋳造　204
球間象牙質　8
臼後結節　34
球状バー　103
吸水膨張　204
急性齲蝕　25, 73

鳩尾形　118
臼傍結節　34, 95
鏡視法　41
局所麻酔法　137
棘突起　34, 95
巨大歯　34
キレート結合　186
金銀パラジウム合金　195
金合金　194
銀合金　195
金属接着性プライマー　183, 242

く

隅角　113
クエン酸　181
くさび　133
くさび応力検査　62
くさび状欠損　30, 67, 81
くさび分離型セパレーター　133
区分練和法　186
クラウンフォーム　137, 166
グラスアイオノマー系レジンセメント　188
グラスアイオノマーセメント　4, 145, 170, 187
グラスファイバー　232
グラスポリアルケノエートセメント　187
クリストバライト埋没材　203
クレオイド　99
クレビス　242

け

傾斜　97
形成不全　33, 96
形態異常歯　34, 95
血管収縮薬　135
ゲル化　198
牽引分離型セパレーター　133
検査の特性　64
検査法　56
原生象牙質　9
現病歴　53
研磨　140

こ

コア　*232*
高圧蒸気滅菌　*47*
抗齲蝕性　*187*
光学印象採得　*219, 224*
硬化象牙質　*13*
硬化膨張　*204*
口腔乾燥症　*237*
口腔機能訓練　*238*
口腔内スキャナー　*218*
咬合検査　*62*
咬合採得　*199*
咬合採得用シリコーンゴム印象材
　199
咬合調整　*129*
拘止効力　*117*
高出力レーザー　*106*
合着　*181*
合着材　*184*
光導型ウェッジ　*167*
高濃度フッ化物歯面塗布　*238*
咬耗　*67, 79, 80*
咬耗症　*27*
高齢者の保存修復治療　*237*
コーチング　*51*
コーナーマトリックス　*137, 166*
国際歯科連盟　*68*
コバルトクロム合金　*196*
ゴム質印象材　*199*
コラーゲン　*7, 10*
混汞　*3, 177*
混合歯列期　*66*
混濁層　*24*
コンタクトゲージ　*140*
コンデンサブルコンポジットレジ
　ン　*154*
コントラアングル　*101*
コントラクションギャップ　*154*
コンプライアンス　*49*
コンポジット系レジンセメント
　190
コンポジットレジンインレー修復
　207
コンポジットレジンインレー修復
　の実際　*209*

コンポジットレジン修復窩洞
　158
コンポジットレジンブロック
　222
根面齲蝕　*22, 67, 69, 77, 237*
根面齲蝕の治療　*238*
根面齲蝕への対処　*238*

さ

サービカルマトリックス　*137*
細管構造　*6*
再研磨　*241*
再石灰化　*68, 71*
再石灰化療法　*16, 71, 77*
細胞性セメント質　*10*
サブマイクロフィラー　*150*
サブマイクロフィラー型　*152*
酸洗い　*205*
酸化亜鉛　*185*
酸化亜鉛ユージノールセメント
　126
暫間的間接覆髄法　*74, 127*
酸産生説　*14*
酸蝕歯　*82*
酸蝕症　*29, 67*
サンドイッチテクニック　*175*
サンドブラスト　*182*
サンドブラスト処理　*205, 211,*
　242

し

仕上げ　*140*
仕上げバー　*104*
歯科精密鋳造法　*4*
歯科保存学　*1*
歯科用実体顕微鏡　*43*
歯科用ユニット　*39*
歯冠-歯根破折　*91*
歯冠破折　*32, 90*
歯間分離法　*133*
色調安定性　*157*
軸側壁　*112*
歯型可撤式模型法　*200*
歯型固着式模型法　*200*
歯型分割復位式模型法　*200*
歯根破折　*33, 92*

歯式　*56*
歯周病学　*1*
視診　*58*
歯髄温存療法　*128*
歯髄結石　*13*
歯髄刺激性　*157*
歯髄電気診　*61*
支台築造　*231*
湿ライナー法　*202*
歯内歯　*35*
歯内治療学　*1*
歯肉排除法　*134*
歯肉排除用コード　*135*
ジメチルアミノエチルメタクリ
　レート　*151*
歯面清掃　*129*
歯面の処理　*181*
シャーピー線維　*10*
射出成形用セラミックス　*213*
斜切痕　*95*
斜面隅角　*112*
車輪状バー　*103*
自由神経終末　*10*
修復象牙質　*9, 69, 74*
修復治療の前準備　*129*
修復物の破折・脱落　*241*
修復物の表面処理　*182*
修復物辺縁の微小破折　*241*
従来型グラスアイオノマーセメン
　ト　*146*
収斂薬　*135*
縮合型シリコーンゴム印象材
　199
手指の固定　*44*
主訴　*53*
術野の隔離　*129*
手用切削器具　*98*
純チタン　*196*
小窩　*118*
小窩裂溝窩洞　*111*
小柱間質　*6*
小柱鞘　*6*
消毒　*47*
触診　*58*
除痛法　*137*
初発齲蝕　*66*

259

シランカップリング剤　183,
　211,242
シラン処理　183,216
シリカゾル系埋没材　203
シリコーンゴム印象材　199
シリコーンポイント　105
ジルコニア　222
神経堤細胞　9
ジンジバルマージントリマー
　99
浸潤麻酔　137
診療環境　39
診療姿勢　40
診療設備　39
親和性　184

す

水銀汚染防止法　178
水硬性セメント　200
水酸化カルシウム製剤　74,126
髄側壁　112
垂直感染　15
垂直歯根破折　92
水平歯根破折　92
スタンダードプレコーション
　45
スチールバー　102
ステップワイズエキスカベーショ
　ン　74
ストレート　101
スプーンエキスカベーター　99
スプルー　202
スミヤー層　123,142
スミヤープラグ　123
スライスタイプ　197

せ

生活像　54
生活反応層　24
正リン酸　185
石英埋没材　203
積層1回印象法　198
積層2回印象法　198
積層印象法　198
セクショナルマトリックス　166
石灰変性　13

石膏系埋没材　203
切削診　62
摂食嚥下障害　237
接触点　139
接着　181
接着機構　141
接着材　184
接着性モノマー　141,189
接着性レジンセメント　189,211
セミハイブリッド型　152
セメント質　10
セラミックインレー修復　212
セラミックインレー修復の実際
　214
セルフアドヒーシブレジンセメン
　ト　191
セルフエッチングシステム　145
セルフエッチングプライマー
　143
セルフエッチングプライマーシス
　テム　145
セルフケア　20,67
穿下　118
線角　113
穿下性齲蝕　25
先駆菌層　24
穿掘性齲蝕　25
尖形裂溝状バー　103
前準備　162
洗浄　47
全身麻酔法　138
先端裂溝状バー　103
穿通性齲蝕　25
専門家による機械的歯面清掃
　248

そ

象牙芽細胞　6
象牙細管　8
象牙質齲蝕　23,73
象牙質窩洞　110
象牙質基質　8
象牙質形成不全症　34
象牙質・歯髄複合体　6,9,122
象牙質・歯髄複合体の再生　70
象牙質知覚過敏　36,84

象牙前質　8
象牙粒　13
装着　207
即時歯間分離法　133
即時歯肉排除法　134
外開き　197
外開き型　118,120
ゾル化　198

た

ターナー歯　33
第一リン酸亜鉛　185
退行性変化　13
第3級アミン　150
第三象牙質　9
第三リン酸亜鉛四水塩　185
第二象牙質　9
耐摩耗性　157
ダイヤモンドポイント　105
ダイレクトベニア　227
多因子性疾患　17
唾液の作用　18
多菌層　23
打診　59
脱灰　68
単一印象法　198
単純窩洞　110
単層印象法　198
タンニン・フッ化物合剤配合ポリ
　カルボキシレートセメント
　74,128

ち

築盛・焼成用セラミックス　213
チゼル　98
チタン合金　196
着色　35
中心結節　34,95
鋳造　203
鋳造欠陥　205
鋳造収縮　204
鋳造収縮の補償法　204
鋳造修復　193
鋳造リング　202
超音波切削　108
直接金修復　2,179

索　引

直接覆髄法　*126*
直接法修復　*4*
治療計画　*54*
鎮静法　*138*

て

抵抗形態　*120, 196*
低出力レーザー　*106*
ディスコイド　*99*
定量的可視光誘起蛍光法　*61*
テーパードフィッシャーバー　*103*
テトラサイクリン系抗菌薬　*35*
デュアルキュア型コンポジットレジン　*153*
デュアルキュア型レジンセメント　*191*
点角　*113*
伝達麻酔　*138*
デンタルフロス　*58*
デンテイトバー　*103*
デンティンブリッジ　*126*
テンポラリーインレー　*200*

と

倒円錐形状バー　*103*
透照診　*60*
動水力学説　*9, 37*
透明層　*23, 24*
透明象牙質　*13, 75*
動揺度検査　*60*
トータルエッチング　*144*
特異体質　*53*
特異度　*64*
突起　*206*
凸隅角　*113*
トッフルマイヤー型リテーナー　*136*
トランスイルミネーター　*60*
トランスルーセントウェッジ　*133*
トリミング　*140, 206*
ドリル　*103*

な

内層　*24*

内側性窩洞　*110*
ナノフィラー　*150*
ナノフィラー型　*153*
なめられ　*206*
軟化圧接法　*201*
軟化象牙質　*75*

に

ニッケルクロム合金　*195*

ぬ

ぬれ性　*141, 184*

ね

熱水消毒　*47*
捻転　*97*

の

ノンバイタルブリーチ　*86*

は

バー　*102*
バーニッシャー　*104*
バイオフィルム　*15*
バイタルブリーチ　*86*
ハイドロキシアパタイト　*6*
ハイドロコロイド印象材　*199*
バイトワックス　*199*
ハイブリッド型　*152*
箱型　*117*
把持効力　*117*
破折　*32, 67*
破折歯　*90*
破折歯症候群　*94*
パッカブルコンポジットレジン　*154*
ハッチェット　*99*
ハッチンソン歯　*33*
バットジョイント　*122*
歯の亀裂　*32*
歯の損耗　*27, 67, 239*
バリ　*206*
ハロゲン光照射器　*159*
斑状歯　*34*
ハンドピース　*101*
ハンドピースの把持　*43*

ひ

非齲蝕性硬組織疾患　*67*
光干渉断層画像診断法　*62*
微小機械的嵌合　*141*
微小漏洩　*124*
非侵襲的修復技法　*174*
非侵襲的治療　*77*
非切削でのマネジメント　*65, 68*
被着面の前処理　*181*
被覆把持形態　*119*
表在性齲蝕　*25*
表層　*23*
表層下脱灰　*69*
病巣体部　*23*
漂白　*85*
表面麻酔　*137*
開かれた質問　*50*
ピン　*119*

ふ

ファイバーポスト　*234*
フィニッシング　*140, 206*
フィラーの表面処理　*150*
フィラーの役割　*149*
フェザータッチ　*123*
フェリアーのセパレーター　*134*
フェルール　*233*
付加型シリコーンゴム印象材　*199*
不完全破折　*93*
複雑窩洞　*110*
覆髄法　*125*
フッ化ジアンミン銀　*67, 78*
フッ化物　*16, 67, 78*
フッ化物イオン　*173*
フッ化物歯面塗布　*238*
フッ化物徐放性　*187*
筆積み法　*5*
不透明層　*23*
プラークコントロール　*19*
プライミング　*141, 143*
プライミングアドヒーシブ　*144*
プラスチック製マトリックス　*137*
フラックス　*204*

261

ブリーチング　85
フルオロアルミノシリケートガラス粉末　171
フルニエ歯　33
フレアタイプ　197
プレウェッジ　133, 163
フロアブルコンポジットレジン　153
ブロッキング　50
ブロットドライ　145
プロテオグリカン　8
プロトスタイリッド　34
プロフェッショナルケア　20, 67, 248
プロフェッショナルメカニカルトゥースクリーニング　85
分割練和法　186
噴射切削　98

へ

平滑面窩洞　111
平頭裂溝状バー　103
ベース　124
ベニア　224
ベベル　112
辺縁性二次齲蝕　241
便宜形態　120, 197
変色歯　35
変性層　123

ほ

ポイント　102, 105
ホウ　99
崩壊層　23
防護衣　45
防湿法　129
ホウ砂　204
萌出後の成熟　11
ホームブリーチング　87
ホームポジション　40
母子感染　15
保持形態　117, 196
補修　241
補修修復　242
補助的保持形態　117, 118, 196
ポスト　119, 231

ホスホホリン　7
保存修復学　1
ボックスタイプ　197
ホットスポット　206
ポリアクリル酸　145, 170, 181, 186
ポリエーテルゴム印象材　199
ポリカルボキシレートセメント　4, 186
ポリプロピレングリコール液　75
ホワイトアブレーシブポイント　105
ホワイトニング　85
ホワイトマージン　156
ボンディング　144
ボンディング材　144

ま

マイクロフィラー　149
マイクロフィラー型　152
マイクロモーター　100, 101
埋没　202
膜状構造体　15
マクロフィラー　149
マクロフィラー型　152
麻酔診　62
マトリックスバンド　136
マトリックスレジン　147
摩耗　67, 79
摩耗症　28
マルチプライマー　182
マレイン酸　171, 181
慢性齲蝕　25, 73

み

溝　118
水俣条約　178
水俣病　3
ミニマルインターベンション　1, 241
ミュータンスレンサ球菌　66
ミラーテクニック　41
ミラーリング　50
ミリングマシン　219

む

ムーン歯　33
無菌動物　14
無細胞セメント質　10

め

メインテナンス　66, 245
メタルインレー修復　4, 193
メタルコア　233
メチルメタクリレート系接着性レジンセメント　189
滅菌　47

も

模型検査　62
問診　52
問題志向型診療記録　54
問題点の抽出と整理　54

や

薬液溶解　98, 109
薬歴　53

ゆ

遊離エナメル質　6, 115
癒合歯　35, 95
湯だまり　202
癒着歯　35, 95
ユニバーサルプライマー　182
ユニバーサルプレコーション　45

よ

予防拡大　115
予防保全　245

ら

ライナー　202
ライニング　124, 202
ラクトバチラス属　66
ラシュコフの神経叢　10
ラバーダム法　129

り

リエントリー　128

離開 *97*
リコール *245*
裏装 *202*
裏層法 *124*
リチャージ *173, 187*
リング状リテーナー *136, 166*
リン酸亜鉛セメント *185*
リン酸塩系埋没材 *203*
隣接面形態 *139*

れ

レーザー *98, 106*

レーザー蛍光強度測定 *61*
レーザー蛍光法 *61*
レーザー診 *61*
レジンインプレグネーション法 *72, 156*
レジン系仮封材 *200*
レジンコーティング法 *125, 192, 209, 215*
レジンダイレクトベニア *227*
レジンタグ *141*
レジン添加型グラスアイオノマーセメント *146, 172, 188*

連合印象法 *198*

ろ

ロストワックス法 *193*

わ

矮小歯 *34, 95*
ワックスアップ *193*
ワックスパターン *193, 201*

【編者略歴】

千田　彰（せんだ　あきら）
　1973 年　愛知学院大学歯学部卒業
　1995 年　愛知学院大学歯学部教授
　2021 年　愛知学院大学名誉教授

宮崎真至（みやざき　まさし）
　1987 年　日本大学歯学部卒業
　1991 年　日本大学大学院歯学研究科修了
　2005 年　日本大学歯学部教授

林　美加子（はやし　みかこ）
　1987 年　大阪大学歯学部卒業
　2012 年　大阪大学大学院歯学研究科教授

向井義晴（むかい　よしはる）
　1988 年　神奈川歯科大学卒業
　1992 年　神奈川歯科大学大学院歯学研究科修了
　2016 年　神奈川歯科大学大学院歯学研究科教授
　2021 年　神奈川歯科大学歯学部教授

斎藤隆史（さいとう　たかし）
　1990 年　東日本学園大学歯学部卒業
　1994 年　東日本学園大学大学院歯学研究科修了
　2003 年　北海道医療大学歯学部教授

本書の内容に訂正等があった場合には，弊社ホームページに掲載いたします．下記 URL，または二次元コードをご利用ください．

https://www.ishiyaku.co.jp/corrigenda/details.aspx?bookcode=458410

保存修復学　第 7 版　　ISBN978-4-263-45841-9

1980 年 5 月 20 日　第 1 版第 1 刷発行
1985 年 11 月 20 日　第 2 版第 1 刷発行
1993 年 3 月 10 日　第 3 版第 1 刷発行
2000 年 3 月 30 日　第 4 版第 1 刷発行
2007 年 4 月 10 日　第 5 版第 1 刷発行
2013 年 1 月 20 日　第 6 版第 1 刷発行
2019 年 9 月 25 日　第 7 版第 1 刷発行
2025 年 2 月 20 日　第 7 版第 6 刷発行

編　集　千田　彰ほか
発行者　白石泰夫
発行所　医歯薬出版株式会社

〒 113-8612　東京都文京区本駒込 1-7-10
TEL. (03)5395-7638（編集）・7630（販売）
FAX. (03)5395-7639（編集）・7633（販売）
https://www.ishiyaku.co.jp/
郵便振替番号　00190-5-13816

乱丁，落丁の際はお取り替えいたします　　印刷・三報社印刷／製本・榎本製本
© Ishiyaku Publishers, Inc., 1980, 2019. Printed in Japan

本書の複製権・翻訳権・翻案権・上映権・譲渡権・貸与権・公衆送信権（送信可能化権を含む）・口述権は，医歯薬出版（株）が保有します．

本書を無断で複製する行為（コピー，スキャン，デジタルデータ化など）は，「私的使用のための複製」などの著作権法上の限られた例外を除き禁じられています．また私的使用に該当する場合であっても，請負業者等の第三者に依頼し上記の行為を行うことは違法となります．

JCOPY ＜出版者著作権管理機構　委託出版物＞

本書をコピーやスキャン等により複製される場合は，そのつど事前に出版者著作権管理機構（電話03-5244-5088，FAX 03-5244-5089，e-mail:info@jcopy.or.jp）の許諾を得てください．